JE ESTÁ ENTRANDO NUM REDUTO DE ESPECIALISTAS. MAQUIAGEM NÃO É "COISA

A MAQUIAGEM QUE, AO MESMO TEMPO QUE RESOLVE PEQUENOS PROBLEMAS, AFIRME SEU

), NINGUÉM MELHOR DO QUE VOCÊ MESMA PARA CONHECER SUA CARA. É VOCÊ QUEM DORME E ACORDA COM ELA. ■ DUDA MOLINOS

MAQUIAGEM

1ª edição: 2000
2ª edição: 2001
3ª edição: 2001
4ª edição: 2001
5ª edição: 2002
6ª edição: 2003
7ª edição: 2004
8ª edição: 2005
9ª edição: 2007
1ª reimpressão: 2008
10ª edição: 2009
11ª edição: 2010

Dados Internacionais de Catalogação na Publicação (CIP)
(Câmara Brasileira do Livro, SP, Brasil)

Molinos, Duda
Maquiagem / Duda Molinos. – São Paulo: Editora Senac São Paulo, 2000.

ISBN 978-85-7359-947-3

1. Beleza – Cuidados 2. Cosméticos – Estudos de uso I. Título.

99-5088 CDD-646.72

Índice para catálogo sistemático:

1. Maquiagem: Estudos de uso: Cuidados pessoais 646.72

MAQUIAGEM
DUDA MOLINOS

editora
senac
são paulo

11ª EDIÇÃO

Administração Regional do Senac no Estado de São Paulo
Presidente do Conselho Regional: Abram Szajman
Diretor do Departamento Regional: Luiz Francisco de A. Salgado
Superintendente Universitário e de Desenvolvimento: Luiz Carlos Dourado

Editora Senac São Paulo

Conselho Editorial: Luiz Francisco de A. Salgado
Luiz Carlos Dourado
Darcio Sayad Maia
Lucila Mara Sbrana Sciotti
Marcus Vinicius Barili Alves

Editor: Marcus Vinicius Barili Alves (vinicius@sp.senac.br)

Coordenação de Prospecção e Produção Editorial: Isabel M. M. Alexandre (ialexand@sp.senac.br)
Supervisão de Produção Editorial: Pedro Barros (antonio.lbarros@sp.senac.br)

Revisão de Texto: Ivone P. B. Groenitz, Izilda de O. Pereira, Maristela S. da Nóbrega
Texto e Edição de Texto: Leusa Araujo
Capa, Projeto Gráfico e Editoração Eletrônica: Marina M. W. Nakada
Ilustrações: Paulo Mariotti
Edição Eletrônica de Imagem: Elias de Oliveira
Impressão e Acabamento: Prol Editora Gráfica

Gerência Comercial: Marcus Vinicius Barili Alves (vinicius@sp.senac.br)
Supervisão de Vendas: Rubens Gonçalves Folha (rfolha@sp.senac.br)
Coordenação Administrativa: Carlos Alberto Alves (calves@sp.senac.br)

Editora Senac São Paulo
Rua Rui Barbosa, 377 – 1º andar – Bela Vista – CEP 01326-010
Caixa Postal 1120 – CEP 01032-970 – São Paulo – SP
Tel. (11) 2187-4450 – Fax (11) 2187-4486
E-mail: editora@sp.senac.br – Home page: http://www.editorasenasp.com.br

AOS MEUS PAIS, RUI E IRMA MOLINOS,
PORQUE SUSTENTARAM MEUS SONHOS DESDE MENINO.

AOS MEUS IRMÃOS, MIRIAM, JU, LU E NEWTON (IN MEMORIAM),
CUNHADOS E SOBRINHOS – UM VERDADEIRO CLÃ
QUE ME APOIA E ME ACOMPANHA.

E À LEUSA ARAUJO, QUE ME FEZ VER QUE ERA POSSÍVEL
USAR AS PALAVRAS ASSIM COMO OS PINCÉIS...

SUMÁRIO

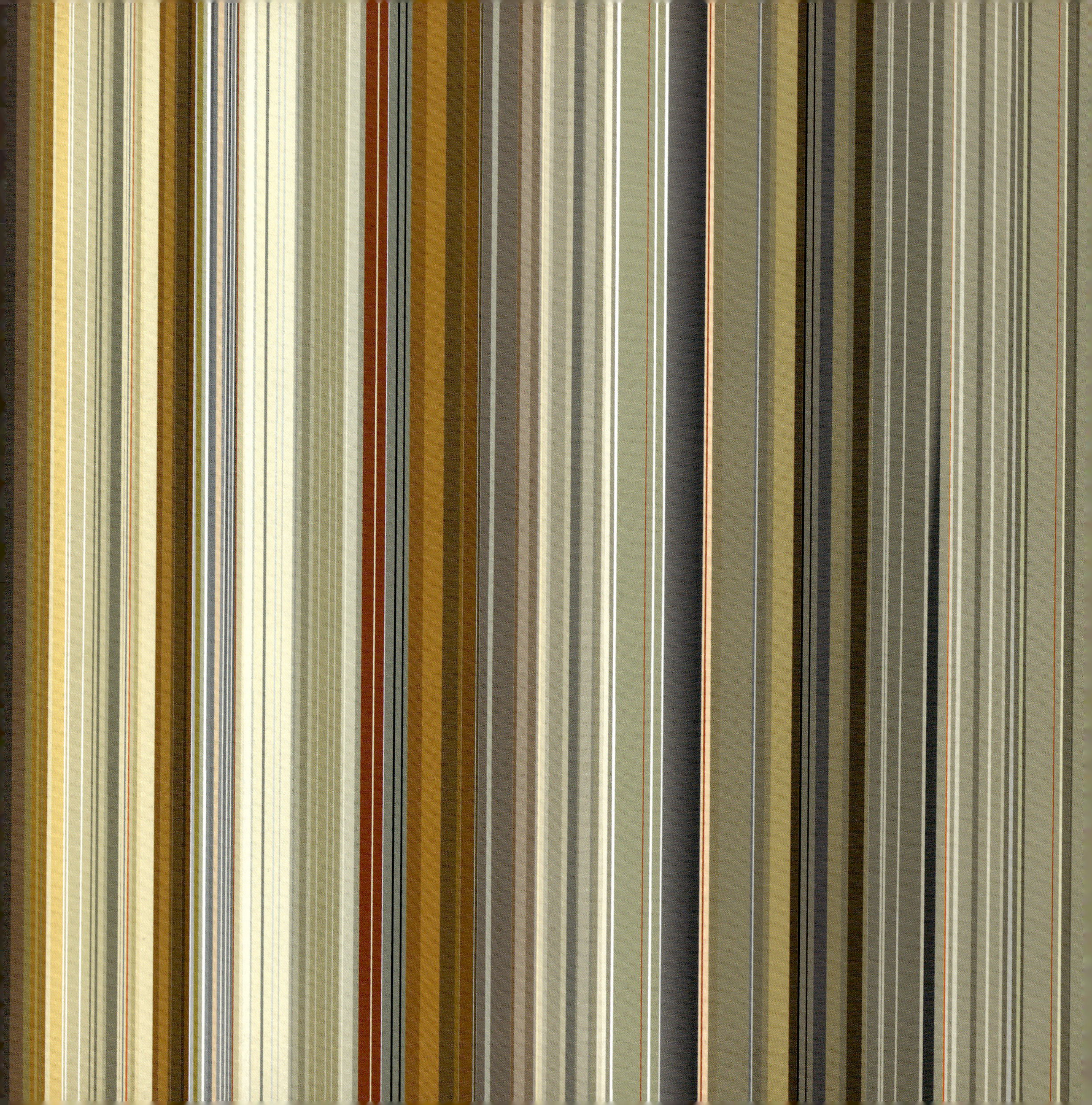

CAI O PANO

NÃO SOU UM MAQUIADOR FANÁTICO POR PRODUTOS DE BELEZA. NEM ACREDITO QUE AS MODERNAS FÓRMULAS DOS COSMÉTICOS SAIAM DIRETAMENTE DOS LABORATÓRIOS DA NASA PARA O *NÉCESSAIRE* DE MULHERES DE TODO O PLANETA. FAZENDO-AS LINDAS, É CLARO. OU QUASE PERFEITAS. MAS QUEM PENSARIA COMO EU, DEPOIS DE VER A GAROTA DA CAPA DA REVISTA DE MODA? ■ SEMPRE DESLUMBRANTE? (LEMBRE-SE: A PALAVRA DESLUMBRANTE QUER DIZER CHEIA DE LUZ.) ■ APRENDI A TÉCNICA DE MAQUIAGEM COM OS RECURSOS QUE ME FORAM POSSÍVEIS, HÁ QUIN ZE ANOS, EM PORTO ALEGRE, QUANDO AINDA HAVIA UM FAMOSO ESTOJO DE SOMBRAS COM FORMATO DE BORBOLETA, UMA ÚNICA MARCA NACIONALIZADA CONFIÁVEL... E NADA MAIS. TIVE DE ME VIRAR COM A REALIDADE PARA OBTER OS MELHORES EFEITOS. ■ MINHA PRIMEIRA "MODELO" ERA RECEPCIONISTA. CHAMAVA-SE VALÉRIA. ERA MUITO BRANQUINHA, MUITO BAIXINHA, MUITO DENTUÇA E SEM GRAÇA. OBSERVAR SEU ROSTO – OS CONTORNOS, AS CAVIDADES, LUMINOSIDADES, TRAÇOS, LINHAS, REENTRÂNCIAS – ME FEZ SENTIR COMO UM INICIANTE DE PINTURA DIANTE DO SEU MODELO VIVO E NU. (A DIFERENÇA É QUE VALÉRIA NUNCA SOSSEGAVA E INVENTAVA DE ATENDER O TELEFONE.) ■ FOI MAQUIANDO VALÉRIA QUE DESCOBRI QUE SOLUÇÕES MUITO SIMPLES PODIAM GERAR EFEITOS INCRÍVEIS: DAR VOLUME ONDE

NÃO HÁ; ATENUAR LINHAS DE EXPRESSÃO; TIRAR A SISUDEZ DO ROSTO MUDANDO O TRAÇADO DA SOBRANCELHA; LEVANTAR O OLHAR... ■ CONFESSO QUE ME SENTI COM O PODER NAS MÃOS. ■ TAMBÉM DESCOBRI QUE ERA POSSÍVEL APAGAR TUDO. E RECOMEÇAR APENAS DE UM ÚNICO PONTO: ATRAINDO O FOCO PARA OS OLHOS DE VALÉRIA, O MAIS BACANA DAQUELE ROSTO. ■ EM PLENOS ANOS 80, A MAQUIAGEM *NEW WAVE* PERMITIA QUE SE IMPRIMISSE NUM ROSTO UMA NOVA *PERSONA*. VALÉRIA ESTAVA BUSCANDO ESSA NOVA CARA. E, DE REPENTE, A PINTURA NEGRA NOS OLHOS CAIU EM CHEIO COM A APARÊNCIA QUE ELA QUERIA TER NA SUA PRÓPRIA TRIBO: MUITO PRETO, MUITO DARK. ■ COMO QUEM USA UM ACESSÓRIO DE PESO, A MAQUIAGEM FOI PEDINDO UM CABELO CURTO, ASSUMIDO. AS ROUPAS LOGO ESCURECERAM. E TUDO PASSOU A SE PARECER MAIS COM ELA, DENTUÇA, BRANQUELA. PORÉM, INTERESSANTE. ADORÁVEL. ■ VALÉRIA FICOU MAIS INTEIRA, MAIS DONA DE SI. ■ E EU, EM POUCO TEMPO, DEIXAVA O SALÃO *NEW WAVE* (COM FILAS DE GAROTAS QUERENDO UM LOOK PRA VALER E NÃO MAIS UMA MÁSCARA DA MODA) PARA ENTRAR NO MUNDO DA MODA E DA PUBLICIDADE. ■ MALAS PRONTAS, *TICKET* DE IDA PARA SÃO PAULO. ■ NO LUGAR DE VALÉRIA, O ROSTO DA CLÁUDIA LIZ. ■ E OS MAIS SOFISTICADOS RECURSOS, AGORA, ESTAVAM AO ALCANCE DA MINHA MALA DE MAQUIAGEM. ■ O QUE MUDOU? A VALÉRIA DIRIA: NADA!

QUEM CONHECE O UNIVERSO DAS MODELOS NA PASSARELA, DA FOTO PARA A CAPA DE REVISTA, DA CAMPANHA PUBLICITÁRIA PARA A MARCA FAMOSA DE COSMÉTICO, SABE QUANTO TRABALHO É INVESTIDO ANTES DE CLICAR UM ROSTO. UM SÉQUITO DE PESSOAS, UM PUNHADO DE ARTEFATOS, RITUAIS, MARCAÇÕES, UFAS. ■ APESAR DO ARSENAL, MUITAS PESSOAS AINDA ACREDITAM QUE AS MODELOS POR SEREM NATURALMENTE LINDAS DISPENSAM CORREÇÕES, TRATAMENTOS DA PELE E HORAS DE PREPARAÇÃO. É JUSTAMENTE O CONTRÁRIO: PARA ENTRAR NA PASSARELA OU NUM ESTÚDIO, O MAQUIADOR TEM DE FAZER CÁLCULOS COMPLICADOS, POIS OUTROS FATORES ENTRAM EM JOGO – A QUANTIDADE DE LUZ, A DISTÂNCIA EM RELAÇÃO AO PÚBLICO, A HARMONIA COM A CENOGRAFIA, O FIGURINO, ETC. ■ É ISSO MESMO O QUE VOCÊ ESTÁ PENSANDO: O MUNDO CONSPIRA PARA QUE AS MODELOS SEJAM PERFEITAS. E POR MAIS QUE TENHA VIRADO LUGAR-COMUM DIZER QUE, COMO QUALQUER PESSOA, ELAS ACORDAM COM OLHEIRAS, QUE NA HORA AGÁ NASCE UMA ESPINHA NO ROSTO, TODO MUNDO REAGE COM DESCONFIANÇA. POIS QUEM VÊ SUAS IMAGENS, VÊ APENAS O BELO. ■ E É EXATAMENTE PORQUE NÃO BASTAM ARGUMENTOS, DESMENTIDOS, *MAKING OF* DOS DESFILES NAS REVISTAS, VÍDEO SHOW PARA OS BASTIDORES DA TEVÊ, QUE RESOLVI FAZER ESTE LIVRO. PARTINDO DE UMA QUESTÃO BÁSICA: AFINAL, O QUE HÁ NESTE COMPLEXO ESQUEMA DE "PRODUZIR" BELEZA QUE NÃO PODE SER USADO POR MORTAIS, NORMAIS, DONAS, FULANAS, MOÇAS, MULHERES DAQUI? ■ COM ESTE LIVRO, QUERO TRANSFORMAR ESSE CÁLCULO COMPLICADO DO *MAKE-UP ARTIST* NUMA EQUAÇÃO SIMPLES: A MAQUIAGEM PARA VOCÊ USAR NO DIA A DIA E NAS OCASIÕES ESPECIAIS. A MAQUIAGEM ADEQUADA PARA VOCÊ QUE ESTÁ EXPOSTA À LUZ DA RUA (E NÃO DO PALCO), DO ESCRITÓRIO (E NÃO DO ESTÚDIO), OU AOS EFEITOS DO DIA (NÃO DO COMPUTADOR), DO TEMPO, DO ABORRECIMENTO, DO STRESS, DA PREGUIÇA, E DA VIDA BOA – COMO TODO MUNDO. ■ E MAIS: OS MESMOS TRUQUES QUE UTILIZO NO DIA A DIA COM AS MODELOS, AS MESMAS SOLUÇÕES QUE APRENDI A IMPROVISAR. O MESMO NÚMERO DE ACERTOS, DEPOIS DE TANTOS ANOS PREPARANDO ROSTOS, CUJA EXPOSIÇÃO AO PÚBLICO É CONDIÇÃO.

ESTE LIVRO É UM CONVITE PARA VOCÊ APRENDER MAQUIAGEM, SEM ACHAR QUE ESTÁ ENTRANDO NUM REDUTO DE ESPECIALISTAS. MAQUIAGEM NÃO É "COISA DE ARTISTA". AO CONTRÁRIO: NINGUÉM MELHOR DO QUE VOCÊ MESMA PARA FAZER UMA BOA MAQUIAGEM QUE, AO MESMO TEMPO EM QUE RESOLVE PEQUENOS PROBLEMAS, AFIRME SEU ESTILO PESSOAL. "DEPOIS DE UM CERTO TEMPO, TODO MUNDO É RESPONSÁVEL PELA CARA QUE TEM". PORTANTO, NINGUÉM MELHOR DO QUE VOCÊ MESMA PARA CONHECER SUA CARA. É VOCÊ QUEM DORME E ACORDA COM ELA. E QUEM NÃO RESISTE À TENTAÇÃO DE FAZER CORREÇÕES AQUI E ALI. (OU QUANDO NÃO FAZ CORREÇÕES, PASSA O TEMPO TODO FALANDO DE PEQUENAS FALHAS...)

É CLARO QUE O SEU ROSTO NÃO PODE SE PRESTAR A QUALQUER EXPERIMENTAÇÃO. VOCÊ PRECISA APRENDER A SE DETER SOBRE ELE, E OBSERVAR BEM. PESQUISAR UMA FORMA SIMPLES E PRÁTICA DE SE MAQUIAR. E TREINAR, TREINAR, TREINAR. ■ MAS NÃO TOME A MAQUIAGEM COMO OBRIGAÇÃO. FAÇA COM QUE ELA VIRE UMA DELICIOSA ROTINA... (PENSE O QUANTO É FEMININO TER LUZES DE CAMARIM NO BANHEIRO, UM ESTOJO COMPLETO DE PINCÉIS NA GAVETA, BATOM E ESPELHINHO NA BOLSA.) ■ PARA QUALQUER ESTILO DE MULHER, QUALQUER FORMATO DE ROSTO HÁ UM JEITO DE SE MAQUIAR E DE FICAR MAIS BONITA. SÓ NÃO SE ENGANE, ACHANDO QUE EXISTE UMA BELEZA SAUDÁVEL E NATURAL, DE CARA LAVADA, QUE DURA A ETERNIDADE, OU QUE O AVESSO DE UM ROSTO NATURAL É UMA IMAGEM EMPASTELADA, MUITO PRODUZIDA, *FAKE*, MASCARADA. ■ É CLARO QUE ESTAMOS NUM PAÍS SOLAR, ONDE AS MULHERES PODEM SAIR COM O CABELO MOLHADO E PASSEAR À BEIRA-MAR. MAS NÃO ACREDITE QUE O LOOK SAUDÁVEL E NATURAL DA MODELO NO *OUTDOOR* GIGANTE É SÓ UM PRÊMIO QUE A NATUREZA DEU! A BELEZA NATURAL FOI ENFATIZADA GRAÇAS AO CORRETIVO APROPRIADO, QUE COBRIU COM DELICADEZA AS OLHEIRAS, AO TOQUE SUTIL COR DA BOCA NOS LÁBIOS, QUASE INVISÍVEL, E AOS CÍLIOS CURVADOS HABILMENTE ATÉ ENFEITIÇAR O OLHAR. ■ EXISTE UMA BELEZA NATURAL, SIM. O QUE NÃO QUER DIZER UM ROSTO IMUNE ÀS MARCAS DO TEMPO, SEM MANCHINHAS, SEM ZONAS ESCURAS, SEM PELOS A MAIS. É MELHOR ABRIR O JOGO. ASSIM, DEPOIS DE CONHECER UMA INFINIDADE DE TÉCNICAS E EFEITOS, VOCÊ VAI LIGAR A TEVÊ OU IR AO CINEMA E SABERÁ EXATAMENTE O QUE A MAQUIAGEM FEZ PARA QUE A ATRIZ PARECESSE MAIS DRAMÁTICA, OU MAIS SEXY. VAI FOLHEAR A REVISTA COM UM "OLHO CLÍNICO" CAPAZ DE IDENTIFICAR QUAIS FORAM OS TRUQUES. VAI DESMISTIFICAR A MAQUIAGEM. E TODA VEZ QUE PRECISAR RECORRER A UM PROFISSIONAL DO ASSUNTO, SABERÁ DIZER EXATAMENTE O QUE QUER QUE ELE FAÇA.

SUA CARA

MENOS É MAIS

MAQUIAGEM NÃO SERVE APENAS PARA EMBELEZAR. É UM PODEROSO ACESSÓRIO QUE REFORÇA SEU ESTILO, A PERSONALIDADE OU A ATITUDE QUE VOCÊ QUER TER NUM DETERMINADO DIA, NUM CERTO LUGAR. (E ISSO INCLUI TODAS AS HORAS EM QUE O MELHOR A FAZER É ESTAR SEM MAQUIAGEM...) ■ NÃO É PRECISO TRANSFORMAR SUA APARÊNCIA POR COMPLETO (AINDA QUE EXISTAM PRODUTOS PARA ISSO...). NÃO PRECISA ENCAIXAR UMA NOVA MÁSCARA. HÁ INFINITAS POSSIBILIDADES, TRIBOS, ATITUDES. VOCÊ PODE FAZER O QUE QUISER. DE PREFERÊNCIA, ENFATIZANDO O QUE ACHA DE MELHOR NO SEU ROSTO E AMENIZANDO O QUE LHE INCOMODA. ■ EXISTE CARREGAR DEMAIS, SIM. NÃO ESTOU ME REFERINDO À QUANTIDADE DE COSMÉTICOS NUM ROSTO. MAS À QUANTIDADE DE INFORMAÇÕES QUE VOCÊ DÁ ATRAVÉS DA SUA APARÊNCIA. ■ SE O SEU OBJETIVO É DESTACAR O VESTIDO DE MIL PÉROLAS – ENTÃO ESQUEÇA DA MAQUIAGEM. FAÇA O MÍNIMO. POIS O QUE SERÁ UM ROSTO NUM VESTIDO DE MIL PÉROLAS? ■ LIÇÃO NÚMERO UM DE MAQUIAGEM: É SEMPRE MELHOR MENOS DO QUE MAIS. ■ LIÇÃO NÚMERO DOIS: DESCONFIE DAS REGRAS. NADA TEM QUE SER FEITO OBRIGATORIAMENTE. E POR ACREDITAR NISSO, QUERO REVELAR ALGUNS TRUQUES QUE UTILIZO NO MEU TRABALHO JUSTAMENTE PARA SUBVERTER AS REGRAS. CONVERTER UM RÍMEL PRETO EM BRANCO, APAGAR AS SOBRANCELHAS, MISTURAR VERMELHO E ROSA PODEM TORNAR AS MODELOS MAIS INTERESSANTES, MAIS AUTÊNTICAS. E QUALQUER UM DESSES TRUQUES PODE MUITO BEM AJUDAR VOCÊ A DEFINIR MELHOR SEU ESTILO. ■ PARA QUE VOCÊ APRENDA A USAR A MAQUIAGEM A SEU FAVOR, EU ENTRO COM A EXPERIÊNCIA, A INFORMAÇÃO, E AS BOAS DICAS. VOCÊ ENTRA COM TRANQUILIDADE, OBSERVAÇÃO, DELICADEZA E REFINAMENTO. "PRATIQUE" ESSAS PALAVRAS, ANTES DE MAQUIAR SEU ROSTO.

O QUE VOCÊ QUER?

VOCÊ PODE SEGUIR UMA ÚNICA INSPIRAÇÃO, COMBINANDO A MAQUIAGEM COM A ROUPA QUE VAI VESTIR, O LUGAR ONDE VAI, A ATITUDE DO MOMENTO. OU, AO CONTRÁRIO, TRATAR A MAQUIAGEM COMO ELEMENTO DE TRANSGRESSÃO. EM QUALQUER UM DOS CASOS, SEMPRE REPRESENTE DO LADO DE FORA O QUE ESTÁ DO LADO DE DENTRO. SINTONIZE COM SEU ESTILO – SEJA ELE QUAL FOR.

MAQUIAGEM, CABELO, ROUPA, COMPORTAMENTO TRADUZEM SUA COMPREENSÃO GERAL DO MUNDO. O QUE VOCÊ VIU, VIVEU, SENTIU, APRENDEU É QUE VAI DANDO FORMA AO ESTILO E CONSTITUINDO SUA MARCA PESSOAL. ■ TRATE A MAQUIAGEM COMO OS DEMAIS RECURSOS QUE VOCÊ TEM PARA EXPRESSAR SEU PONTO DE VISTA SOBRE AS COISAS, INDEPENDENTEMENTE DOS MODISMOS, DOS PADRÕES DE BELEZA, DOS PROTOCOLOS. AFINAL, SÓ VOCÊ SABE O QUE COMBINA COM SEU ESTILO. ■ QUER USAR UM BATOM VERMELHO NA PRAIA? SE É SUA MARCA PESSOAL, ENTÃO ASSINE EMBAIXO. MAS SE TEM MEDO DE APARECER, DE UMA HORA PARA OUTRA, COM UMA CARA MAQUIADA, DIFERENTE DA SUA, NÃO CONTRARIE O SEU ESTILO. ■ USE A MAQUIAGEM COM SABEDORIA PARA VALORIZAR SUA EXPRESSÃO, PARA DEIXAR VOCÊ DO JEITO QUE É – SÓ QUE MAIS INTENSA, MAIS SINGULAR. POR EXEMPLO: IMAGINE QUE VOCÊ VESTIU UM “PRETINHO” CORRETO, MEIAS FINAS E SEU MELHOR SAPATO. AINDA ASSIM, SE OLHA NO ESPELHO E CONTINUA ACHANDO SUA APARÊNCIA APAGADA, SEM DESTAQUE. NESSA HORA, A MAQUIAGEM ENTRA PARA DAR ÊNFASE, PARA SUBLINHAR O TEXTO PESSOAL. SOBRANCELHAS BEM DESENHADAS, PELE BEM TRATADA, UM CARIMBO VERMELHO NA BOCA, OLHOS ACESOS E PESTANUDOS. PRONTO: MUDOU TUDO! ■ O MESMO ACERTO VAI SE DAR SE VOCÊ BOTAR A ROUPA MAIS EXTRAVAGANTE E, CONTRARIANDO AS EXPECTATIVAS, APARECER COM UM ROSTO SIMPLES, PELE OPACA, BATOM COR DA BOCA. REQUINTADA. ■ PORTANTO, PARA DEFINIR SEU ESTILO DE MAQUIAGEM, MUITA OBSERVAÇÃO E COERÊNCIA COM O QUE VOCÊ QUER. VOCÊ PODE SEGUIR UMA ÚNICA INSPIRAÇÃO, COMBINANDO A MAQUIAGEM COM A ROUPA QUE VAI VESTIR, O LUGAR ONDE VAI, A ATITUDE DO MOMENTO. OU, AO CONTRÁRIO, TRATAR A MAQUIAGEM COMO ELEMENTO DE TRANSGRESSÃO. VAI A UMA FESTA COM *TAILLEUR* E UM PENTEADO NORMAL, SUGERINDO UM ESTILO CLÁSSICO. DE REPENTE, RESOLVE BOTAR UM DELINEADOR EXTRAVAGANTE, QUEBRANDO A PRIMEIRA IMPRESSÃO. ■ EM QUALQUER UM DOS CASOS, SEMPRE REPRESENTE DO LADO DE FORA O QUE ESTÁ DO LADO DE DENTRO. SINTONIZE COM SEU ESTILO – SEJA ELE QUAL FOR.

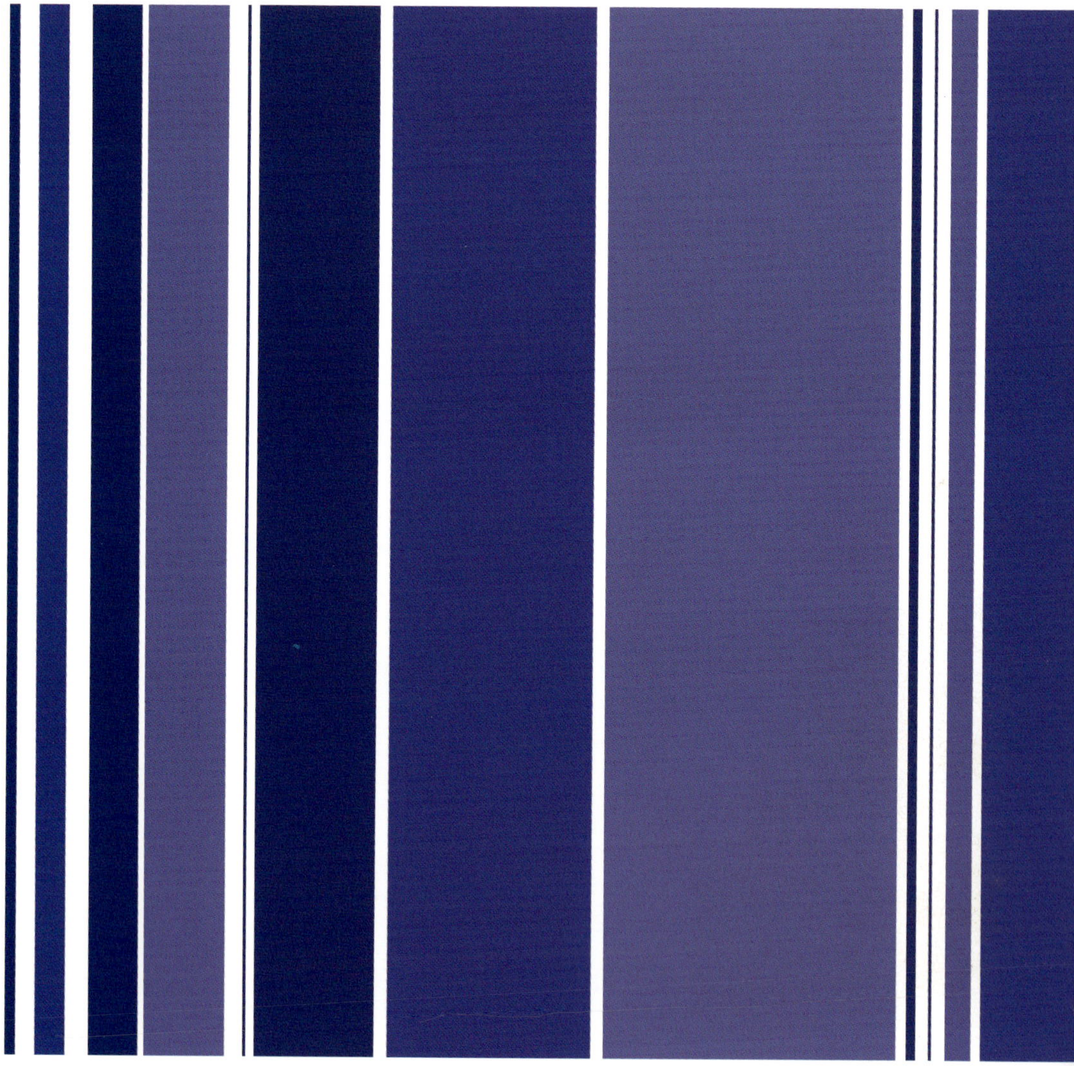

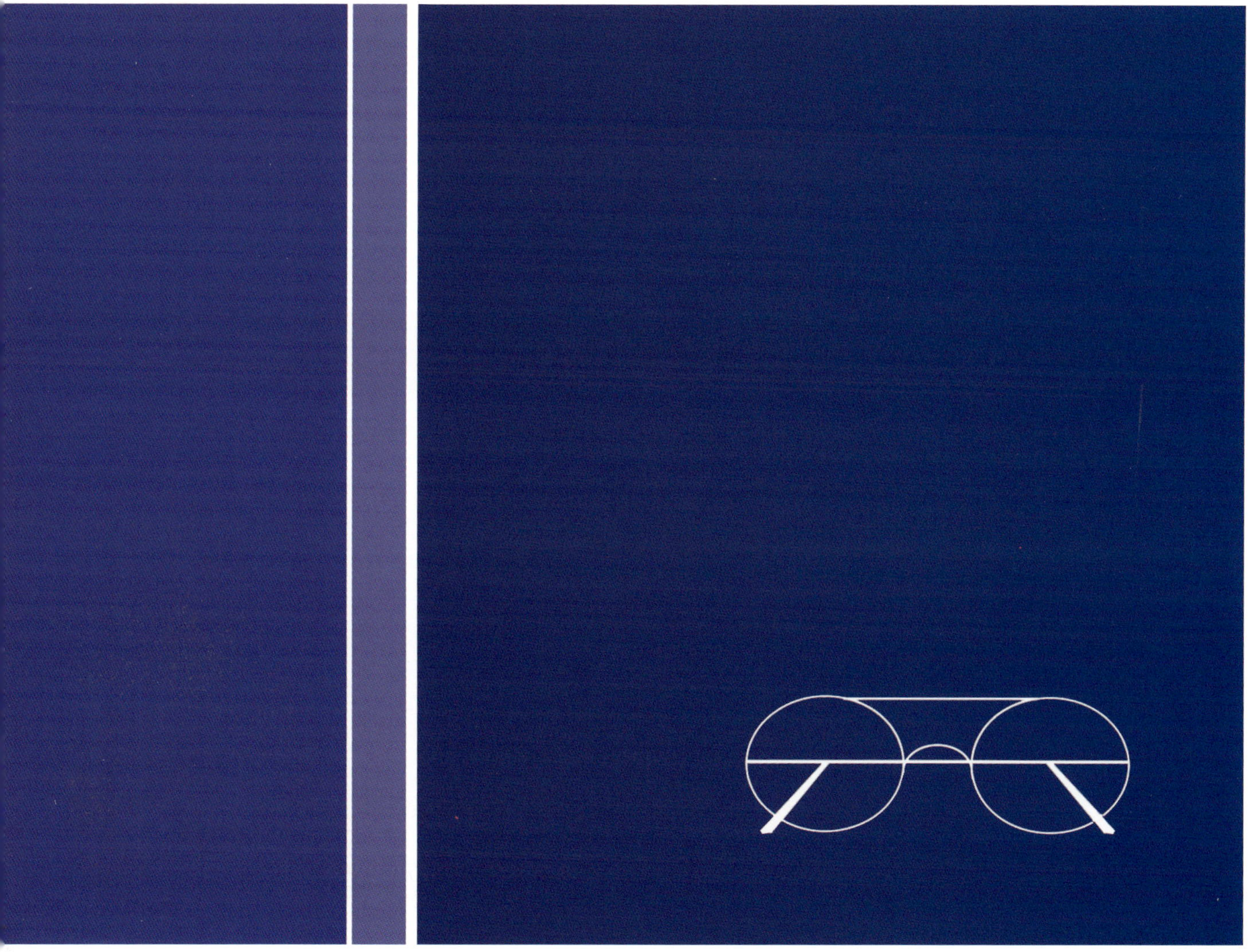

SINTONIAS

APESAR DE EXPERIMENTARMOS TANTAS APARÊNCIAS DURANTE A VIDA, FIXAMOS UMA CARA NA LEMBRANÇA DAS PESSOAS, UMA ASSINATURA, UM TIPO, QUE É REVELADOR DO ESTILO QUE VENCEU. MUITAS MULHERES USAM JUSTAMENTE A MAQUIAGEM COMO PROTAGONISTA DE SEU ESTILO. NO BRASIL, A ELKE MARAVILHA É O EXEMPLO MÁXIMO. NUDEZ PARA ELKE É TIRAR A MAQUIAGEM. ASSIM COMO PARA A RITA LEE, A FRANJA.

A personalidade autoral costuma se definir por características que seguem pelo resto da vida. Pode ser uma sobrancelha fina, um batom vermelho, uma franja. Essas definições de estilo costumam correr independentemente do vaivém da moda, da tendência imposta. Mulheres com um cabelão descendo pelos ombros, anos a fio. Você pediria para a Sonia Braga mudar esse estilo?

Mas há também mulheres camaleoas que mudam de intensidade, tom, cor, sacudidas pelo ritmo do tempo. Como a Madonna, ora loira, morena; Evita, perversa, angelical, materna.

Se você é mais do tipo camaleão, não se assuste. Não é preciso estar amarrado numa marca autoral se ela não combina mais com suas idéias. Você muda. Seu visual costuma pedir novas identidades também. Troque todas as vezes em que tiver certeza de que vai segurar a onda. Hoje você tem a seu favor uma nova equação: maior liberdade de expressão e menor possibilidade de ser rejeitada. Permita que o externo acompanhe o interno.

Por que você aceitaria um look "fadinha", com maquiagem em tons pastel, cachinhos artificiais no cabelo, fazendo um tipo virginal e açucarado no dia do seu casamento se, na realidade, você é batalhadora, sempre gostou de namorar, tem um mundo de amigos, uma profissão para construir? Por que desafinar?

INTERFERÊNCIAS

MULHERES DE ÓCULOS, FRANJAS BEM ESPESSAS SOBRE A TESTA, CABELOS VOLUMOSOS, TINTURAS VIBRANTES, LENTES DE CONTATO, APARELHOS NOS DENTES, GOLAS DAS ROUPAS. SÃO INTERFERÊNCIAS QUE SALTAM NO ROSTO EM PRIMEIRO PLANO. SE VOCÊ OPTOU (OU ESTÁ CONDENADA) POR ESSES ARTEFATOS DA IMAGEM, A PRIMEIRA COISA QUE TEM A FAZER É SE DEBRUÇAR SOBRE ELES ANTES DE DEFINIR O ESTILO DA MAQUIAGEM.

EU USO ÓCULOS

Você pode encarar de diversas maneiras a armação que foi imposta na sua aparência. Primeiro, escolhendo formatos e tipos de armações que não pesem e que quase desapareçam no rosto. Ou, de forma mais ousada, buscando o máximo de recursos, variando o tipo de armação, divertindo-se com as cores e as mil caras possíveis. A maquiagem tem de conversar com o tipo que você adotou.

- Combinar a maquiagem com a cor da armação pode resultar num look bem-humorado. Imagine uma boca vermelha e uma armação no mesmo tom.
- Para fazer a armação sumir no rosto, busque a mais compatível com a tonalidade da sua pele. Por exemplo: peles amareladas com aros acobreados; morena jambo com óculos tartaruga, etc. Depois resolva se quer contrastar com a maquiagem ou seguir a mesma inspiração de tons.
- Se você escolheu uma armação grande e quadrada, tipo televisão, lembre-se que ela aumenta as sobrancelhas. Clarear é uma opção, caso você não queira mudar de armação.
- Os óculos funcionam como uma espécie de filtro. Por isso, abuse da maquiagem dos olhos. Capriche e valorize o olhar.

NÃO TIRO A FRANJA

Normalmente, adotar a franja como composição do estilo foi a solução encontrada para disfarçar alguns problemas com a aparência. Na realidade não são defeitos, mas sim pontos que você determinou estarem em desarmonia: testa muito baixa, estreita, ou muito arqueada, rosto muito comprido, queixo para frente, etc.

Não importa a razão. É difícil aceitar mudança quando o assunto é franja. Semelhante aos homens que parecem perder uma parte de si quando tiram o bigode ou a barba de muitos anos, há mulheres que comparam tirar a franja com nudez absoluta. Cuidado para não ser engolida pela franja. Experimente, ao menos, novas possibilidades de tons, espessuras, formatos.

- Mulheres morenas, cabelos escuros, tendem a fazer um visual em que a franja emenda com a sobrancelha, dando uma aparência um tanto sombria. Deixe a sobrancelha mais leve ou numa coloração mais baixa, abrindo uma área maior para trabalhar a maquiagem.
- Franjas muito espessas e óculos podem atrapalhar o efeito da maquiagem. Desfiar a franja ou deixá-la com menos fios ajuda a trazer o foco de volta para os pontos fortes do rosto.

MUDEI A COR DO CABELO

Ficar loira, ruiva ou morena de uma hora para outra pede um balanço geral da maquiagem que você costuma usar – e, de certa forma, da sua vida, porque quem já empreendeu essa virada sabe como é impressionante acordar com uma cara nova. É quase como mudar de personalidade!

Embora de forma mais lenta, ver os cabelos ganharem o tom grisalho também implica em nova reflexão sobre o estilo da maquiagem, especialmente porque essa mudança vem acompanhada de outros sinais do tempo no rosto.

- Rever a maquiagem não significa que você tenha que seguir nova regra de combinação de cores. Não boto fé nessa história de tonalidades apropriadas para cada tom de pele. O seu estilo pessoal é quem comanda o jogo de criar sintonias ou contrastes com a maquiagem.

- Se a cor do cabelo mudou, repense a das sobrancelhas. Não ignore o impacto que a diferença de tons traz para o seu rosto.
- A loira falsa vai concluir que para obter o mesmo resultado com a maquiagem de antes será preciso colorir mais o rosto, pois já não vai se valer do contraste que o cabelo escuro estabelecia com a maquiagem. O contrário serve para a falsa morena.
- Se resolveu deixar os cabelos brancos ao sabor da natureza, tenha cuidado para que a aparência saudável que você quer passar não se confunda com o "desleixado e apagado". Invista numa maquiagem mais elaborada, ainda que nos tons humanos (dos beges claros aos marrons profundos).
- Se a decisão é cobrir os brancos, então aproveite e experimente novas tonalidades.

ESTOU BRONZEADA

Um toque moderado de bronze na pele sempre dá um ar saudável. Mas o bronzeado exagerado sugere uma pessoa fora do ritmo dinâmico da vida, dos afazeres, das realizações, dos movimentos. Confesso que detesto o look "bronze total". Pior ainda, com maquiagem.

- Peles bronzeadas merecem tratamento e cuidado e, nessa fase, a maquiagem fica de fora. O melhor mesmo é limpar bem a pele, hidratar ao máximo e renovar o filtro solar.
- Se você tomou muito sol, é óbvio que as tonalidades dos seus cosméticos não vão casar mais. Dependendo da intensidade do bronzeamento, pule para três ou quatro tons acima do que você está acostumada.
- Bronzeado com olhos muito negros ou bocas muito claras dão aspecto vulgar. Aproveite para um look o mais natural possível. Não é o que você estava buscando?

USO APARELHO NOS DENTES

Muitas mulheres se valem dos aparelhos para correção dos dentes com charme. Outras gostariam de se livrar deles o mais depressa possível.

- Se o aparelho projeta demais os lábios para frente, prefira batons mais opacos, em tons amenos. Evite os brilhantes e o gloss excessivo.

ADORO LENTES COLORIDAS

A interferência na maquiagem vai depender totalmente do estilo que você construiu:

- Lentes verde-limão ou com a "carinha do *smile*" impressa, quer dizer que sua intenção é realmente marcar presença
- Se você quer que as lentes pareçam olhos naturalmente coloridos, então não carregue na maquiagem dos olhos nem abuse dos traços. Com esse truque na manga, as lentes vão parecer menos falsas.

COMBINA COM OS ACESSÓRIOS?

Parece exagero, mas é a pura verdade: golas altas, volumosas, esculturais, espevitadas, brincos gigantes, colares de mil voltas, joias poderosas, tiaras, tudo isso interfere diretamente no estilo do cabelo e da maquiagem, pois disputa com o destaque do seu rosto.

- Olhe-se o dobro de vezes no espelho. Multiplique o bom senso.

- Se for a "gola da vez", minimize a maquiagem.
- Uma gola destacada e muito colorida quando exposta à luz artificial que vem de cima altera os tons da sua maquiagem. A gola funciona como uma espécie de refletor de luz. Saiba disso para não ir totalmente azul numa vernissagem.
- Golas trabalhadas e cabelos longos são informações demais na zona do rosto. Deixe a maquiagem em terceiro plano.
- Bijuterias ou joias poderosas pedem menos contraste com a maquiagem. Suavize os tons. Procure esfumaçar em lugar de enfatizar os traços para chegar num rosto mais delicado.
- Imagine um brinco de pedras caindo na mesma linha do batom. Raciocine: não vai precisar de um batom vermelho, vai?
- Menos é mais.

CAPRICHO NAS UNHAS

As unhas podem sorrir tanto quanto a boca – pois há uma infinidade de cores, texturas e jeitos de sublinhar as pontas dos dedos. As divas negras do pop americano sempre atacaram o mundo com suas garras coloridas e, de tempos em tempos, a febre volta:

- Combinar a cor das unhas com o resto da maquiagem agrada muita gente. Mas é regra do passado.
- Unhas muito compridas podem sugerir que você não faz outra coisa da vida senão cuidar delas...
- Unhas vermelhas são eternamente sensuais.
- Unhas curtas podem usar esmaltes contrastantes. Por que não?
- Unhas arredondadas seguem as proporções da beleza clássica e funcionam como um acabamento requintado.

SE RESOLVEU DEIXAR OS CABELOS BRANCOS AO SABOR DA NATUREZA, TENHA CUIDADO PARA QUE A APARÊNCIA SAUDÁVEL QUE VOCÊ QUER PASSAR NÃO SE CONFUNDA COM O "DESLEIXADO E APAGADO". INVISTA NUMA MAQUIAGEM MAIS ELABORADA, AINDA QUE NOS TONS HUMANOS.

ESSENCIAIS

PREPARE-SE PARA ARRUMAR A BAGAGEM ESSENCIAL QUE VAI ACOMPANHAR VOCÊ NO APRENDIZADO DA MAQUIAGEM. CAPRICHE NA ESCOLHA DOS ACESSÓRIOS, COMECE A SE FAMILIARIZAR COM AS TEXTURAS DOS COSMÉTICOS BÁSICOS E APRENDA A SE DEFENDER QUANDO O ASSUNTO É RETOQUE – CARREGANDO NA BOLSA UM KIT DE EMERGÊNCIA.

OBJETOS

COM O PASSAR DO TEMPO, VOCÊ VAI SENTIR A DIFERENÇA QUE ARTEFATOS DE BOA QUALIDADE FAZEM PARA UMA MAQUIAGEM PERFEITA. ■ PROCURE DEIXAR TUDO ORGANIZADO, LONGE DA UMIDADE, DA CLARIDADE EXCESSIVA E DO CALOR. DE PREFERÊNCIA, TENHA SUAS PRÓPRIAS COISAS. ASSIM, VOCÊ CONTROLA O TEMPO DE USO, TESTA A EFICIÊNCIA E CHEGA AO RESULTADO QUE DESEJA.

Esponjas. de espuma são as mais apropriadas para a maquiagem. Reserve uma para base ou pancake; e outra exclusivamente para o pó.

Cotonetes. para retoques pontuais na maquiagem. Retira o excesso de rímel, aquele batom que foi além do contorno, ou o excesso de pó nos sulcos do nariz. Usa-se para quase tudo. Só é contraindicado para limpar os ouvidos...

Algodões. prefira os feitos especialmente para maquiagem. Assim, não inundam a pele de fiapos.

Lenços de papel. têm de ser suaves e absorventes para retirar os excessos de produtos na pele, de oleosidade, impurezas ou suor.

Apontador. o curinga é do tipo dois em um: serve para lápis de boca e de olho. Pena que muitas marcas saem do padrão e exigem apontador próprio para seus produtos. Dica: teste com seu lápis favorito.

Curvex. sua tarefa é curvar os cílios. Segure-o firme, no máximo uns 15 segundos. Mantenha sempre limpo e verifique se a borracha está no lugar certo, para não correr o risco de guilhotinar os cílios. Os de plástico são descartáveis e os cromados duram mais.

Pinça. um artefato que vale a pena passar por teste, antes de parar distraidamente na sua sobrancelha e destruir o traçado. Da próxima vez que alguém for viajar para outro hemisfério, encomende uma ótima pinça. Você vai ver que estava usando um quebra-galhos.

Pincel para o pó. de cerdas naturais arredondadas (ou de seda), dá a empoada geral antes da maquiagem. Quanto mais macio, melhor.

Pincel para o blush. um pouco menos espesso que o pincel para o pó. O mais indicado é o de formato arredondado, espesso e macio. Vigie a manutenção, para não criar tonalidades "mutantes" a cada maquiagem.

Pincel de sombra. o de cerdas arredondadas é ideal para esfumaçar. O chanfrado, além de definir melhor o traço de sombras escuras, pode ser usado para *make-up* da sobrancelha.

Aplicador de espuma. a espuminha na ponta retém mais a sombra, faz uma cobertura eficaz e controla mais a possibilidade de que grânulos caiam em regiões indesejadas dos olhos. Existem versões quase descartáveis. Assim, logo que a esponja der sinais de envelhecimento, dispense.

Pincel de boca. um redondo, para aplicar o batom; e o de cerdas retas para dar contorno definido. Com prática, um pincel só basta para os dois efeitos.

"Vassourinha". faz o mesmo efeito que o rastelo do jardim: tira as folhas sem machucar a grama. Nesse caso, quem escapa são os pelos, poeiras coloridas, grânulos brilhantes, etc.

Escovinha de sobrancelha. doma os fios e ajuda a verificar o seu formato natural.

Aplicador de rímel. normalmente vem com o produto. Mais fininho, alonga. Mais espesso, dá volume.

Esfuminho/Esfumaçador. você deve ter usado nas aulas de desenho, na escola, para sombrear e produzir o efeito esfumaçado. Pode vir acoplado ao lápis ou sozinho.

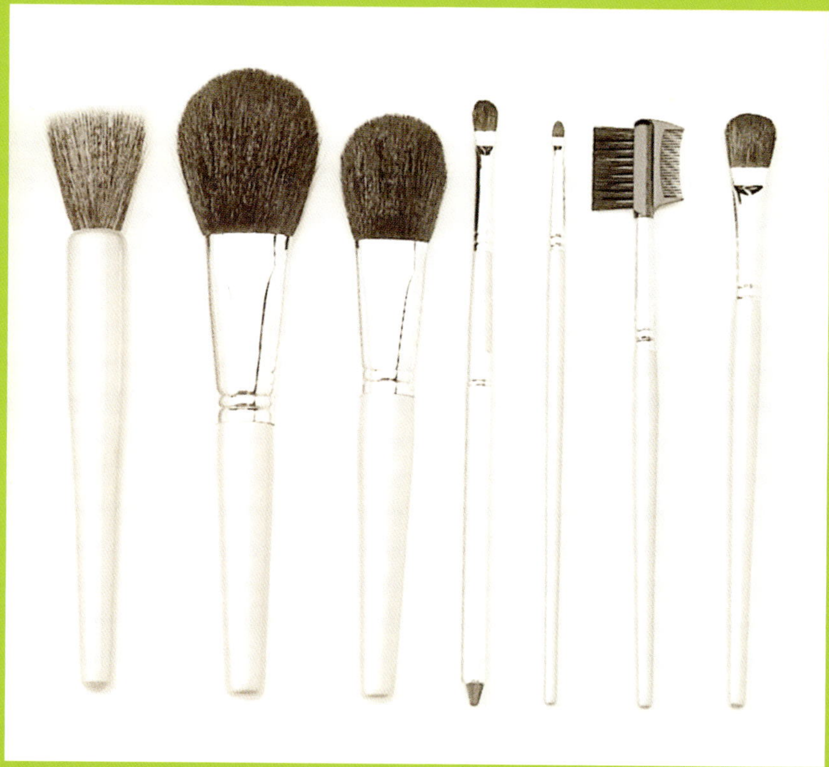

TRUQUES

PINCÉIS

- Não economize na qualidade – quanto mais confiáveis, melhor o efeito.
- Lave-os com sabonete líquido ou xampu e, depois, condicione. Os pelos ficam mais macios.
- O ar morno do secador é uma boa arma para ter certeza de que vai guardá-los sem rastro de umidade. Nesse caso, seque no sentido das cerdas. Outra opção é lavá-los à noite e deixar que sequem naturalmente.
- O aplicador de rímel pode ser reaproveitado quando o produto terminar. Retire com álcool todo o excesso de rímel do aplicador e use como escovinha para os cílios.
- Tenha sempre seus próprios pincéis e esponjas, para evitar problemas de contaminação.

COSMÉTICOS

PARA UM BOM COMEÇO, TENHA EM MÃOS COSMÉTICOS BÁSICOS – AO MENOS UM ITEM DE CADA DA LISTA AO LADO – NA TONALIDADE DA SUA PELE E DE TEXTURA OPACA. COM O TEMPO, ESTARÁ MAIS SEGURA PARA INVESTIR NUMA CARTELA COMPLETA QUE SERÁ ÚTIL QUANDO QUISER SE VALER DE TRUQUES DE CORREÇÃO E FAZER LOOKS MAIS ELABORADOS. ESCOLHA PRODUTOS AGRADÁVEIS DE USAR. ATÉ MESMO A EMBALAGEM PODE ACOMPANHAR SEU RITMO: UM PRÁTICO DOIS EM UM, UM RÁPIDO STICK OU UM LUXUOSO ESTOJO ESPELHADO DE TRÊS COMPARTIMENTOS.

LISTA BÁSICA

Base. uma de inverno, outra de verão. **Corretivo.** dois ou três tons diferentes. **Pó compacto.** três tons: o da sua pele, um tom acima, um tom abaixo. **Lápis de sobrancelha.** cinza, marrom e preto. **Lápis de olho.** cinza, marrom e preto. **Rímel.** um preto, outro marrom. **Sombras.** bege, marrom, cinza e preta. **Batom.** cor da boca, vermelho, marrom e vinho, além do seu favorito. **Lip gloss transparente.** um brilho de boca que pode se misturar ou ficar sozinho. **Lápis de boca.** no tom da sua boca. **Blush.** um opaco, outro cremoso – rosados, alaranjados e terrosos; glitter transparente (partículas de luz que dão efeito estrelado).

TEXTURAS

ANTES DE COMPRAR, FAÇA QUESTÃO DE SABER SE O COSMÉTICO VAI PRODUZIR O EFEITO QUE VOCÊ IMAGINOU. REFLEXOS DE LUZ. APARÊNCIA DE METAL. FINÍSSIMO. OU TRANSPARÊNCIA TOTAL. CADA TEXTURA, UMA COBERTURA DIFERENTE.

Opacos (*matte*). sem efeito brilhante, são ideais para correções na pele, especialmente das mais oleosas. Nomenclatura muito usada para batons, pós, sombras, bases e blushes. **Translúcidos.** cobertura suave e transparente, para todos os tipos de pele. Denominação encontrada em pós soltos ou compactos. **Perolados/Cintilantes.** em geral identificam sombras, esmaltes, blushes e batons, sugerindo acabamento nos tons pérola, com brilho difuso. **Acetinados.** quase sempre para bases, sombras e cosméticos líquidos, que deslizam com facilidade e dão o acabamento macio do cetim. **Iridescentes.** efeito "asa de borboleta", que muda de cor conforme o ângulo de incidência de luz. Em geral, sombras, blushes, pós e bases. **Metálicos/Metalizados.** futuristas, imitam o efeito do metal, com um brilho de alta reflexão. Quando em produtos para o rosto, use com cuidado, pois denunciam cada linha ou imperfeição. Em esmaltes, produzem ótimo efeito. **Cremosos.** dão uma aparência "oleosa" e úmida, sem que para isso signifique que a formulação do produto seja à base de muito óleo. **Luminosos.** para um look mais refinado, iluminam algumas regiões do rosto (centro da testa, nariz e queixo) ou dos olhos. Na maquiagem corretiva, disfarçam zonas escuras indesejadas. **Transparentes.** cobertura suave, nunca espessa. Por isso, bases e pós com essa textura valem para todos os tipos de peles e idades. Mesmo quando é a textura de produtos coloridos, como nos batons, a aparência ainda será menos maciça. **Gloss.** alto teor de brilho, de efeito plástico, mas de curta duração. Pode ser usado na boca e em outras regiões do rosto.

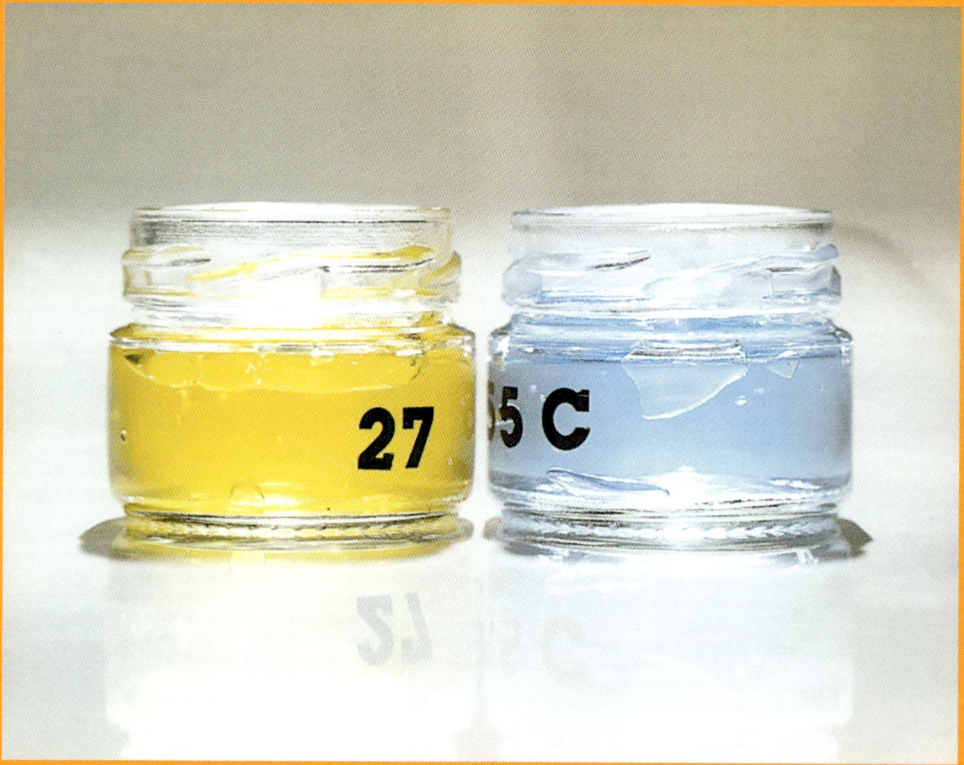
27
5 C

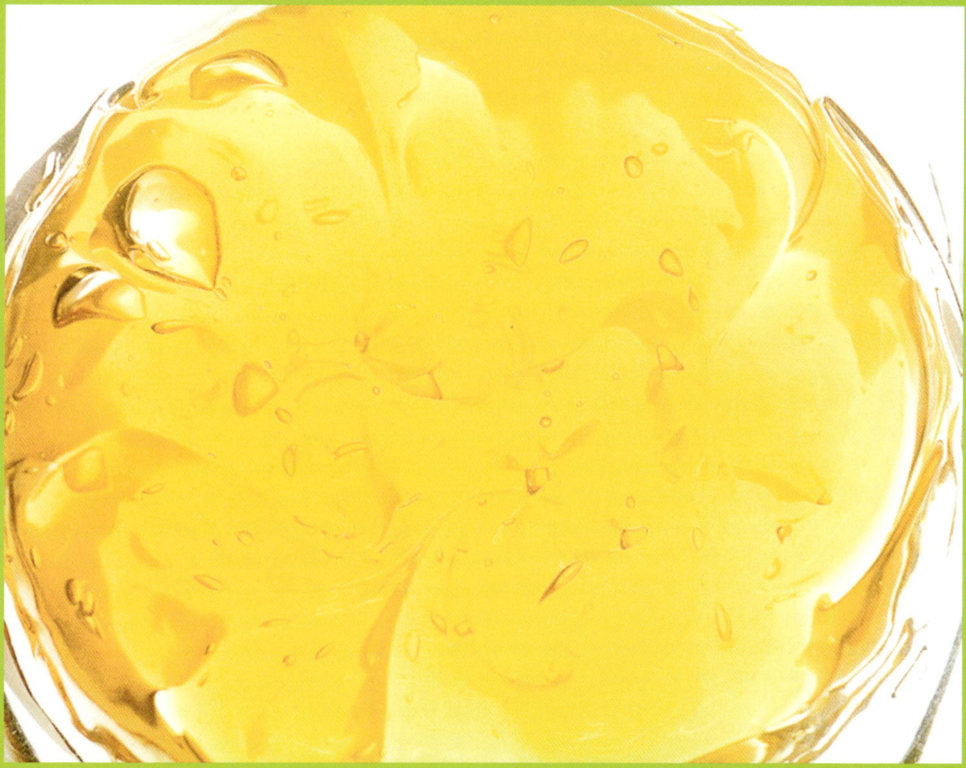

QUAL O TOM?

Bases, pós ou corretivos no tom mais adequado à sua pele dependem de observação. Não adianta escolher e checar num ambiente de luz muito artificial. Vá até uma janela, e se não for possível (se você estiver num shopping) dê uma voltinha com ele e, depois, volte para efetuar a compra.

Para encontrar a tonalidade certa, teste nas regiões mais parecidas com a textura e o tom da pele do seu rosto: pescoço, parte interna do braço, etc.

ONDE GUARDAR?

- Uma frasqueira, com divisões, resolve a questão.
- Uma malinha de pesca para quem já está com planos de se tornar *expert* no assunto.
- O banheiro nunca é um bom lugar, por causa da umidade. Se você tem compartimentos e gavetas no gabinete da pia, ainda assim não dispense *nécessaires* plásticos, de cores diferentes. Garantem proteção e ajudam na hora de identificar o tipo de produto. Esta tática evita que você sempre acabe usando os mesmos.
- Faça uma revisão periódica nas suas maquiagens. Exceto produtos para os olhos, como rímel e delineador (de curta duração), dispense o que está fora de uso há mais de seis meses. É sinal de que não combina com você. Sua pele agradece.

QUAL A VALIDADE?

Bases, corretivos, pós, blushes e batons têm validade média de dois a quatro anos, dependendo do fabricante. Se utilizados e armazenados conforme as instruções, não há porque duvidar da qualidade no período estipulado pela marca. Já os produtos para os olhos, como rímel e delineadores, merecem maior atenção. Para a indústria, a validade para o produto embalado e lacrado varia de um a dois anos. Porém, a experiência de quem usa ensina que o ideal é dispensá-los logo que o efeito não for tão eficaz, o que costuma ocorrer em seis meses, para quem usa com frequência. Principalmente, o rímel para os cílios. O costume de "bombear" antes de aplicar faz cair a durabilidade do produto.

BAGAGEM DE MÃO

MAQUIAGEM PEDE RETOQUE, DEPENDENDO DO TIPO DE ILUMINAÇÃO A QUE VOCÊ VAI ESTAR EXPOSTA E DA INTENSIDADE DA ATIVIDADE FÍSICA. E ESTÁ SUJEITA A MUITOS IMPREVISTOS. CARREGUE SEMPRE NA BOLSA OS OBJETOS E COSMÉTICOS NECESSÁRIOS PARA REPOR, CORRIGIR OU REFAZER. DE TEMPOS EM TEMPOS, DÊ UMA OLHADA NO ESPELHO. VAI REPARAR QUE A PELE FICOU MAIS GORDUROSA, A SOMBRA CREMOSA SE ACUMULOU NAS DOBRAS DA PÁLPEBRA, O BATOM PERDEU A FIXAÇÃO. NÃO PERCA A NOÇÃO DA SUA APARÊNCIA COM O PASSAR DAS HORAS...

Indispensáveis. lenço de papel, cotonete, pó compacto, batom e demaquiante (coloque pequena quantidade numa bisnaga tipo de colírio vazia).

Substituíveis. dependendo da ênfase que você deu à maquiagem, vai precisar de objetos e cosméticos específicos. Sombras, lápis, corretivo, se o destaque está nos olhos. Lápis e pincel de boca no caso de lábios supertrabalhados. Blush para bochechas em primeiro plano, e assim por diante.

Objetos do desejo. existem estojos sofisticados de mão, semelhantes aos mostradores de joalherias, onde você pode carregar quase tudo, de um jeito chique e discreto.

BORROU?

PELE

Depois de um tempo, a pele transpira e produz gordura e a maquiagem ganha um brilho excessivo. Com um lenço de papel procure absorver os excessos de suor e de gordura, especialmente naqueles pontos que estão brilhando demais no rosto. Caso a pele tenha sido preparada com pó, passe levemente para controlar o brilho. Mas se o pó que você usou foi do tipo brilhante, então basta retocar com lenço de papel.

BOCA

O vento bateu, o cabelo colou na boca e fez um traço fora do contorno... O batom colorido tem pigmentos fortes. O negócio é embeber o cotonete de demaquiante, limpar o borrão, e refazer a pele com o que você usou: base, corretivo e pó. Se não for possível, retoque com o pó compacto.

Passou a mão sem querer na boca e o batom perdeu o contorno... De novo, retire o borrão com o cotonete + demaquiante e refaça toda a área atingida, de preferência, com os ingredientes necessários.

Está de batom vermelho. E vai começar a sessão de beijos com o namorado. Tire o batom com a ajuda do demaquiante e do lenço de papel. Passe apenas com o dedo para dar uma colorida nos lábios, e siga adiante com seu amor.

OLHOS

Coçou um olho sem querer? Se a sombra é cremosa, a correção é mais simples. Aproveite que esse tipo de cosmético costuma se acumular nas dobras da pálpebra superior. Espalhe esta reserva do produto até corrigir. Faça o mesmo no outro olho. Se você está usando sombra em pó, a correção do borrão é mais delicada. Com a ponta da esponja do seu pó compacto, cubra o lugar do borrão com pó, e vá esfumando até redistribuir a sombra. Para equilibrar os dois olhos, sempre sacrifique a intensidade da sombra.

O rímel escorreu? Sinal de que você não estava usando um produto à prova d'água. É grave. Seque completamente a região com lenço de papel. Depois vá retirando o borrão com o cotonete embebido no demaquiante. Com paciência e capricho, cubra com base ou corretivo até desaparecer a mancha escura. Se estiver somente com o indispensável na bolsa, então o jeito é fazer a cobertura com o pó compacto.

PELE

NINGUÉM PRECISA ARRISCAR A SAÚDE PARA FICAR BONITA. A MAQUIAGEM ATUAL PODE ASSOCIAR COMPONENTES QUE EMBELEZAM E TRATAM DA SUA PELE NUM SÓ TEMPO. CONHEÇA O SEU TIPO DE PELE PARA CHEGAR NO COSMÉTICO MAIS ADEQUADO E CUMPRA, COM FÉ, O RITUAL DE DEMAQUIAGEM E HIDRATAÇÃO PARA NÃO SE QUEIXAR MAIS TARDE...

UM RÁPIDO DIAGNÓSTICO DO SEU TIPO DE PELE VAI INDICAR A MANEIRA MAIS EFICIENTE DE CUMPRIR A ROTINA DE LIMPEZA, TONIFICAÇÃO E HIDRATAÇÃO. TAMBÉM SERÁ IMPRESCINDÍVEL PARA VOCÊ TIRAR PROVEITO DA MAQUIAGEM, QUE ADERE MUITO MELHOR A UMA SUPERFÍCIE LIMPA. ■ PARA IDENTIFICAR SEU TIPO DE PELE, O IDEAL É IMAGINAR UMA GRADAÇÃO QUE VAI DA MAIS OLEOSA ATÉ A MAIS SECA, POIS ELA NEM SEMPRE SERÁ DO TIPO PURO – TOTALMENTE SECA, MISTA, OU OLEOSA. ALÉM DISSO, CONSIDERE ALGUMAS INFLUÊNCIAS. AS MUDANÇAS CLIMÁTICAS ALTERAM O COMPORTAMENTO DA PELE: O FRIO ESCAMA AS SECAS E A MISTURA SUOR E GORDURA PODE COMPLICAR AS OLEOSAS. PORTANTO, CUIDADO REDOBRADO. ■ OS EFEITOS DO TEMPO RESULTAM EM FALTA DE ELASTICIDADE E VIÇO. VOCÊ SABE MAIS DO QUE NINGUÉM IDENTIFICAR ESSAS ALTERAÇÕES EM FRENTE DO ESPELHO. NESSE CASO, PROCURE LINHAS DE TRATAMENTO "ANTITEMPO" OU PARA "PELES MADURAS". FINALMENTE, LEMBRE QUE A PELE REVELA O QUANTO VOCÊ CUIDA DA SUA SAÚDE. E O SEU ESTADO DE ÂNIMO TAMBÉM. ■ LIMPEZA DA PELE, AO MENOS UMA VEZ POR DIA. SE VOCÊ USA MAQUIAGEM, FAÇA PELA MANHÃ ANTES DE APLICAR OS COSMÉTICOS E, NO FINAL DO DIA, PARA RETIRAR VESTÍGIOS DE SUJEIRA OU MAQUIAGEM. LEMBRE-SE: ROSTO, PESCOÇO E COLO PEDEM IGUAL TRATAMENTO. ÁGUA E SABONETE COMUM DESENGORDURAM E RESSECAM A PELE. POR ISSO É MELHOR VALER-SE DE UM BOM AGENTE LIMPANTE – SABONETE, LOÇÃO, CREME, SPRAY OU GEL – ESPECIALMENTE FORMULADO PARA LIMPEZA DO ROSTO. MUITA ÁGUA CORRENTE E FRIA É O QUE RECOMENDAM BONS DERMATOLOGISTAS, EM LUGAR DE PRODUTOS QUE DISPENSAM ENXÁGUE. UM TÔNICO PARA REMOVER AS IMPUREZAS MAIS RESISTENTES DÁ A SENSAÇÃO DE FRESCOR E DE PELE LIMPA. E PARA COMPLETAR A ROTINA, SEU HIDRATANTE FAVORITO É QUE VAI DESACELERAR A PERDA DE ÁGUA.

TIPOS E CUIDADOS

PELE OLEOSA. brilhante, espessa, poros dilatados e visíveis. É possível perceber a concentração de brilho constante na fronte, no nariz, na bochecha e sentir, no decorrer do dia, o aumento de produção de gordura. Em média, a pele oleosa possui 1.200 glândulas sebáceas por cm^2. Ainda que diferentes tonalidades de pele possam ser oleosas, normalmente, seu efeito é amarelado. Pode ter sulcos profundos e linhas de expressão. Tendência a cravos aparentes e acne.

O que vai na sua pele. produtos livres de gordura (*oil-free*) e de barreiras que possam obstruir os poros (não comedogênicos). Spray e gel são formulações ideais para quem já tem óleo de sobra.

■ Para limpar, escolha fórmulas que contenham mais detergentes, adstringentes ou mesmo abrasivos, como os esfoliantes. ■ Escolha os esfoliantes mais naturais. ■ Evite os de tipo *scrubs* pois trazem microgrânulos de plástico que "arranham" a pele. ■ Não exagere na limpeza para não estimular mais ainda a produção de sebo, ou espalhar infecções no caso de ter acne. ■ Fuja dos sabonetes com ¼ de hidratante na composição. ■ Um tônico à base de álcool não agride seu tipo de pele, ao contrário, reforça o combate à gordura. ■ Não caia na tentação: seu hidratante deve vir em gel ou spray.

OLEOSA-MISTA. sua aparência brilhante e oleosa não chega a cobrir todo o rosto, mas é bastante significativa na região T (testa, nariz, queixo).

O que vai na sua pele. continua valendo o mínimo de gordura possível em toda a sua bagagem de limpeza, tonificação, hidratação e maquiagem. Só que na hora de limpar o rosto, não há mais necessidade de um detergente tão pesado como os identificados por "adstringentes".

PELE MISTA. no Brasil é a pele normal, com oleosidade na região T (testa, nariz, queixo) e seca nas demais regiões da face, em torno dos olhos, pescoço. Possui, em média, 800 glândulas sebáceas por cm^2. É mais sedosa, tem os poros fechados e apresenta, eventualmente, cravos na região T. É uma sorte ter a pele normal. Em compensação, é mais difícil equilibrar duas tarefas num só rosto: combater o excesso de gordura da zona T e manter a hidratação do resto.

O que vai na sua pele. nem muito gel nem muito cremoso. O meio-termo são as formulações líquidas como a loção leitosa.

■ Sabonetes líquidos com hidratantes combinam com a mista, desde que não tenham detergentes pesados. ■ Esfoliação, só para limpeza profunda, e de vez em quando. ■ Uma saída para tonificar a pele é concentrar o produto apenas na região T do rosto, sem espalhar nas áreas secas. ■ Uma loção hidratante pode ir no rosto inteiro.

MISTA-SECA. é uma pele boa em quase todo o rosto. Mas tende a se desidratar em uma das áreas da região T. Nada muito problemático.

O que vai na sua pele. é uma boa situação para os produtos que adicionam hidratantes na fórmula – seja do sabonete, da base de maquiagem, do tônico, etc., para compensar a área seca.

SECA. uma pele fina, transparente, sem brilho. Costuma ter "vasinhos rompidos" e linhas finas ao redor dos olhos ou da boca. Por razões circulatórias, as olheiras ficam mais visíveis. Também é uma pele mais sujeita às rachaduras do inverno, à escamação e à "cuperose", o nome dado ao rubor que sobe no rosto ao menor sinal de nervosismo. Possui cerca de 800 glândulas sebáceas por cm^2.

O que vai na sua pele. é a hora das formulações cremosas e mais consistentes para dar uma boa dose de hidratação na pele.

▪ Para limpar, aceite de bom grado os sabonetes com hidratantes. ▪ Fuja dos produtos abrasivos, como os esfoliantes. ▪ Pode dispensar o tônico do seu ritual de limpeza. Ou então escolha um sem álcool só para dar frescor. ▪ Reforce a dose de cremes no inverno e à noite. ▪ A base com hidratante da maquiagem é muito útil para você manter a pele hidratada durante todo o dia.

SENSÍVEL OU ALÉRGICA. não existe uma pele constantemente sensível ou alérgica. O que ocorre são estados temporários: ora uma pele pode estar mais sensível por razões hormonais, ora alérgica em função de um determinado componente agressor, mas nunca de forma permanente. Muita gente confunde quem está com uma alergia passageira com pessoas atópicas, isto é, que possuem doenças relacionadas à pele e ao aparelho respiratório, como alergias, rinites, bronquites, que requerem tratamentos especiais. Se você imagina ser "alérgica" ou se queixa sempre de "sensibilidade na pele", o seu endereço antes de comprar qualquer produto para a pele é o dermatologista.

VIDE BULA HIPOALERGÊNICOS. **PROMETEM NÃO CONTER EM SUAS FÓRMULAS COMPOSIÇÕES RECONHECIDAMENTE ALERGÊNICAS, COMO DERIVADOS DE PETRÓLEO, SUBSTÂNCIAS MUITO GORDUROSAS, ÁCIDOS E PERFUMES.** NÃO COMEDOGÊNICOS. **EMBORA OS POROS NÃO TENHAM MUSCULATURA, OU SEJA, NÃO ABREM NEM FECHAM, ESTES PRODUTOS PROMETEM EVITAR A OBSTRUÇÃO MECÂNICA À SAÍDA DO SEBO.** NATURAIS X QUÍMICOS. **NÃO É VERDADE QUE PRODUTOS ORGÂNICOS (NATURAIS) À BASE DE ERVAS OU FRUTAS SEJAM SUPERIORES OU MAIS CONFIÁVEIS QUE OS TOTALMENTE SINTÉTICOS. DE QUALQUER MANEIRA, COSMÉTICOS PEDEM ADITIVOS CONSERVANTES PARA A SEGURANÇA DE QUE NÃO DETERIOREM.**

MAQUIAGEM E SAÚDE

Quase todo mundo já ouviu alguma restrição ao uso de maquiagem: faz mal à saúde, envelhece. Um dermatologista experiente sabe que as razões dessa desconfiança são, na verdade, de outra natureza. Desde os tempos idos da humanidade houve uma associação do uso da maquiagem com a mulher sem atributos naturais de beleza. Uma espécie de disfarce à disposição das "feias". Num outro extremo, a maquiagem como arma de sedução das libertinas e devassas.

Os tempos são outros. Mas, por incrível que pareça, certos tabus se mantêm. Não é possível aceitar que sirvam como desculpa para condenar o uso da maquiagem.

Se bem aplicada e com produtos confiáveis, não há porque a maquiagem fazer mal à saúde. Ao contrário, se os produtos associarem ao menos dois componentes – o filtro solar e o hidratante – vão contribuir para a saúde da sua pele e prevenir o envelhecimento. Uma base com hidratante, por exemplo, funciona como uma máscara que retém o líquido natural da pele.

Apesar das vantagens, não é preciso exagerar e passar o dia inteiro com a mesma carga de maquiagem. Produtos que dificultam a transpiração natural da pele e o trabalho normal das glândulas provocam desidratação e devem ser evitados.

O bom senso e os especialistas concordam que 6 horas é uma boa medida para seguir com um rosto bem maquiado. Após 2 ou 4 horas de uso, a maquiagem evapora, escorre, aquece. Mesmo que você retoque, não quer dizer que vai dar a mesma cobertura. Assim, pode seguir com ela no decorrer do dia.

Além de buscar produtos confiáveis, não invente história de que a linha de maquiagem a que você melhor se adaptou está perdendo a eficácia porque se "acostumou" com sua pele. E agora? Vai ter de testar tudo outra vez? Essa sensação de "perda de efeito" pode ocorrer com o seu cabelo, em cuja cutícula vão se acumulando resíduos do seu xampu preferido. De tempos em tempos, você é obrigada a procurar uma fórmula antirresíduos para limpar de verdade e ver o melhor efeito do seu xampu de volta. Com a maquiagem é diferente: ela não perde o efeito. Na realidade você muda, sua pele muda e começa a exigir novas formulações de base, pó, etc. O problema não está nos produtos. Você pode ficar com as mesmas marcas a vida inteira.

Finalmente, para não transformar a maquiagem num vilão do seu regime de cuidados com a pele, faça um juramento de que o seu ritual de demaquiagem será completo. Sem preguiça, antes de dormir.

■ Por mais que a indústria cosmética faça questão de marcar as diferenças, demaquiantes e cosméticos de limpeza são a mesma coisa. Um ou outro, desde que para o seu tipo de pele, é o suficiente. ■ Para demaquiar, siga o mesmo ritual de limpeza recomendado para o seu tipo de pele: limpe, enxágue, tonifique e hidrate. E dê atenção especial para a área dos olhos e boca. ■ A região dos olhos exige produtos específicos na hora de demaquiar, principalmente, porque o rímel, em geral, é à prova d'água. Procure emulsões oleosas ou géis – dependendo do tipo de pele – que não irritem os olhos e não contenham álcool. Os hipoalergênicos são bem-vindos neste caso. ■ Batons de muita fixação podem ser tirados em duas etapas: primeiro com um lenço de papel, sem esfregar. Depois com o demaquiante. ■ Se você não estiver usando sabonete ou gel que façam espuma, aplique o demaquiante com seu algodão de limpeza nas faces, pescoço e colo. Repita até deixar o algodão limpo, sem esfregar a pele. ■ Depois do enxágue, seque com lenços de papel. É uma garantia de não deixar vestígios de maquiagem na toalha. ■ O tônico não precisa ir para a região dos olhos e boca. Tradicionais batidinhas com os dedos bastam. ■ Para retirar a maquiagem durante viagens, no trabalho, ou depois de uma noitada quando o melhor a fazer é dormir, demaquiantes que dispensem enxágue são uma saída interessante. Mas, para os dias normais, prefira água corrente e fria, ao menos uma vez ao dia. ■ O final feliz da demaquiagem é o hidratante ou o creme noturno. ■ Não recomendo nenhuma rota especial ou um mapa de flechinhas para você espalhar o hidratante pelo rosto, pescoço e colo. Use o bom senso e tente ir sempre no sentido oposto das linhas finas ou rugas que possam existir na testa, em volta dos olhos, dos lábios ou nas marcas de expressão.

DEMAQUIAGEM

MAQUIAGEM

PASSO A PASSO

UM ROSTO BEM MAQUIADO NÃO SIGNIFICA QUE VOCÊ TEM DE USAR TODOS OS RECURSOS AO MESMO TEMPO: BASE, CORRETIVO E PÓ, LÁPIS DE CONTORNO, SOMBRAS, BLUSH E BATOM. CADA MOVIMENTO DO PINCEL OU DAS PONTAS DOS DEDOS PRODUZEM UM DETERMINADO EFEITO, DEPENDENDO DO CAMINHO QUE VOCÊ ESCOLHEU...

RADIOGRAFIA DO ROSTO

PARA ACOMPANHAR AS LIÇÕES DESTE GUIA DE MAQUIAGEM DAQUI PARA FRENTE, OU MESMO QUANDO VOCÊ QUISER SEGUIR O PASSO A PASSO DA MAQUIAGEM DAS REVISTAS FEMININAS, SAIBA COMO O OLHAR ESPECIALISTA DO MAQUIADOR VÊ, DIVIDE E NOMEIA AS REGIÕES DO SEU ROSTO. ■ AINDA NÃO É HORA PARA SE PREOCUPAR COM O FORMATO, TAMANHO E PROPORÇÕES DA TESTA, OLHOS, NARIZ E BOCA. APURE O SEU OLHAR ATÉ SER CAPAZ DE ENXERGAR O PRÓPRIO ROSTO COMO SE FOSSE O MAPA DO GEÓGRAFO OU A RADIOGRAFIA DO MÉDICO. ■ EXPERIMENTE VER NA SUA CARA UM TERRENO, CHEIO DE PEQUENAS ELEVAÇÕES, VEIOS, REENTRÂNCIAS, CONTORNOS, DOBRAS. E, NESTE RELEVO, ZONAS CLARAS E ESCURAS.

LUZES E SOMBRAS

Não há nada mais clássico na história do desenho das formas humanas do que o jogo de luz e sombra, com duas regras básicas: o escuro afasta, esconde. O claro aproxima, grita, salta.

Guarde bem isto, antes de pegar o pincel: com a sombra você cria cavidades onde não há, muda os contornos. Com a luz você destaca, ilumina, faz saltar o que estava escondido.

Também fique atenta aos nomes das regiões do rosto para saber o que fazer quando tiver de passar um traço na "base dos cílios superiores" ou esfumaçar o "côncavo" do seu olho.

1. contorno do couro cabeludo
2. centro da testa
3. têmporas
4. arco natural das sobrancelhas
5. margem das sobrancelhas
6. pé da sobrancelha
7. ponta da sobrancelha
8. pálpebra superior
9. côncavo
10. base dos cílios superiores
11. linha interna dos cílios superiores
12. base dos cílios inferiores
13. linha interna dos cílios inferiores
14. canto interno do olho
15. canto externo do olho
16. zona de encontro dos cílios
17. pálpebra inferior
18. região abaixo dos olhos
19. base do nariz
20. linha frontal do nariz
21. lateral do nariz
22. ponta do nariz
23. aba do nariz
24. sulco do nariz
25. maçã/bochecha
26. topo da maçã
27. centro da maçã
28. cova da maçã
29. covinha abaixo do nariz
30. contorno dos lábios
31. canto da boca
32. centro da boca
33. covinha abaixo da boca
34. topo do queixo
35. ponta do queixo
36. mandíbula
37. linha que divide mandíbula/pescoço
38. covinha da ponta do queixo

ZONA T = testa + nariz + queixo

ZONA CRUZ = testa + nariz + topo das maçãs + topo do queixo

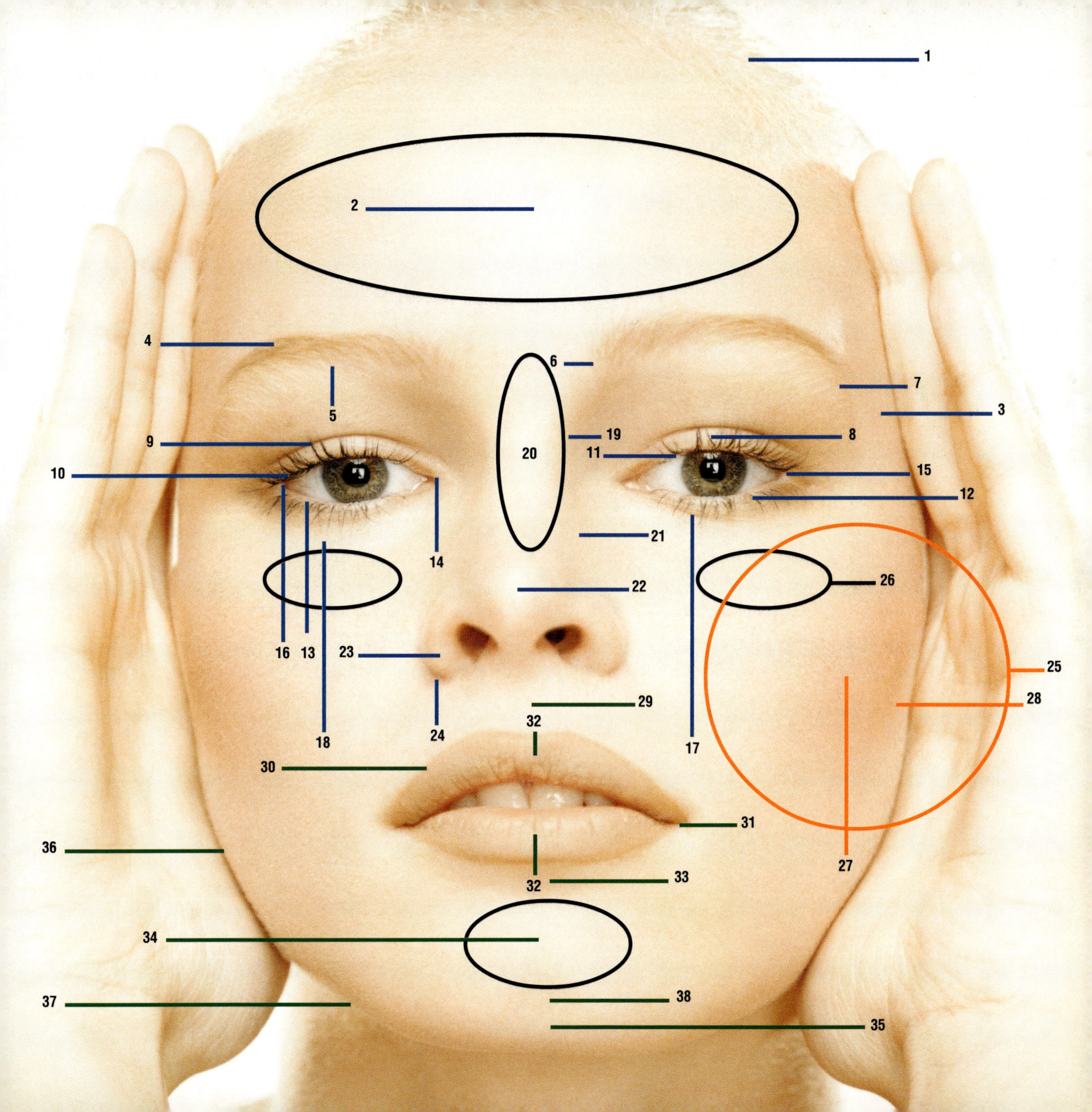
1
2
4
6
5
7
3
9
19
20
11
8
10
15
12
21
14
26
22
16
13
23
25
29
28
32
18
24
17
30
31
36
27
32
33
34
37
38
35

ROTEIRO BÁSICO

EXISTEM PROCEDIMENTOS BÁSICOS E UMA SEQUÊNCIA LÓGICA PARA PASSAR A MAQUIAGEM QUE AJUDAM ESPECIALMENTE QUEM ESTÁ NO INÍCIO DO APRENDIZADO. MAS, DEPOIS DE MUITO TREINO E EXPERIÊNCIA, SERÁ MAIS FÁCIL PERCEBER QUE A PARTIR DO MOMENTO EM QUE A SUA PELE ESTIVER COM UM SUPORTE BEM DEFINIDO – SEJA DE BASE OU PANCAKE, CORRETIVO E PÓ – VOCÊ É QUEM VAI DESCOBRIR A MELHOR SEQUÊNCIA ATÉ O ACABAMENTO FINAL.

PREPARAÇÃO

- O lugar ideal para a maquiagem é na frente do espelho do banheiro ou da penteadeira, de modo que você se veja ao menos do busto para cima. Lembre-se que a maquiagem "conversa" com cabelo, roupa, acessórios...
- A iluminação mais correta é do tipo "camarim": luminárias nas laterais e na borda superior do espelho, de preferência com tonalidade imitando a luz do dia. A luz nunca deve vir de cima, senão provoca sombras no rosto. Por isso, dependendo dos seus recursos, instale no mínimo uma arandela de cada lado do espelho.
- Reúna seus objetos e cosméticos na bancada de modo a enxergá-los com facilidade, sem deixar nada esquecido no fundo da gaveta ou da frasqueira. Assim, saberá os recursos que tem em mãos.
- Lembre-se de que depilação e maquiagem são atos completamente distintos. Qualquer pelo indesejável – na sobrancelha, no buço, nas laterais do rosto – merece depilação com antecedência necessária para não deixar vestígios de pelos nem sinais de inchaço.
- O pior que pode ocorrer para a sua maquiagem é você sair dando pinceladas sem saber onde quer chegar. Tenha em mente um esboço do resultado final da maquiagem. Ou pregue no espelho uma cópia reduzida de um rosto maquiado que você tenha aprovado – seja de modelo, artista, não importa. Embora você nunca chegue ao mesmo resultado, dada a singularidade do seu rosto, não tenha medo de roubar boas ideias. É importante partir de uma referência segura.
- Livre o rosto do cabelo para que os cosméticos não manchem a raiz. Faça isso de um modo que não deixem marcas nos cabelos quando soltos.
- Com a pele limpa, passe o hidratante da sua preferência. Deixe o tempo necessário de absorção. Se for de dia, pode usar um filtro solar, desde que possua, no mínimo, fator de proteção anti-UV 15.
- Tire com lenços de papel umedecidos qualquer excesso de hidratante ou filtro na pele, antes de adicionar os produtos de maquiagem.
- Se quiser deixar os olhos mais límpidos, ponha um colírio.
- Faça o seu melhor olhar para servir de inspiração. É uma atitude fundamental.

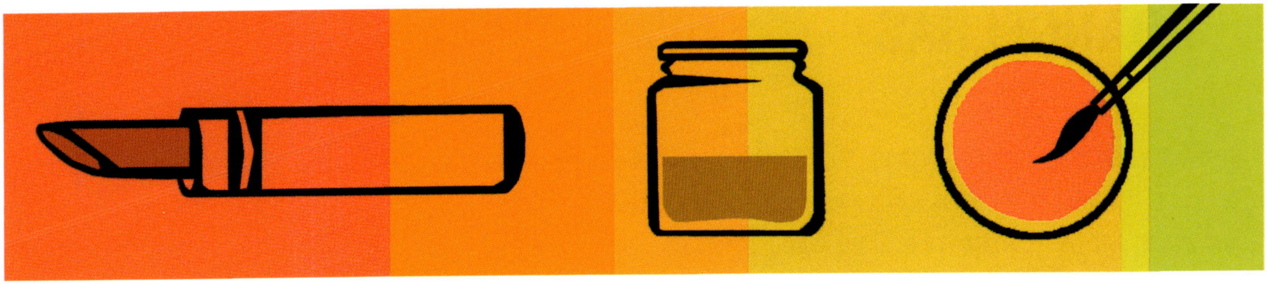

AÇÃO

- A pele pede um lastro para que os produtos possam ser aplicados e, ao mesmo tempo, proporcionem uma aparência mais homogênea. A primeira cobertura de maquiagem será feita com a base. Mais fina ou mais espessa, vai depender do tipo de pele e do efeito que você quer: sutil ou intenso. Orelhas, pescoço e nuca quando expostos também recebem base para um resultado mais uniforme.
- Com um pincel apropriado e com a ajuda dos dedos, aplique corretivo para cobrir imperfeições somente onde for necessário: olheiras, manchas escuras, vasinhos rompidos, etc. Use com bom senso para que o seu truque não se revele.
- Uma camada de pó funciona como "assentador" da base e do corretivo, uma espécie de garantia de durabilidade.
- Use o maior pincel do seu kit para empoar. E delicadeza.
- Com o lastro completo, curve os cílios com cuidado.
- Daqui para frente é você quem vai perceber a sequência ideal para fazer a maquiagem dos olhos, cílios e sobrancelhas (rímel, lápis ou delineador, sombras, etc.), usar ou não o blush para dar mais viço à aparência e fazer um belo contorno para o batom nos lábios.
- Tenha sempre em mente o resultado final. Não se complique a ponto de borrar uma região que já foi maquiada. Por exemplo: você fez a sombra nos olhos e, só depois, lembrou de colocar os cílios postiços!
- Se, no final da maquiagem, você soltar os cabelos e ainda assim sentir que algum detalhe perdeu o efeito, não desanime. Repense. Faça de novo.

DEPILAÇÃO E MAQUIAGEM SÃO ATOS COMPLETAMENTE DISTINTOS. QUALQUER PELO INDESEJÁVEL – NA SOBRANCELHA, NO BUÇO, NAS LATERAIS DO ROSTO – MERECE DEPILAÇÃO COM ANTECEDÊNCIA.

SOBRANCELHAS

ARQUEADAS, PROFUNDAS, SELVAGENS, FINÍSSIMAS, RETAS, SISUDAS, PROVOCANTES, AREJADAS, INFANTIS, ESPEVITADAS, CONFUSAS, PERIGOSAS. OLHE BEM PARA AS SUAS SOBRANCELHAS E PRESTE ATENÇÃO NA EXPRESSÃO QUE ELAS SUGEREM. A TONALIDADE FAZ UM CONTRASTE PESADO COM A PELE? OS PELOS INVADEM AS PÁLPEBRAS? O TRAÇADO DESEQUILIBRA O ROSTO? ENTRISTECE O OLHAR? DEPENDENDO DAS SUAS CONCLUSÕES, PINCE OS FIOS QUE ESTÃO A MAIS, CLAREIE O TOM, E PREENCHA AS FALHAS. ESQUEÇA OS MODISMOS E CUIDE DE DESCOBRIR O QUANTO ELAS INTERFEREM NO SEU ROSTO.

COMO TIRAR

Se você quer resolver falhas na sobrancelha ou determinar um traçado ideal para o seu rosto, procure, ao menos da primeira vez, um profissional do assunto. Leve uma referência do que você quer e pergunte se é possível fazer o mesmo. Seja chata com ele. E, principalmente, fuja caso ele disser que vai tirar num minutinho! O que você menos precisa é de pressa. Ao contrário, muito critério e tempo antes de tomar a decisão. Porque os pelos que você tirou hoje, um dia, não crescerão mais... Fina ou grossa, são os formatos universais de sobrancelhas. [1, 2]

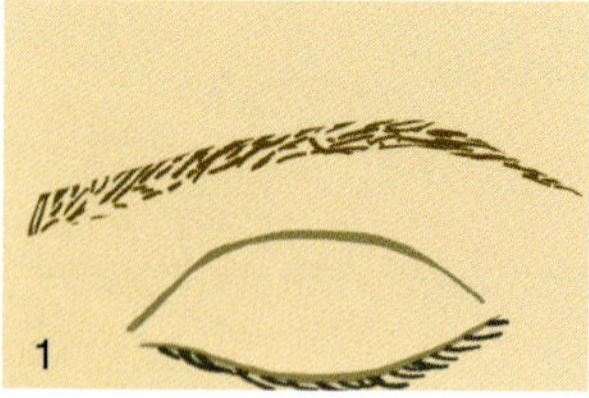

1

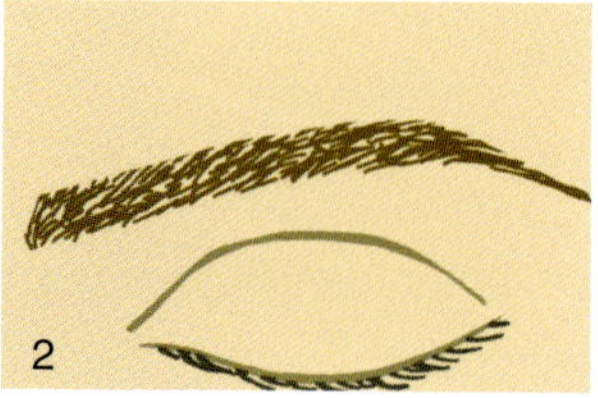

2

- Escove os pelos da sobrancelha em diferentes sentidos. Preste atenção no caimento dos pelos para não retirar nada que deixe falhas. É fácil ter a ilusão de que o pelo está resolvendo o desenho que você imaginou quando, na verdade, seu caimento faz um traçado diferente. [3]
- Trace um arco imaginário (copie o formato universal) sobre a área dos pelos e elimine aqueles que, obviamente, estiverem sobrando. [4]
- Pinçar no sentido que nasce o pelo dói menos. [5]
- Se o seu caso é ter pelos muito compridos, não confie apenas em escovar os pelos e fixar. Este penteado pode pesar no seu perfil. Considere aparar os pelos com um profissional, ao menos da primeira vez.
- Não acredite na versão de que é melhor tirar apenas os pelos inferiores. Há sobrancelhas totalmente irregulares que pedem correção diferenciada. Por exemplo: de um lado na parte superior; de outro na parte inferior.

- É mentira que você deve tirar alguns pelos da sobrancelha esquerda, interromper, e pinçar os mesmos pelos da sobrancelha direita. Só há um jeito de igualar as duas: ir até o final de um lado e, depois, imitar o que fez na outra – tendo a primeira como referência, é claro!
- A melhor técnica para quem for tirar sozinha é o que chamo de aproximação e recuo: olhe bem perto no espelho, pince e, em seguida, se afaste cerca de um metro para verificar o resultado. Assim, você terá o ponto de vista de quem vai ver o efeito no seu rosto por inteiro.
- Cuidado para não limpar a região entre as sobrancelhas de modo que, com o tempo, você vá perdendo o pé... e afastando os olhos mais e mais.
- Saiba que há uma programação genética para a vida dos seus pelos: em média, para cada folículo arrancado, nascerão apenas outros dez no lugar. É claro que há uma infinidade de folículos e você não vai arrancar sempre os mesmos. De qualquer modo, é comum ver mulheres sem sobrancelhas porque tiraram excessivamente os fios durante anos. Por azar, atingiram os mesmos folículos que, passados dez anos, por exemplo, esgotaram sua capacidade de produzir novos fios.
- A explicação da "vida limitada" da sobrancelha é para convencê-la de uma vez por todas que apenas "aqueles" pelos que nunca farão falta para a melhor aparência da sua sobrancelha é que deverão cair fora.
- Mesmo depois de ter aprendido a tirar sua sobrancelha sozinha, volte de tempos em tempos para uma checagem com um profissional.

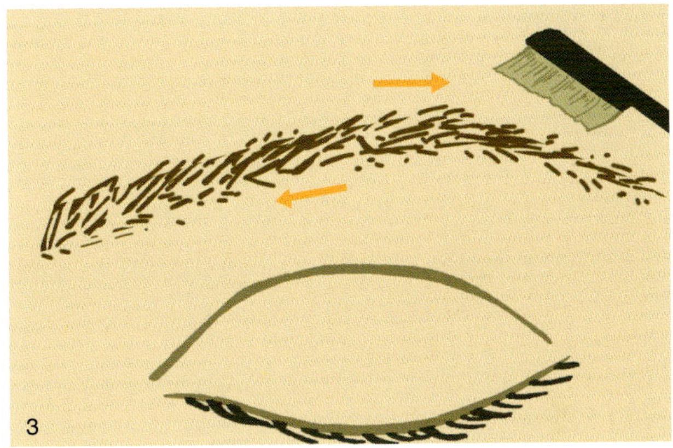
3

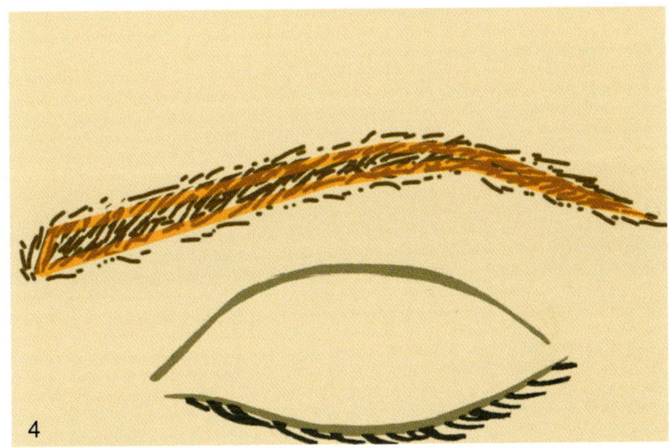
4

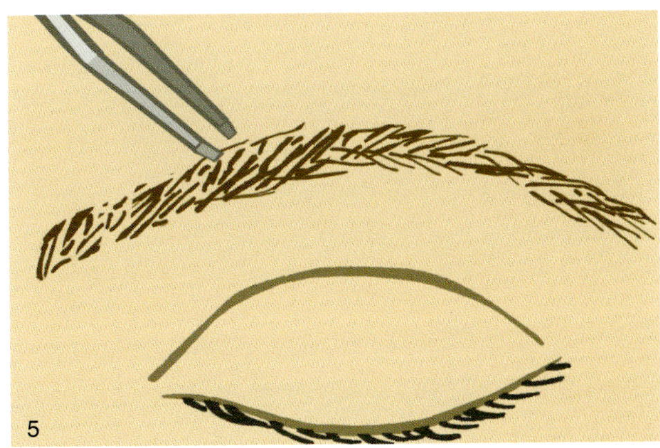
5

COMO CLAREAR

O clareamento é uma boa saída para diminuir o contraste dos pelos indesejáveis em todo o rosto: sobrancelhas, buço, face, têmporas e até mesmo os que sobem em direção à raiz dos cabelos. No caso das sobrancelhas, quanto mais claras, mais abrem espaço para o olhar, levantando a expressão do rosto. Para quem tem sobrancelhas pretas, o caminho natural são os tons marrons. As castanhas, os dourados; e assim por diante. Peles negras não têm essa necessidade, pois os pelos escuros não contrastam no rosto.

Na minha opinião, pinçar os pelos excedentes de modo sutil e clarear alguns tons abaixo do natural são providências para quem está buscando uma resposta definitiva para a beleza das sobrancelhas.

- Para clarear as sobrancelhas não improvise. O ideal é usar uma tinta com efeito clareador sem descoloração prévia. Procure no rótulo.
- Você vai perceber que, em uma semana, o efeito do clareamento vai sumindo. É que o fio da sobrancelha é muito diferente do fio de cabelo, isto é, sua cutícula não absorve a tinta ou descolorante por muitos dias. Resultado: retoque semanal, para evitar o efeito "malhado".
- A facilidade com que o fio se descolore permite que você experimente clareá-lo totalmente numa ocasião especial. E, no dia seguinte, aproveite essa "base clara" para adicionar a tintura na tonalidade que você desejar.
- Clarear ou tingir não enfraquece os pelos. Cuide apenas na escolha de produtos confiáveis, hidrate, escove, do mesmo jeito que você cuida do seu cabelo.

MARCANDO A SOBRANCELHA, PREENCHENDO FALHAS

Você pode utilizar lápis, delineador ou sombras para definir de modo dramático o formato das suas sobrancelhas – tipo Maria Callas. Ou apenas lançar mão desses recursos para preencher os fios, num retoque sutil que volta a equilibrar o traçado.

Lápis de sobrancelha. o efeito é sempre mais instável, pois corre o risco de se misturar com a oleosidade da pele no decorrer do dia. Em compensação, você faz o retoque até no espelhinho do retrovisor. [6]

Delineadores. faz um traçado radical; mas se o produto for suave, diluído em água, e sem brilho nenhum, permite um traçado fino e duradouro. [7]

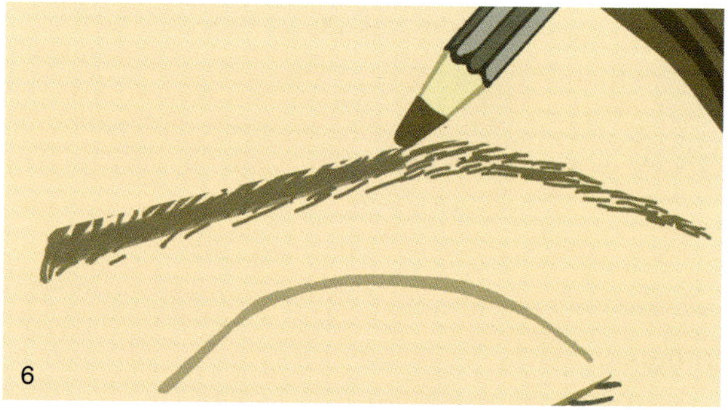

6

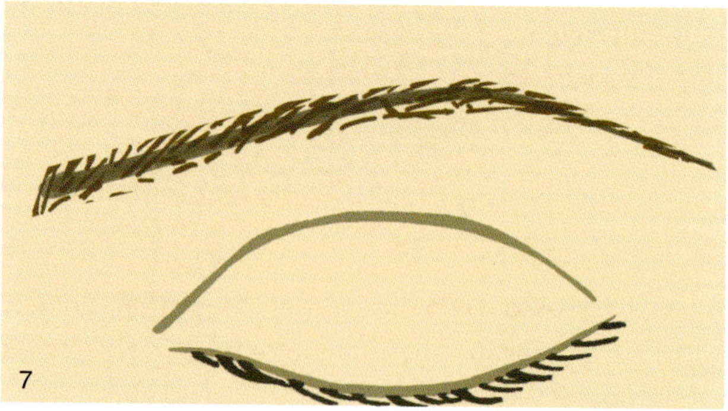

7

Sombras líquidas. dependendo da composição, escorrem.

MEU FAVORITO

Para preencher falhas e recompor traçados prefiro sombras em pó diluídas em água. É como trabalhar com "aquarela", e a fixação é maior (graças ao pó) e a cobertura bem mais natural. [8]

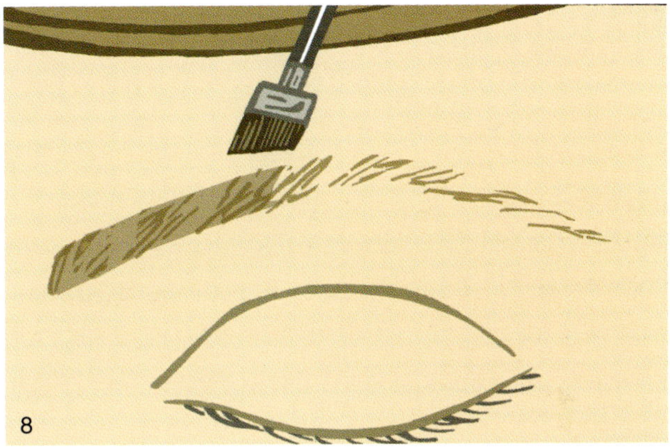

8

APLICAÇÃO

1. Ainda que pinçada no formato universal, observe que a sobrancelha apresenta falhas. [9]
2. Com um pincel firme, fino, molhado em água (os profissionais usam o chanfrado, mas você pode escolher o que lhe der maior segurança), trace as linhas respeitando a distância entre os pelos. [10]
3. Você pode tentar fazer o mesmo com o lápis, lembrando que a base cremosa não garante a pureza das linhas. Pense na diferença do bico de pena em relação à esferográfica – é a mesma coisa.

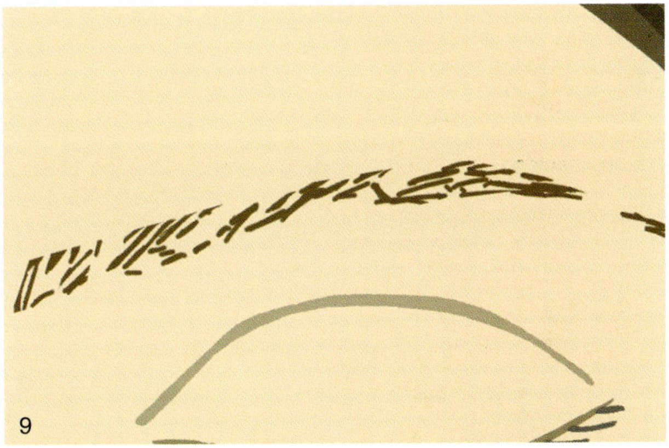

9

TRUQUES

- Você pode escovar a sobrancelha acertando o formato e depois fixar com rímel ou gel transparente. Engana por pouco tempo...
- Maquiagens muito especiais para sessões de fotos, desfiles noturnos, podem pedir a cobertura total da sobrancelha – permitindo que você crie o formato dos seus sonhos. Para funcionar, só produtos específicos de camuflagem e mãos profissionais, pois é um desafio esconder totalmente o volume de pelos.

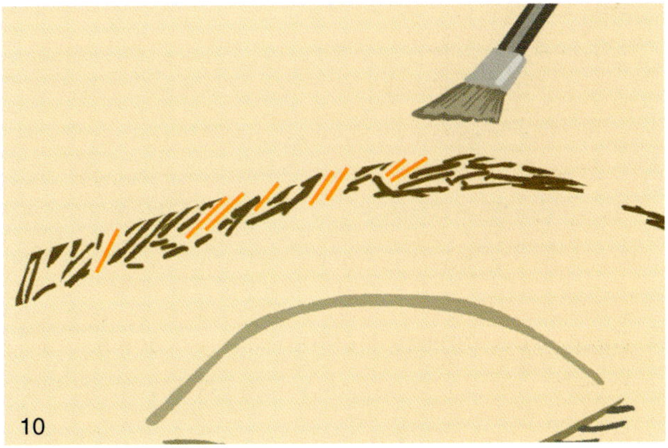

10

BASE

A BASE AJUDA A FAZER O LASTRO DA SUA MAQUIAGEM, ALÉM DE DAR UMA TONALIDADE MAIS UNIFORME PARA A PELE. POIS HÁ REGIÕES MAIS ESCURAS DO ROSTO – AO REDOR DOS OLHOS, DA BOCA – QUE AO GANHAR LUMINOSIDADE PROPORCIONAM À PELE UMA APARÊNCIA DE BEM TRATADA. ESCOLHA CONFORME O SEU TIPO DE PELE E A NECESSIDADE QUE VOCÊ TEM DE COBRIR IMPERFEIÇÕES. PELES BOAS PEDEM COBERTURA FINA DE BASES TRANSPARENTES OU LUMINOSAS (OU NENHUMA BASE). JÁ AS PELES MAIS COMPLICADAS EXIGEM UMA CAMADA EFICAZ QUE DISFARCE IMPERFEIÇÕES COMO CICATRIZES, ESPINHAS OU MANCHAS. NESTE CASO, A BASE OPACA É MELHOR.

TIPOS

Base Líquida. sua característica é ser mais transparente. Ainda que não dê uma cobertura total, é a que dá o efeito mais natural. **Base Cremosa.** seu forte é aderir melhor à pele. Cobre com eficácia, porém traz substâncias na fórmula que nem sempre agradam peles oleosas. **Base + Pó.** "Duo-cake" é o mix que o mercado oferece para dispensar o uso do pó. O efeito é mais pesado que as bases líquidas e cremosas. Porém, mais leve do que o pancake. **Pancake.** lançado no filme... *E o vento levou*, a "base em pó" foi a solução encontrada para substituir uma pasta gordurosa e brilhante que os maquiadores de cinema usavam e que tinha o inconveniente de refletir a cor das roupas e dos cenários no rosto do ator. Dissolvido em água, o pancake dá uma cobertura total, mais pesada e opaca. Como todo efeito seco (devido ao pó), agrada mais as peles oleosas. Em compensação, não perdoa linhas de expressão e rugas.

TONALIDADES

O tom mais próximo da sua pele é sempre o melhor.

APLICAÇÃO

Para uma maquiagem natural, tente respeitar as nuanças de cores do seu rosto, espalhando base cor da pele com mais ou menos intensidade – com a esponja ou com os dedos – do centro da testa, nariz e região em volta do nariz para fora, em direção às orelhas. Cubra com mais empenho apenas o que for necessário, isto é, as zonas mais escuras. Base não é máscara. Não deixe de fora as orelhas, pescoço e mesmo a nuca, caso esta seja exposta.

No meu trabalho, utilizo três tons de base para um único rosto: um tom mais claro do que a pele na zona T e para iluminar zonas escuras (olheiras, em volta da boca e nariz, etc.); no tom da pele para o resto; e um tom mais escuro para definir melhor os contornos do rosto.

Mas quando o efeito da maquiagem pedir uma pele sem nuanças, então aplique pingos de base (tom da pele) de um em um centímetro em todo o rosto e pescoço antes de espalhar. Assim, terá certeza de que a camada final será homogênea. [1]

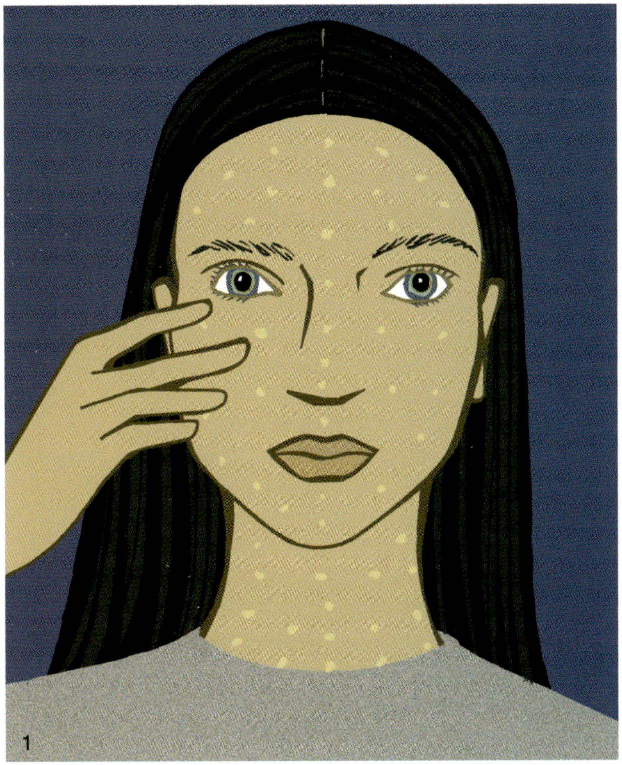

1

MEU FAVORITO

Gosto da base quando espalho no dorso da mão e percebo que a fórmula aderiu, sem se concentrar nos poros, sem ampliar os grânulos da pele ou mostrar uma "rede de tramas". Prefiro bases sem perfume e nas tonalidades beges e amareladas. Nunca tons avermelhados ou róseos. Nem mesmo para as peles rosadas. Já nas peles negras, só uso produtos desenvolvidos para essa finalidade.

TRUQUES

- Para facilitar o desafio de acertar a tonalidade dos cosméticos de suporte, compre a base e o pó do mesmo tom, de preferência da mesma marca!
- Uma pele trabalhada – com base, corretivo, pó – quase sempre deixa uma linha divisória no contorno da mandíbula. Umedeça as pontas dos dedos e espalhe melhor a maquiagem nessa linha até desaparecer o degrau de tons entre rosto e pescoço.

COMPRE A BASE E O PÓ DO MESMO TOM, DE PREFERÊNCIA DA MESMA MARCA!

CORRETIVO

É DIFÍCIL ALGUÉM ESCAPAR DE UM TOQUE DE CORRETIVO PARA ELIMINAR PEQUENOS SINAIS INDESEJÁVEIS DE PELE OU OLHEIRAS QUE REVELEM CANSAÇO NO ROSTO. ATÉ MESMO QUEM PROCURA UM LOOK NATURAL PODE USAR O CORRETIVO PARA DAR HOMOGENEIDADE À PELE, SEM A NECESSIDADE DE TER PREPARADO ANTES COM A BASE. COMO O PRÓPRIO NOME DIZ, É O COSMÉTICO QUE VAI DIRETO À CORREÇÃO DE PONTOS "MACHUCADOS" DO ROSTO: DESDE PINTAS, "VASINHOS ROMPIDOS", ESPINHAS, ATÉ OLHEIRAS, VERMELHÃO EM VOLTA DO NARIZ, MANCHAS E CICATRIZES.

TIPOS

Corretivo em bastão ou lápis. exige uma cobertura mais espessa em todo o rosto. É difícil a correção passar despercebida numa luz mais reveladora como a fluorescente. **Corretivo cremoso e líquido.** mais fáceis de controlar a intensidade.

TONALIDADES

No tom exato da sua pele.

APLICAÇÃO

Para corrigir alterações de cor – manchas, olheiras – pese antes o que você pretende, pois quanto mais pesada a cobertura, mais destaque para o "defeito". Por exemplo: não queira sumir de uma vez com uma olheira profunda e arroxeada. Isso significa fazer uma cobertura tão carregada que, certamente, acabará revelando uma rede de linhas e tramas debaixo dos olhos. Só compensa uma cobertura desse tipo num evento noturno, longe da luz direta ou da claridade do dia.
O melhor a fazer para cobrir olheiras muito nítidas é amenizar em pelo menos 50% o tom com uma cobertura média, e caprichar na maquiagem dos olhos na parte superior: reforço nos cílios, sombras, etc.
Para uniformizar a pele e cobrir zonas escuras – ao redor da boca, por exemplo, prefira as pontas dos dedos ou a esponja (no caso de corretivos líquidos). Use um quase nada de produto, e vá espalhando de forma suave até obter o efeito desejado.
Já para cobrir sinais que tenham volume (espinhas, pintas saltadas) o ideal é o pincel. Concentre a carga de corretivo "de modo pontual" e cuidando para que a região ao redor não sofra com diferença de textura ou tonalidade.

MEU FAVORITO

Corretivo líquido ou pastoso, desde que não sejam "aguado" ou transparente.

TRUQUE

- Para obter uma cobertura da pele ultrassuave e transparente, dispensando o uso da base, misture um pouco de creme hidratante com um corretivo pastoso.

PÓ

AO VER A COBERTURA UNIFORME E SAUDÁVEL QUE A BASE E O CORRETIVO DÃO À PELE, O PRIMEIRO IMPULSO EM FRENTE DO ESPELHO É DISPENSAR O PÓ, IMAGINANDO QUE "UM ASPECTO EMPOEIRADO" VAI APAGAR TUDO. NA VERDADE, OCORRE O OPOSTO. É JUSTAMENTE O PÓ QUE VAI FIXAR AS CAMADAS ANTERIORES, CONTROLAR O EXCESSO DE BRILHO E PROLONGAR A VIDA DA MAQUIAGEM.

TIPOS

Pó compacto. oferece maior controle na hora de fixar o que foi feito antes, e é eficaz quando o objetivo é obter uma camada mais densa em zonas específicas do rosto, para efeito de retoque ou correção. **Pó solto.** menos usado, é útil quando se trata de cobrir com generosidade uma região maior: rosto, orelhas, pescoço, ombros, colo, na base do "empoar" com pincel. **Pó translúcido.** compactos ou soltos, dão cobertura suave e transparente para todos os tipos de pele. **Pó opaco.** sempre muito bem-vindo para qualquer tipo de correção e mais apropriado para as peles com poros bem visíveis. **Pó brilhante.** quando a intenção é reforçar o brilho e não a correção de imperfeições na pele. **Pó bronzeador.** uns dão efeito natural, outros deixam um aspecto falso e carregado. Teste antes.

TONALIDADES

Sempre no tom da pele. Lembre-se de mudar de pó dependendo da sua exposição ao sol. Um pó mais escuro, no verão; e mais claro, no inverno.

APLICAÇÃO

Para aplicar o **pó compacto** use a esponja, e vá imitando a nuança natural da pele – do mesmo modo como fez com a base e o corretivo.

Se tiver oportunidade de usar três tons de pó, o efeito será profissional: um tom mais claro para o centro da testa, base do nariz e topo do queixo. Siga esfumaçando com o pó cor da pele em direção aos contornos do rosto. Aí sim, aplique uma tonalidade mais escura.

O pó mais escuro no contorno do rosto permite uma primeira e sutil correção, se é que você deseja alguma alteração de formato. Tente afilar ou alargar seu rosto, lançando mão do jogo de claro-escuro.

Para retocar a maquiagem com o pó compacto é só dar umas batidinhas com a esponja de pó somente onde quiser aplacar o brilho.

Quando o pó é do tipo **solto**, é fácil perder o controle da quantidade. Comece dispensando o excesso de produto do pincel (o maior do seu estojo), antes de sair empoando tudo – inclusive roupa e cabelo.

MEU FAVORITO

Sempre prefiro os pós compactos, opacos, finos e sem perfume. Só uso pó solto na preparação das modelos de passarela. É o primeiro ato, um jeito de iluminá-las antes de qualquer intervenção da maquiagem.

TRUQUES

- Antes de tirar uma foto, uma camada fina de pó bronzeador dá um ar saudável e brilhante. Só não abuse, para não virar uma falsa haitiana de uma hora para outra...
- Se você quiser manter um "look mais melado" – que é o efeito que a própria oleosidade da pele vai deixar sobre a base/corretivo, esqueça o pó no primeiro ato da maquiagem. Deixe para o momento do retoque – no centro da testa, abaixo dos olhos, ao redor e na ponta do nariz, e queixo – exatamente para reacender o efeito "melado" que você deseja, controlando o excesso de brilho.

RÍMEL

DE TODO O SEU ESTOJO DE MAQUIAGEM, O RÍMEL É O VERDADEIRO CURINGA. CÍLIOS CURVADOS COM RÍMEL FICAM BEM EM TODO MUNDO E PROVOCAM UM RESULTADO IMEDIATO NA APARÊNCIA. LEVANTAM DE UM JEITO MAGNÍFICO O OLHAR (E DIZER MAGNÍFICO NÃO É NENHUM EXAGERO). MESMO SE VOCÊ QUISER O ROSTO MAIS NATURAL DO MUNDO, APOSTE NESTE RECURSO. DÁ ATÉ PARA FAZER DE CONTA QUE VOCÊ NÃO PASSOU NADA...

TIPOS

Rímel líquido. quanto mais aquoso, mais sutil a cobertura. **Rímel pastoso**. quanto mais consistente, mais carregado o efeito. O aplicador é um bom termômetro para prever a cobertura final: escovinhas finas produzem um efeito delicado; as espessas ajudam num look poderoso. Existem produtos que prometem dar mais volume, depositando cerdas artificiais sobre os fios naturais; ou alongar, depositando polímeros plásticos na ponta dos cílios. Teste.

TONALIDADES

Preto, cinza, marrom e transparente. O marrom serve para todos. O transparente não cobre o suficiente para mudar um look. No máximo, fixa o que o curvex fez, mas por pouco tempo.

MEU FAVORITO

Rímel líquido, à prova d'água, e que me permite aplicar quantas camadas eu queira, sem que o produto comece a dar um aspecto "empelotado".

APLICAÇÃO

1. Use o curvex para dar a forma ideal. Há cílios que pedem o "curvex especial" para as pontas mais teimosas. [1]
2. Aplique no mínimo duas camadas de rímel nos cílios superiores e inferiores, ou tantas vezes quanto achar necessário. Dentro e fora. Uma curvadinha no aplicador facilita muito a tarefa. [2]
3. Não tenha medo de que os fios "grudem" uns nos outros. É normal. À medida que você adiciona mais máscara, a espessura e a distância dos fios tendem a se uniformizar. Afaste-se do espelho e veja que não é preciso exagerar numa separação tão exata dos fios. No final, o acabamento com escovinha fica a seu critério. [3]

TRUQUES

- Para não criar um look exagerado nos cílios muito compridos, passe o rímel nos cílios superiores, mas deixe as pontas sem cobertura.
- Ninguém é obrigado a passar rímel nos cílios inferiores se não gostar.

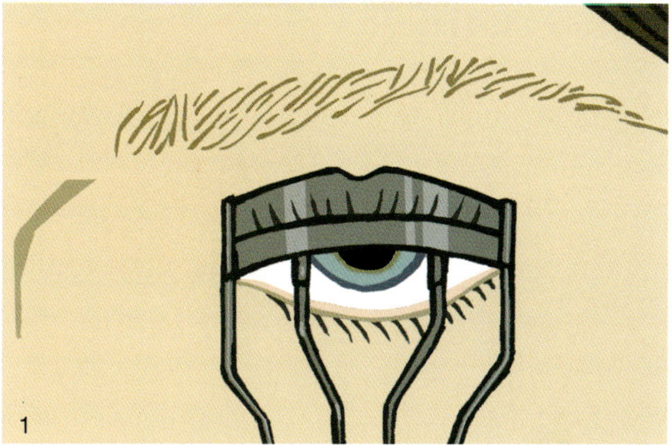

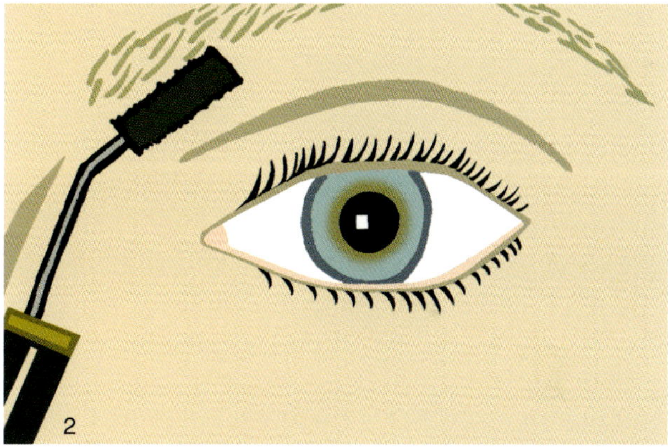

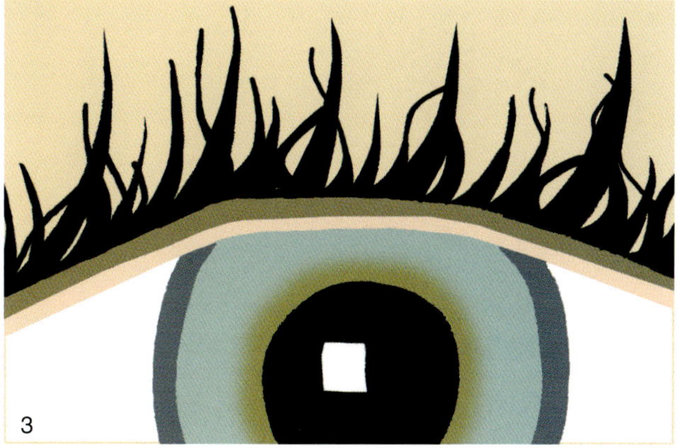

CÍLIOS POSTIÇOS

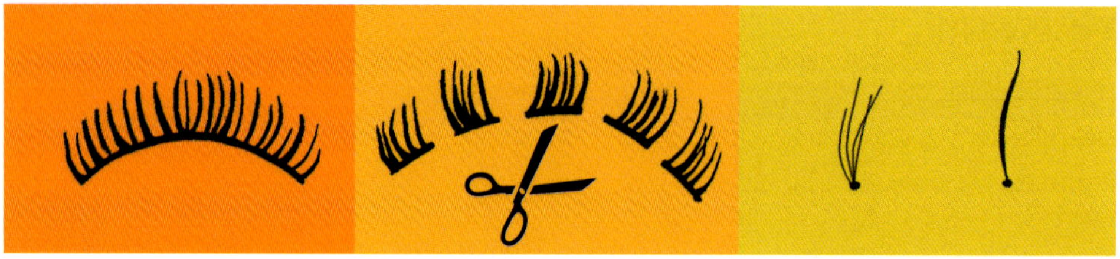

Inteiros. bijuteria assumida. Não há como esconder que sejam falsos.

Em pedacinhos. começam a imitar o caimento natural dos cílios.

Individuais. para as habilidosas do riscado, preenche bem as falhas, permite variações de formato e espessura e, se for o caso, até uma certa naturalidade.

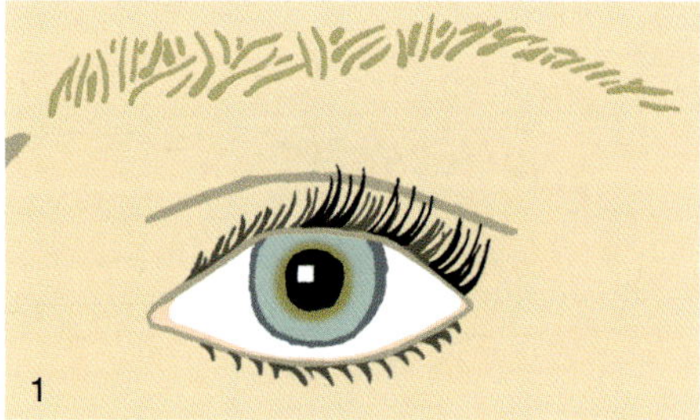

1

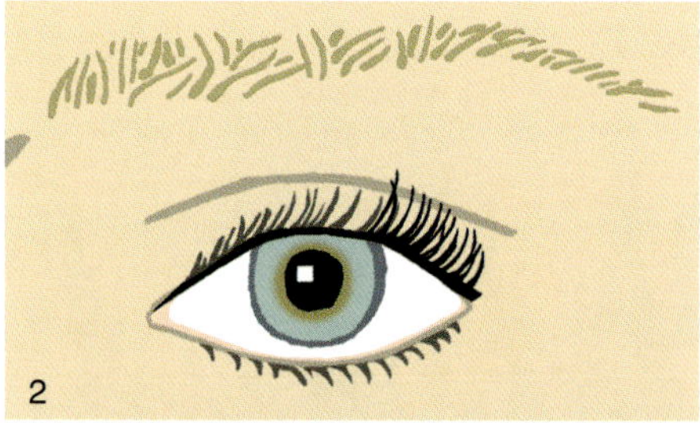

2

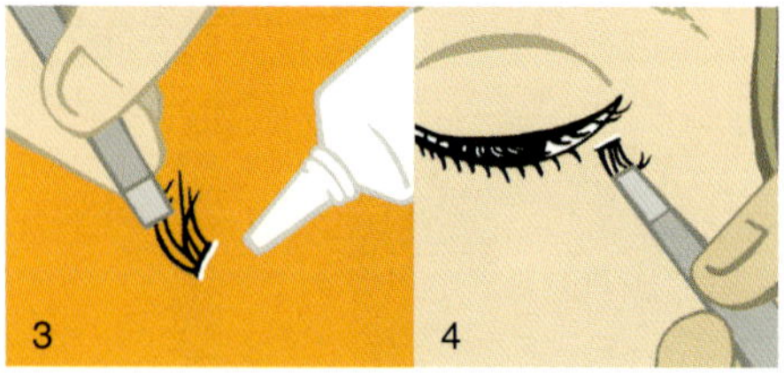

3 4

TRUQUES

- Como é muito difícil acertar na colocação de cílios postiços inteiros sem a ajuda de um profissional, experimente comprar um par de cílios inteiros e cortá-los em cinco pedacinhos ou mais. Vai depender da quantidade de cílios que você necessita para a maquiagem. Às vezes, bastam três pedacinhos para reforçar o canto externo. [1]
- Aplique o delineador preto, fininho, na base dos cílios superiores. Assim, ajuda a iludir que há continuidade entre os pelos falsos e os naturais. [2]
- Passe cola na base dos tufinhos de cílios falsos, em quantidade suficiente para sustentá-los. E com a ajuda da pinça vá fixando bem rente à base dos cílios naturais. [3]
- No final, de novo é o delineador que dá acabamento para a base dos cílios superiores, cobrindo qualquer sinal de cola. [4]

RISCOS E SOMBRAS

FORAM OS POVOS DO DESERTO, NA ANTIGUIDADE, OS PRIMEIROS A USAR UM RISCO PRETO NA LINHA INTERNA DOS CÍLIOS COMO FORMA DE PROTEÇÃO CONTRA A FORTE INCIDÊNCIA DOS RAIOS SOLARES. E TAMBÉM COMO ARTIFÍCIO DE BELEZA E SEDUÇÃO. OS EGÍPCIOS, POR EXEMPLO, DESENVOLVERAM O *KOHL* – UMA TINTA NEGRA SEMELHANTE AO DELINEADOR DE HOJE – PARA ACENTUAR SEUS AMENDOADOS OLHOS DE GATOS, COMO VEMOS NAS PINTURAS, NAS PAREDES DOS TEMPLOS E PIRÂMIDES. CLEÓPATRA 7ª FOI AUTORA DE UM MANUAL DE BELEZA. EMBORA OS ORIGINAIS TENHAM DESAPARECIDO (AS PESQUISAS SOBRE A COMPOSIÇÃO DOS COSMÉTICOS CONTINUAM), O TRAÇADO DOS SEUS OLHOS DE RAINHA FOI IMORTALIZADO NO CINEMA POR ELIZABETH TAYLOR – PARA QUEM QUISER CONFERIR. NÃO HÁ NENHUMA DÚVIDA, PORTANTO, DE QUE FOI O OLHAR QUE INSPIROU O DESENVOLVIMENTO DE DUAS TÉCNICAS SOFISTICADAS DE PINTURA: O TRAÇADO E O ESFUMAÇADO. A PRIMEIRA BASEIA-SE EM RISCOS BEM DEFINIDOS. POR EXEMPLO: VOCÊ DELINEIA COM PRETO A BASE DOS CÍLIOS SUPERIORES E TERÁ UM IMPACTO DECISIVO QUE PODE ACENTUAR O FORMATO DOS OLHOS, OU MUDÁ-LO RADICALMENTE. TODO MUNDO VÊ. JÁ O ESFUMAÇADO (OU ESFUMADO), DEPENDENDO DA TONALIDADE, PODE ATÉ PASSAR DESPERCEBIDO. POIS SEU OBJETIVO É JUSTAMENTE TIRAR A CONCENTRAÇÃO DA COR, ESPALHAR DO MAIS FORTE ATÉ O MAIS FRACO. DESFAZER EM FUMAÇA. SABENDO DESSAS DIFERENÇAS, FICA MAIS FÁCIL ENTENDER QUANDO USAR O TRAÇO DO LÁPIS, O DELINEADOR OU A SOMBRA EM PÓ. QUANDO DEFINIR, ESFUMAÇAR OU COMBINAR AS DUAS MANEIRAS DE ENFEITIÇAR UM OLHAR.

OS EGÍPCIOS DESENVOLVERAM O *KOHL* – UMA TINTA NEGRA SEMELHANTE AO DELINEADOR DE HOJE.

RISCOS

TIPOS

Lápis. o fato de ser pastoso produz um primeiro traço bem definido. Ideal para usar na linha interna dos cílios. **Delineador.** só é bonito se for bem aplicado. Os de plástico dão muita definição, pesam mais no look; os que se misturam com água deixam o traço mais requintado. **Sombras.** as que se misturam com água substituem muito bem o lápis quando se trata de aplicar na base dos cílios superiores e inferiores.

TONALIDADES

Preto, cinza e marrom – do mais dramático para o sutil.

MEU FAVORITO

Lápis macio para contornar a linha interna dos cílios superiores e inferiores; ou para sombrear os cantos internos e externos dos olhos. E sombra diluída em água (tipo aquarela) para delinear a base dos cílios inferiores e superiores.

APLICAÇÃO

Seja com lápis, delineador ou com sombra (esta última com pincel apropriado), traçar um risco definido nos olhos pede certa habilidade. Não invente muita história. Procure seguir o formato universal: o traço mais fino no canto interno e mais espesso no externo, imitando o amendoado.

Risco na base dos cílios superiores

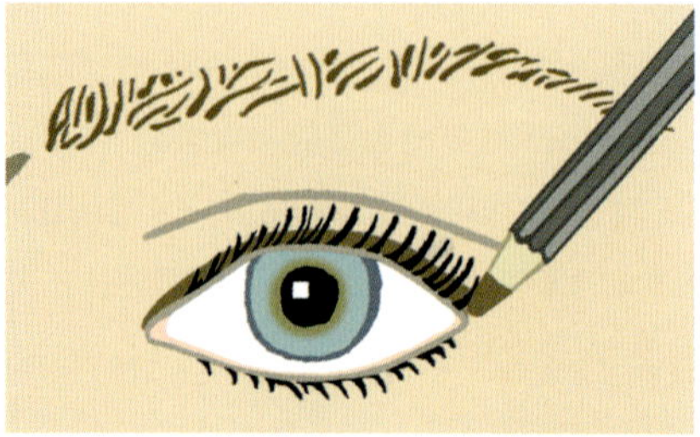

- com lápis

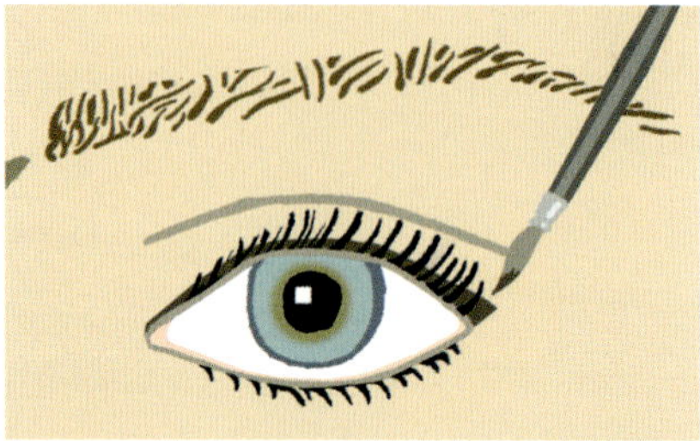

- com delineador

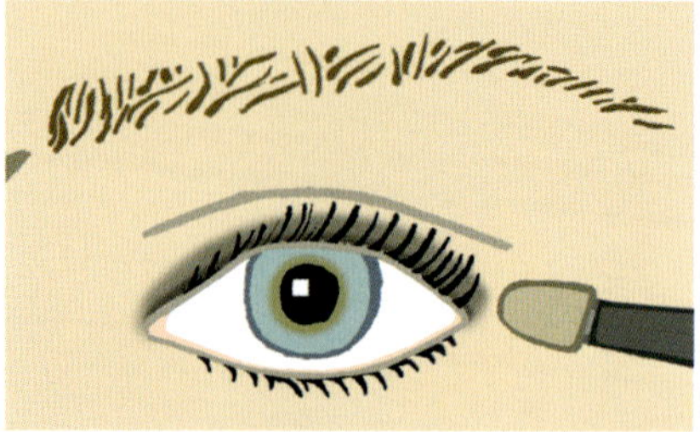

- com sombra diluída em água

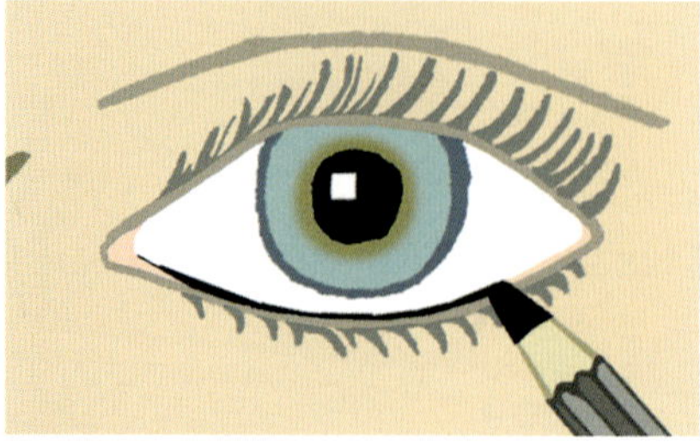

O lápis para contorno das linhas internas dos cílios dá profundidade ao olhar.

SOMBRAS

TIPOS

Sombra em pó. é a mais usada, porque além de dar um efeito sombreado sem exigir muito esmero de quem faz, consegue uma passagem quase perfeita do claro ao escuro. Os inconvenientes são: fazer rugas, dependendo do tipo e idade da pele; e a possibilidade de caírem farelos embaixo dos olhos. **Sombra em pó para ser diluída com água.** o efeito é de aquarela. Espalha-se com facilidade e permite uma cobertura mais ou menos intensa dependendo da dosagem de água. Requer muita habilidade para impedir que escorra para áreas indesejadas. Não espere que qualquer sombra em pó tenha o mesmo efeito se diluída em água. Teste antes. **Sombra líquida.** embora esteja pronta para ser usada, você pode obter nuanças mais transparentes se utilizar com um pincel molhado. **Sombra cremosa.** escorrega com facilidade, faz sombreados melhor do que traços. As de tonalidades claras são mais simples de conduzir do que as escuras, pois estas últimas deixam um erro mais visível. Nos dois casos, o efeito melado é ótimo, mas derrete com o calor e se acumula nas dobras das pálpebras. Resolve-se com retoque constante. **Sombra em lápis.** mais "melosa", não permite esmero em detalhes, nem acabamento 100%. Com pouca habilidade e o uso das pontas dos dedos você faz a festa, isto é, obtém o sombreamento com rapidez e não corre o risco de ver farelos de sombra embaixo dos olhos. **Sombra gloss.** dá cobertura plástica, "melada". Pode ser colorida ou transparente.

TONALIDADES

Há um milhão de possibilidades de sombrear e colorir os olhos. Do mais natural possível – respeitando as tonalidades da própria pele – até a pura fantasia das misturas de cores. Não é verdade que só personalidades extravagantes usam cores quentes nos olhos. As tendências quase sempre readmitem certas tonalidades e, independentemente disso, a paleta de cores está aí para ser usada. Só não tente você mesma fabricar uma nova cor: misturar preto e branco para fazer o cinza, por exemplo, é bobagem. Compre o cinza.
Leve em consideração também a variedade de texturas – peroladas, iridescentes, metálicas, gloss, etc. – e o efeito produzido na cor que você escolheu.

APLICAÇÃO

Está aberto o espaço de fantasia, onde é permitido combinar vários tipos de sombras – líquidas, em pó, gloss, etc. – de acordo com o estilo que a maquiagem sugerir. E, para cada uma, há técnicas apropriadas para aplicar. Em comum, pincéis para diferentes situações: o chanfrado para traços; pincel de cerdas arredondadas ou esfumaçador para sombrear; e pincel com esponjinha na ponta para adicionar sombra em pó.
Muita atenção à mistura de diferentes texturas: ao adicionar sombra em pó sobre uma superfície de sombra cremosa, o pó vai mudar suas características. E vice-versa.

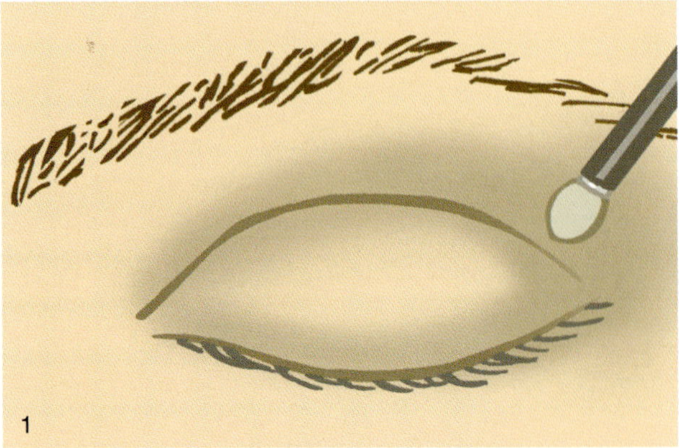

1

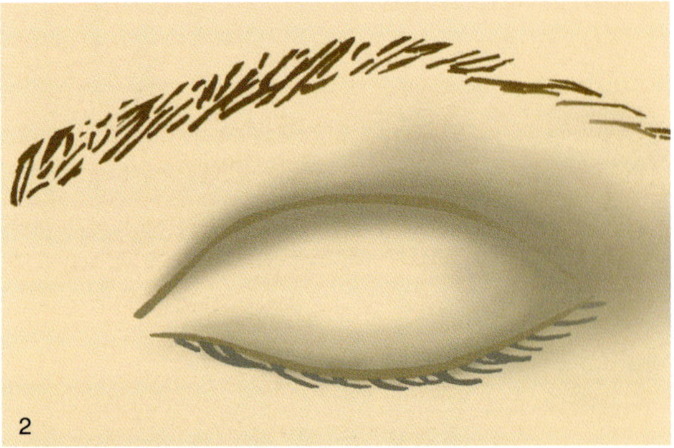

2

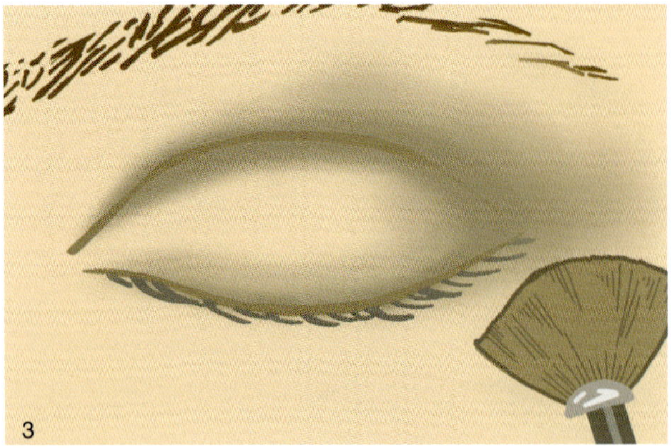

3

Se você aderiu à maquiagem que menos aparece, o sombreado dos olhos deverá imitar o *chiaroscuro* natural – dos beges alvos até os marrons profundos ou do cinza esmaecido ao preto.

- Para esfumaçar com sombra em pó, use o aplicador de espuminha na ponta: retém mais o produto, cobre melhor e reduz a possibilidade de que grânulos se espalhem para regiões indesejadas dos olhos. O efeito é mais intenso no canto externo, seguindo o clássico amendoado. [1]
- Observe que o esfumaçado na pálpebra superior marca bem a região do côncavo. [2]
- Dentro de convenções universais, o sombreado não sairá dos limites fixados pela ponta da sobrancelha. Caso escape sombra para a região abaixo dos olhos, use a "vassourinha" tipo rastelo para retirar. [3]

TRUQUES

- Um jeito de verificar a qualidade da sua sombra: numa única pincelada a cor se deposita sobre os olhos, sem que você tenha que "cavoucar" e repetir a operação muitas vezes esperando que um "milagre" aconteça.
- O mercado criou um produto tipo mix que, sozinho, faz a tarefa de sombra para os olhos, lápis de contorno para olhos e boca, de delineador, de batom e de blush. Vale a pena.

MEU FAVORITO

Antes de aplicar a sombra nos olhos, costumo verificar o seu efeito no dorso da mão, evitando colocar mais carga de produto do que o necessário.

BLUSH

RUBOR NAS FACES. PUDOR, VERGONHA, EXCITAÇÃO OU SIMPLESMENTE ATESTADO DE SAÚDE E BEM-ESTAR. TANTAS SÃO AS MANEIRAS DE INTERPRETAR UM ROSTO ADULTO QUE GANHOU COLORIDO NAS MAÇÃS, QUASE IMITANDO A CRIANÇA AFOGUEADA BRINCANDO NA RUA. NA DÉCADA DE 1930, O CÍRCULO EXPLÍCITO DO *ROUGE* MARCAVA AS BOCHECHAS, QUASE SEMPRE DE CARMIM AO VERMELHO PURO. MAS COM O PASSAR DOS ANOS, O BLUSH GANHOU TONALIDADES DA PELE HUMANA E VIROU UM PODEROSO INSTRUMENTO DE CORREÇÃO DOS CONTORNOS E VOLUMES DO ROSTO NA MÃO DE PROFISSIONAIS.

TIPOS

Blush em pó. vai bem para todo mundo, pois a pele trabalhada (base, corretivo, pó) favorece a fixação do blush. Da variedade de texturas, a gama de beges e marrons opacos protagonizam a correção de volumes e contornos. **Blush cremoso.** dá uma aparência de pele bem hidratada. Cuidado para não esfregar e apagar, caso tenha feito a pele antes. **Blush líquido.** mais raro, fica bem em uma pele virgem, que não exigiu nenhum lastro de correção. Direto no rosto, dá um efeito natural, graças à transparência da cor sobre a pele.

TONALIDADES

Para ruborizar: róseos, laranjas, vermelhos, púrpuras, dependendo do tom da pele. Correções pedem a gama dos beges, terrosos e marrons.

APLICAÇÃO

Para uma maquiagem natural, não demarque o território do blush. Aplique sempre o mínimo de produto, com delicadeza, e vai ver que a tonalidade surge aos poucos, se mistura com o resto da pele e salta com a maior discrição, deixando os contornos indefinidos.

No caso do blush em pó, dê sempre uma soprada no pincel para tirar o excesso de carga do produto antes de levar ao rosto.

A região certa depende do formato do rosto e do look que você preparou. Alguns toques costumam ficar bem para a maioria:

- Para dar um colorido, tipo Lolita, passe com o pincel do blush ou com os dedos – dependendo da textura – apenas no centro da maçã. [1]

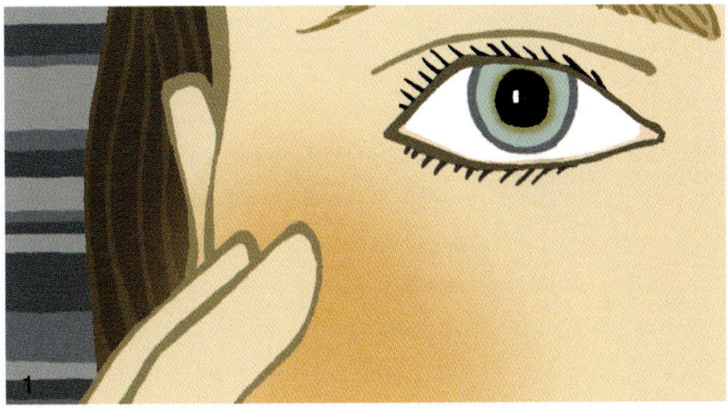

1

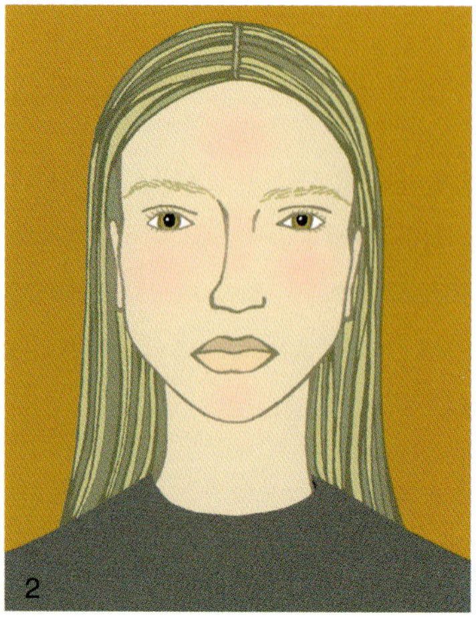

2

- O blush pode devolver a aparência natural e saudável para uma pele que recebeu uma cobertura de base, corretivo e pó mais pesada. Passe com o pincel, sutilmente, no centro da testa, na base e na linha frontal do nariz (sem atingir a ponta), centro da maçã e no topo do queixo. Não é por coincidência que são justamente os pontos onde o sol incide primeiro. [2]
- Correções de formato e de volumes do rosto exigirão muita técnica. Com um blush opaco e mais escuro do que sua pele, você vai aprender a "encovar" determinadas regiões para fazer "saltar" outras. Consulte o capítulo "Corretivo".

ILUMINADORES

COMO PONTOS DE LUZ NO ROSTO, OS ILUMINADORES – EM CONJUNTO COM O BLUSH – FAZEM A CORREÇÃO DE VOLUMES E CONTORNOS DO ROSTO, CONFORME AS REGRAS DO JOGO DE CLARO-ESCURO. ENQUANTO O BLUSH PODE SER USADO PARA "ESCONDER" OU "ENCOVAR" UMA DETERMINADA REGIÃO, O ILUMINADOR DÁ UM FLASH DE LUZ NOS PONTOS QUE VOCÊ QUER RESSALTAR. OUTRA FUNÇÃO DOS ILUMINADORES É DAR UMA ESPÉCIE DE POLIMENTO AO FINAL DA MAQUIAGEM.

TIPOS

luminador em pó. bom para todo mundo, fácil de passar e garantia de maior fixação. **Iluminador cremoso e líquido.** a escolha depende do quanto a pele foi trabalhada com outros cosméticos. Seguem as mesmas recomendações do blush. **Iluminador opaco.** é o mais favorável para correção de volumes e contornos, reforçando o papel do blush.

APLICAÇÃO

O modo mais simples, preocupado apenas com o embelezamento final e não com a correção, é iluminar – com o pincel ou os dedos – o centro da testa, a base do nariz, o topo da maçã, abaixo da cova das bochechas e o contorno das mandíbulas, de um jeito discreto e, de preferência, usando uma textura bem acetinada. [1]

MEU FAVORITO

Iluminadores em pó, acetinados, que duram mais.

TRUQUES

Se você tem uma pele incrível, que não pede nenhum lastro de correção, use o iluminador de modo discreto apenas na zona cruz. Vai ganhar uma espécie de aura no rosto, sem que a maquiagem se revele.

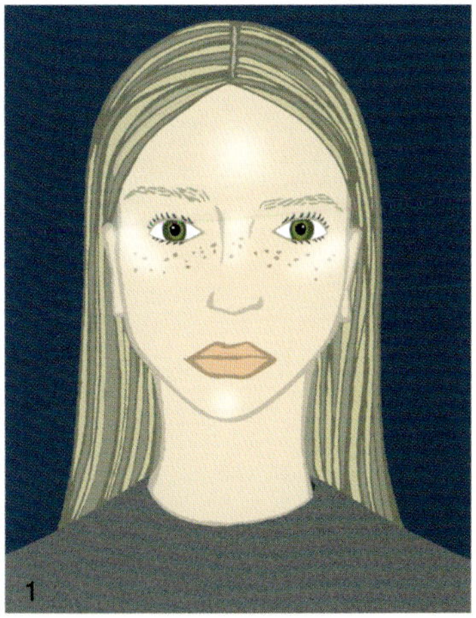

BATOM

IMAGINO QUE SE UMA MULHER TIVER DE ESCOLHER UM OBJETO DO SEU ESTOJO DE MAQUIAGEM PARA LEVAR PARA UMA ILHA DESERTA, CERTAMENTE SERÁ O BATOM, QUE, ÀS VEZES, ELA USA SEM MAIS NADA NO ROSTO E SEM TER SEQUER SE ARRUMADO DIREITO. FUNCIONA COMO A DOSE DE SEGURANÇA NECESSÁRIA PARA BOTAR A CARA NA RUA. A SEDUÇÃO FICA NO AR. E NINGUÉM SE ATREVE A NEGAR O PODER DE UMA BOCA BEM PINTADA.

TIPOS

Batom cremoso. apesar da variedade de formas – lápis, caneta, *roll on,* gel, os de bastão são os mais comuns e fáceis de passar e carregar. Evite camadas em excesso, pois o contato com a saliva tende a formar buracos no centro da boca, e o movimento natural dos lábios vai desfazer os contornos muito antes do que você deseja. **Batom opaco.** tem maior poder de fixação; adequado para correção de contornos. **Batom de ultrafixação.** quanto mais sólido e seco, maior a possibilidade de demarcar bem os contornos. Em contrapartida, o retoque tem de ser mais constante, pois a rigidez do pó + saliva tendem a fazer rachaduras na textura do batom. **Batom líquido transparente.** efeito ultranatural para uma boca sem contorno e que não tenha recebido nenhuma camada prévia de cosmético. **Gloss.** transparentes ou coloridos, deixam a aparência de uma boca umedecida, plastificada. Há versões profissionais que vão muito além dos antigos brilhos com sabor de chicletes. A cobertura transparente possibilita uma utilização combinada com outras texturas de batons.

TONALIDADES

O seu estilo vai decidir entre clássicos vermelhos até a modernidade do azul. Beges e marrons são uma boa alternativa para marcar a presença da boca como ponto forte da maquiagem, sem ter de recorrer aos tradicionais vermelhos, róseos, alaranjados.

TEXTURAS

Por serem cremosos, diferentes texturas de batom costumam casar bem entre si. Mesmo uma dose de seco sobre o melado, às vezes, cai muito bem. Experimente:

- Batom vermelho opaco numa boca bem desenhada. Aplique o gloss no centro dos lábios (em cima, e embaixo) deixando uma faixa de luz. Resultado: ilusão do brilho plastificado em toda a boca.
- Batom bem cremoso por baixo e glitter por cima – look futurista.
- Batom cremoso diluído com gloss em camada muito sutil faz uma boca aguada, brilhante e sedutora.
- Boca vermelha cremosa recebe cobertura espessa de uma sombra vermelha em pó (especial para diluir com água) da mesma cor – look carimbo.
- Muita cautela nos metálicos, pois a reflexão da luz denuncia as rachaduras da boca. O excesso – especialmente dos acobreados e dourados – pode parecer *kitsch*.

APLICAÇÃO

Tudo vai depender do efeito desejado.

Boca sem contorno

Espalhe o batom com um aplicador de esponjinha na ponta (do mesmo tipo usado para a sombra). O resultado será uma boca colorida naturalmente, sem contornos, o que dispensa a preocupação com retoque. É uma tendência recente de maquiagem. Uma certa liberdade poética que o final do século deu à mulher.

Boca com contorno

Contorne a boca com o lápis labial (de preferência do mesmo tom do batom), delimitando o formato ideal e a barreira para que o batom não escorra além dos contornos. [1]
Com um pincel apropriado, aplique o batom respeitando a área delimitada pelo lápis. [2]

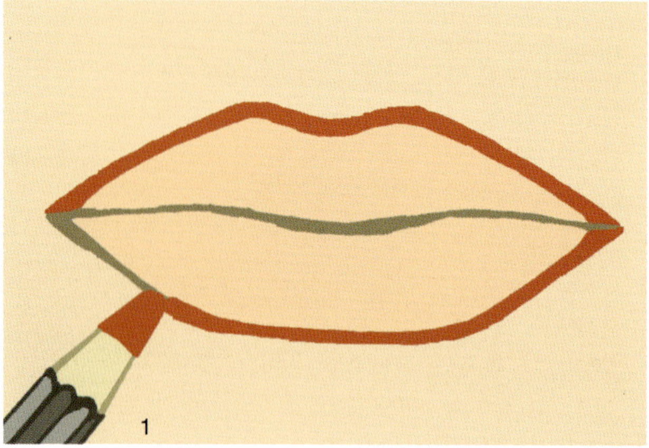

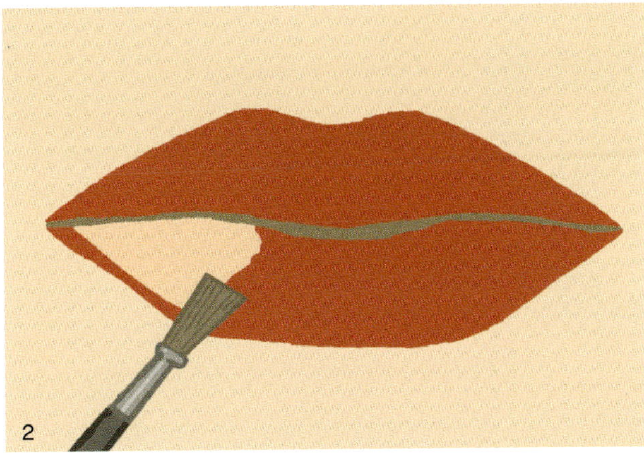

- O lápis de contorno também pode ser usado para dar cobertura total à boca, deixando-a em foco, como um carimbo. O "buraco" no centro da boca pelo contato com a saliva é inevitável. Retoque.
- Batons escuros tendem a deixar os dentes mais brancos, obviamente, em função do contraste.
- Batom casadinho com a cor do vestido, do cabelo, das joias, etc., num look tudo combinado – tipo dourado dos pés à cabeça – nem sempre acaba bem. O resultado é uma overdose, um bloco pesado, que não valoriza os pontos fortes da sua aparência. Para combinar cores e texturas, subtraia sempre.

TRUQUES

- Toda mulher sabe: pressionar os lábios com o lenço de papel é a melhor maneira de tirar o brilho e o excesso de uma camada de batom. Fazer o mesmo apenas com o movimento de um lábio contra o outro costuma borrar os contornos.
- Para obter uma melhor fixação e durabilidade – se o que você busca é uma boca realmente presente – então passe o batom em duas etapas. Feita a primeira camada, pressione o lenço de papel suavemente para tirar o excesso. Aplique um pouco de pó sobre a boca, com cuidado para não borrar. Aí sim você terá lastro para a segunda camada de batom.
- Prefira os batons hidratantes com filtro solar.
- O lápis de contorno cor da boca é um bom truque para delimitar a área que vai receber o batom, independentemente da tonalidade. A barreira do lápis impede que o batom escorra para além da área desejada, e ainda deixa tudo o mais natural possível.

5’

10’

15’

VALE A PENA INVESTIR SEU TEMPO APRENDENDO SOLUÇÕES PRÁTICAS DE MAQUIAGEM PARA O DIA-A-DIA. **SIGA À RISCA AS INSTRUÇÕES E REPITA ATÉ CHEGAR A UM BOM RESULTADO. VAI VER QUE, NO FUTURO, NÃO SERÃO NECESSÁRIOS MAIS DO QUE ALGUNS MINUTOS PARA MONTAR O SEU PRÓPRIO LOOK. JOGO RÁPIDO, SEM STRESS.**

5'

Dose mínima de produtos, efeito de transparência na pele. Em 5 minutos, uma aparência descansada e suave.

10'

15'

1. Com antecedência, sobrancelha pinçada. Cor natural.
2. Base muito fininha, transparente, no tom da pele; trabalho do corretivo para cobrir apenas 40% de manchinhas e zonas escuras. Nada de cobrir as sardas.
3. Cílios bem curvados, com camadas finas de rímel marrom. Nem parece que passou.
4. Blush cremoso ultranatural nas maçãs só para dar um ar saudável; e iluminador cremoso no topo das maçãs, centro da testa e topo do queixo.
5. Gloss transparente na boca, sem contorno.

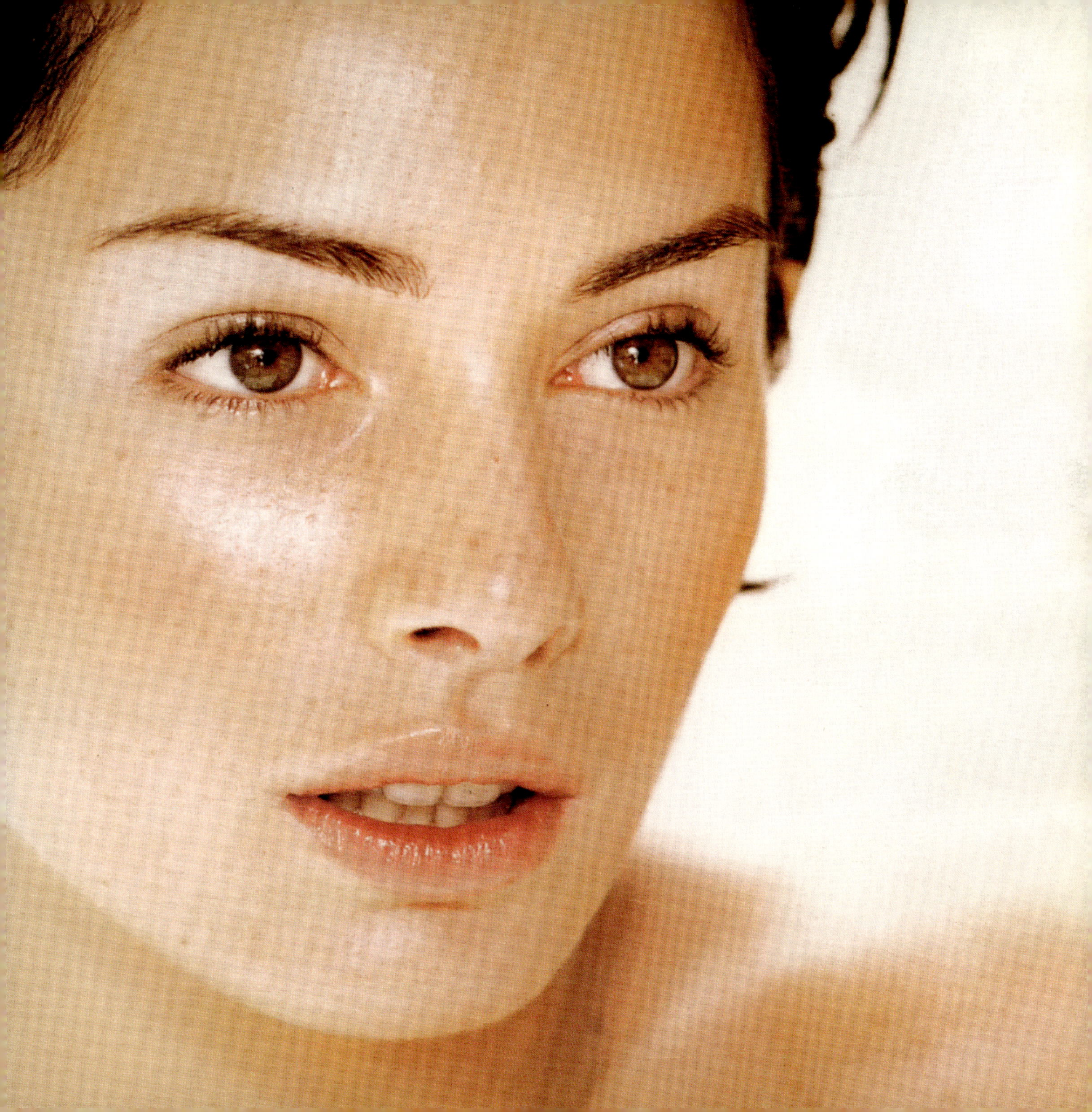

5'

10'

15'

10 minutos para chegar a uma maquiagem natural, mas que marca presença e impressiona quem vê.

1. Respeite o formato da sobrancelha, mas preencha cuidadosamente pequenas falhas com sombra castanha.
2. Cobertura benfeita da pele: base no tom da pele, corretivo nas olheiras, zonas escuras, manchinhas. As sardas desaparecem.
3. Pó acetinado em todo o rosto.
4. Sombra em pó bege-clara em toda a extensão da pálpebra superior e margem das sobrancelhas.
5. Contorno esfumaçado com lápis marrom esmaecido na base dos cílios superiores e inferiores, e nas linhas internas dos cílios superiores e inferiores. Muito sutil.
6. Para não pesar, rímel preto nos cílios superiores e marrom nos inferiores.
7. Blush de correção bege-escuro na cova da maçã traz de volta o sombreado natural do rosto que a pele trabalhada com base, corretivo e pó escondeu.
8. Com o mesmo pincel sujo de blush, restaure de leve os contornos naturais de todo o rosto.
9. Batom e lápis cor da boca.
10. Um pouco de gloss com a ponta do dedo.

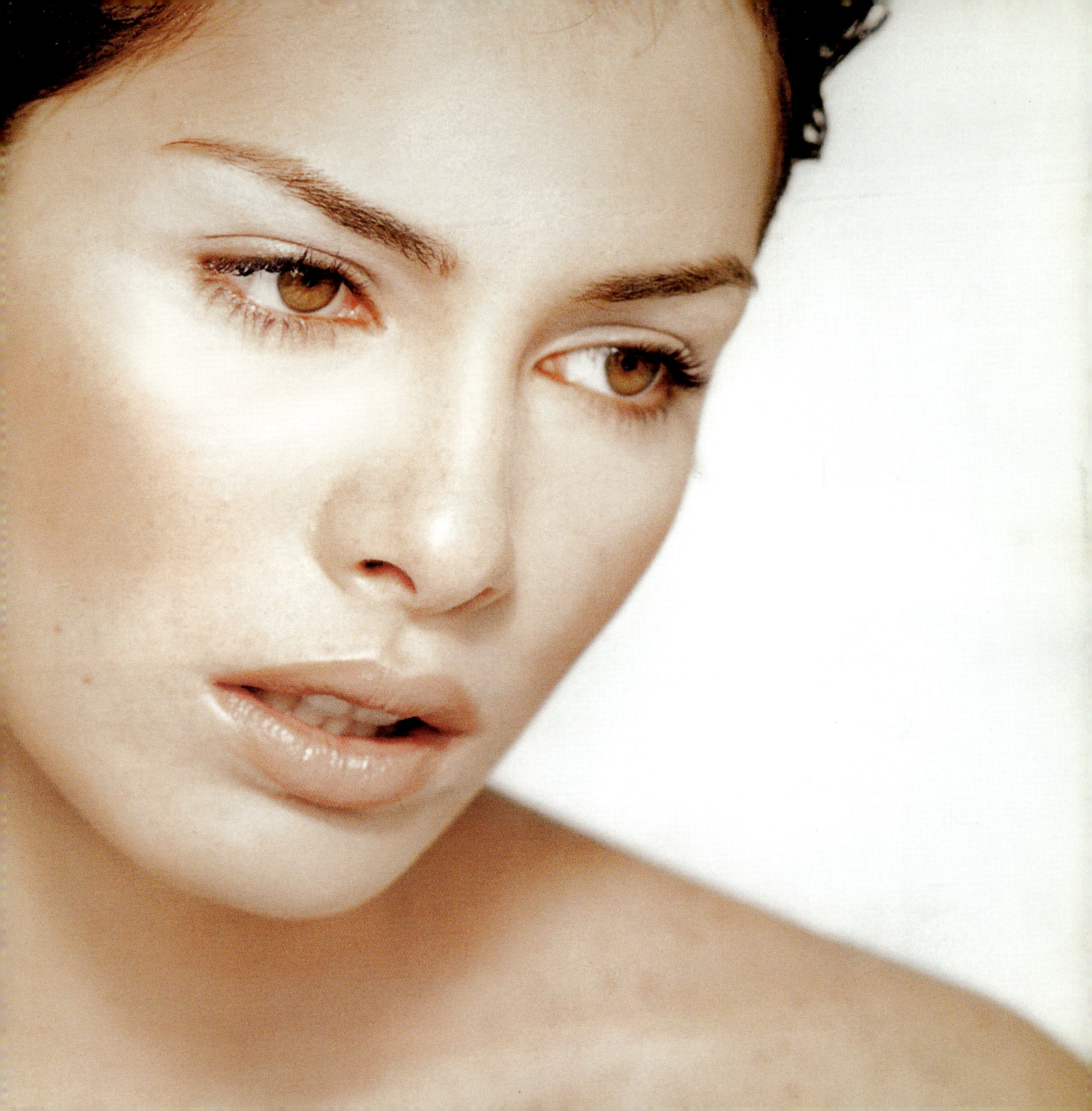

5’

10’

15’

Olhos coloridos numa pele sem imperfeições. Requinte, em 15 minutos de bons tratos.

1. Sombra castanha preencheu minuciosamente as falhas da sobrancelha.
2. Pele sem imperfeições: base no tom da pele cobrindo todo o rosto.
3. Corretivo nas olheiras, zonas escuras, manchas, sardas.
4. Pó acetinado para assentar.
5. Cílios muito bem curvados.
6. Rímel preto em cima e embaixo dos cílios.
7. Lápis marrom contorna a base dos cílios superiores e inferiores.
8. Lápis marrom contorna a linha interna dos cílios superiores e inferiores.
9. Sombra rosa perolada em toda a extensão da pálpebra superior e margem das sobrancelhas. [1]
10. A mesma sombra rosa perolada esfumaçada na base dos cílios inferiores. [1]
11. Azul sobre a pálpebra superior e bem rente à base dos cílios inferiores. [2]
12. Blush de correção bege-escuro para restaurar a cova da maçã e contornos do rosto.
13. Blush rosado nas maçãs do rosto, só para dar um rubor saúde.
14. Batom perolado da cor da boca.
15. Iluminador em pó acetinado no centro da testa, topo da maçã, base do nariz e topo do queixo.

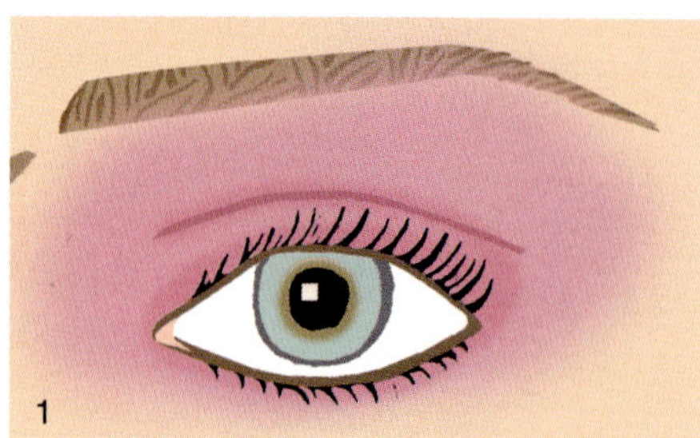
1

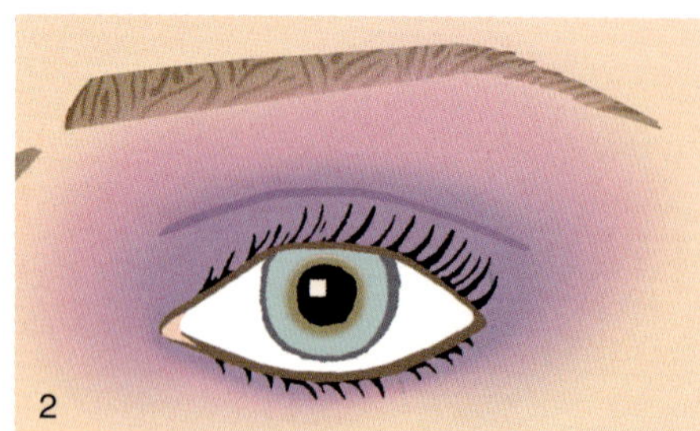
2

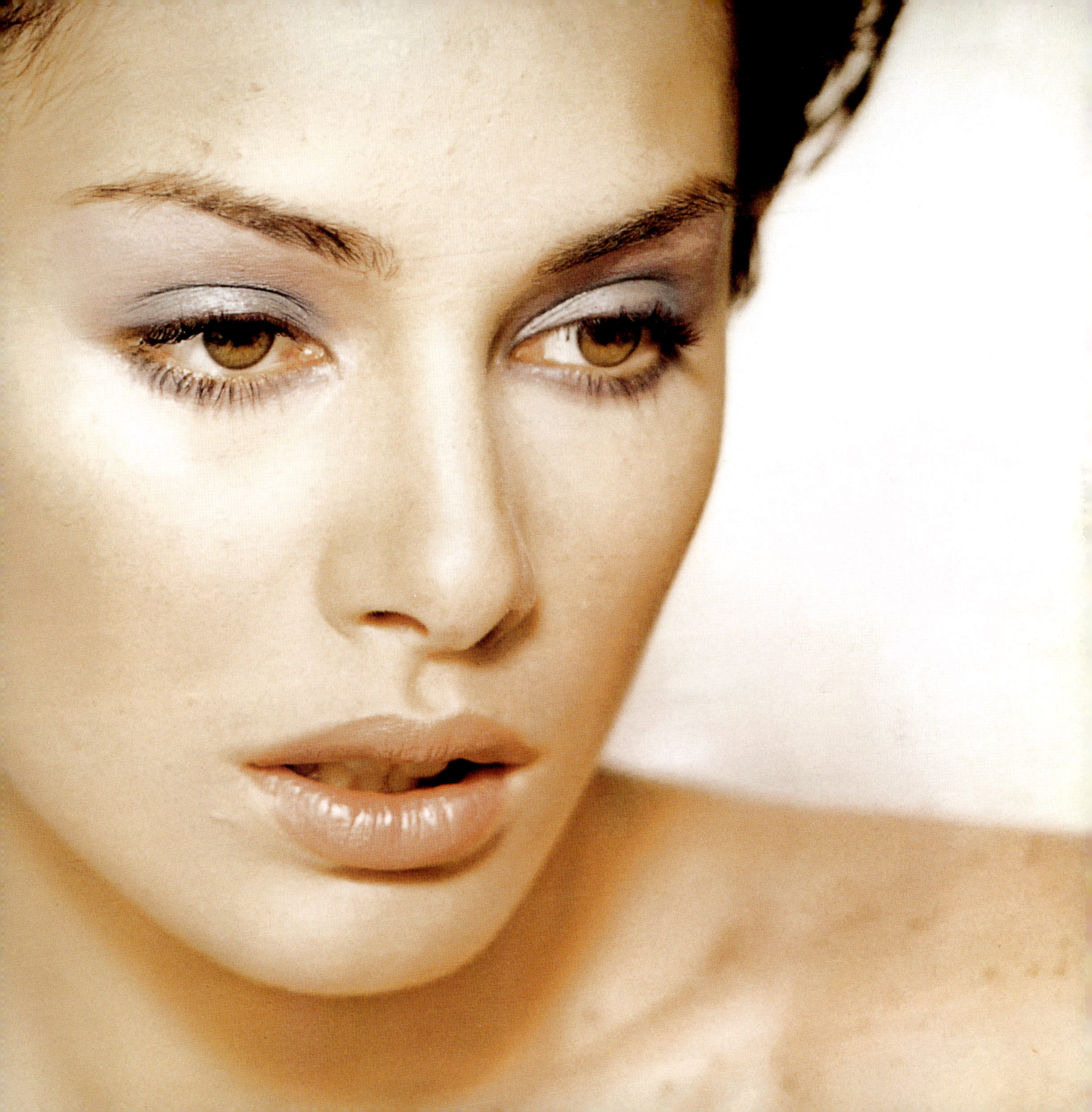

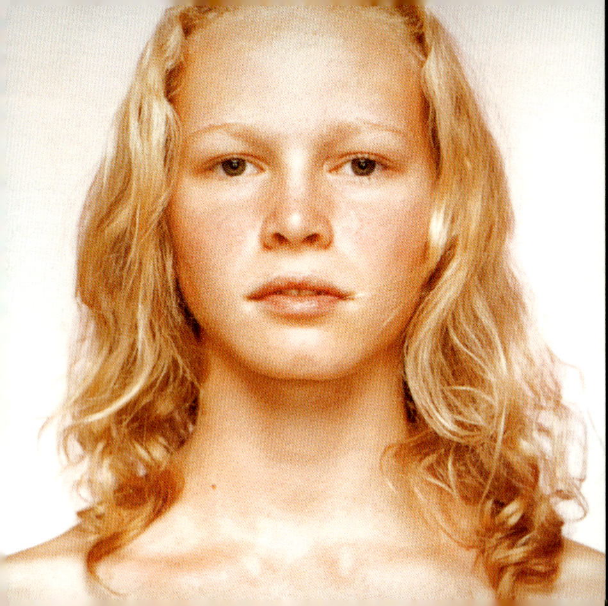
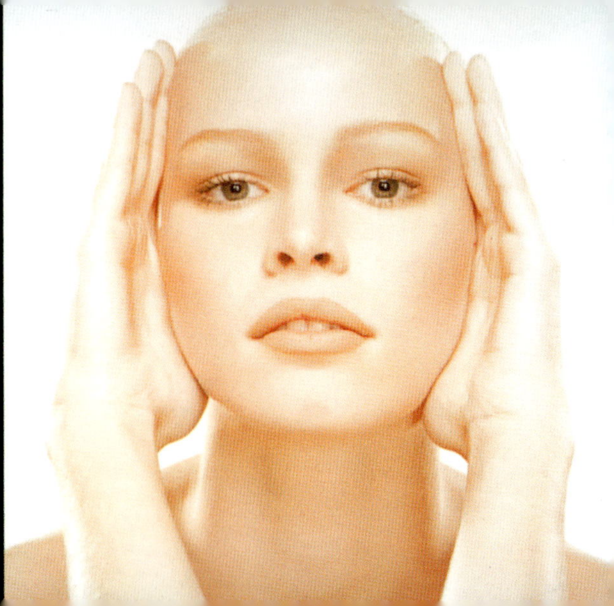

CORRIGIR

SEM ESTAR PRESA A PADRÕES PREESTABELECIDOS DE BELEZA, MAS RESPEITANDO APENAS AS CARACTERÍSTICAS DO SEU ROSTO, É POSSÍVEL COMBINAR ALGUMAS TÉCNICAS DE CORREÇÃO E TEXTURAS DE MAQUIAGEM PARA DISSIMULAR, ENGANAR OU ILUDIR GOSTOSAMENTE QUEM VÊ. NADA SAI DO LUGAR, NEM ENCOLHE, NEM MUDA DE COR PARA SEMPRE. EM DOSES ACERTADAS, O ROSTO FUNCIONA MELHOR.

"EU NUNCA PENSEI EM MIM MESMA COMO UMA MULHER MUITO BONITA, PORQUE EU TENHO MUITOS DEFEITOS NO ROSTO. EU TENHO NARIZ COMPRIDO, BOCA GRANDE. TALVEZ A COMBINAÇÃO DESTAS IRREGULARIDADES É QUE ME FAZ UMA PESSOA QUE NÃO SE PARECE COM MAIS NINGUÉM..."

SOPHIA LOREN, ATRIZ

Se você continuar acreditando que há um padrão ideal de beleza feminina, certamente seu destino será a insatisfação permanente. Porque é muito difícil escapar de ter um nariz mais comprido, um queixo proeminente, um rosto bolachudo, sardas aparentes ou lábios um pouco desiguais. Certos traços do rosto quase nunca respeitam o que, durante algumas décadas do século XX, foram consideradas as proporções ideais de beleza – especialmente por Hollywood.

Na verdade, o que os maquiadores de cinema fizeram até os anos 1950 foi uma tremenda ginástica para enfrentar limitações da tecnologia. Para conseguir a melhor definição da imagem, só restava a eles reforçar os traços das atrizes com delineadores marcados, sobrancelhas arqueadas, sombras escuras, cílios postiços e muitas camadas de pancake. E dá-lhe refletor! De certo modo, a falta de sensibilidade da película acabou sendo vendida como tendência de beleza pelos promotores das divas do cinema.

A tarefa do maquiador, muitas vezes, era a de apagar o rosto original e reinventá-lo conforme um ideário que, além das normas do desenho natural, tinha de cair no gosto dos colunistas sociais e dos caçadores de talentos.

Para se ter uma ideia da rigidez de padrões, a Max Factor chegou a desenvolver, na época, um calibrador de beleza, para fazer as correções necessárias no rosto partindo de parâmetros como distância ideal entre queixo e lábios, testa e olhos, ângulo de curvatura das sobrancelhas, e assim por diante.

Quem hoje sobreviveria a essas normas? Como explicariam a entrada para a meca da beleza de mulheres que tiveram a destreza de driblar as regras – Cher, e seu formato de rosto extravagante; Rossy de Palma, um perfil descomunal revelado por Almodóvar, ou ainda Anjelica Huston, e o assumido nariz de Mortícia Adams – só para dar exemplos mundialmente aclamados?

No calibrador dos nossos tempos, um perfil atrevido, um nariz adunco com personalidade contam muito mais pontos do que o rostinho de boneca, sem identidade. Primeiro, porque o maniqueísmo entre fazer o papel da mocinha glamourosa ou o da rebelde malvada também ficou para trás. Depois, entraram em cena muitos modos de ser e de obter aceitação social.

Talvez o único saldo positivo da ditadura da beleza ideal tenha sido a descoberta de inúmeras possibilidades de correção de um rosto com a maquiagem e o desenvolvimento de produtos para essa finalidade.

Sem estar presa a padrões preestabelecidos de beleza, mas respeitando apenas as características do seu rosto, é possível combinar algumas técnicas de correção e texturas de maquiagem para dissimular, enganar ou iludir gostosamente quem vê. Nada sai do lugar, nem encolhe, nem muda de cor para sempre. Em doses acertadas, o rosto funciona melhor.

UM NARIZ ADUNCO COM PERSONALIDADE CONTA MUITO MAIS PONTOS DO QUE O ROSTINHO DE BONECA, SEM IDENTIDADE.

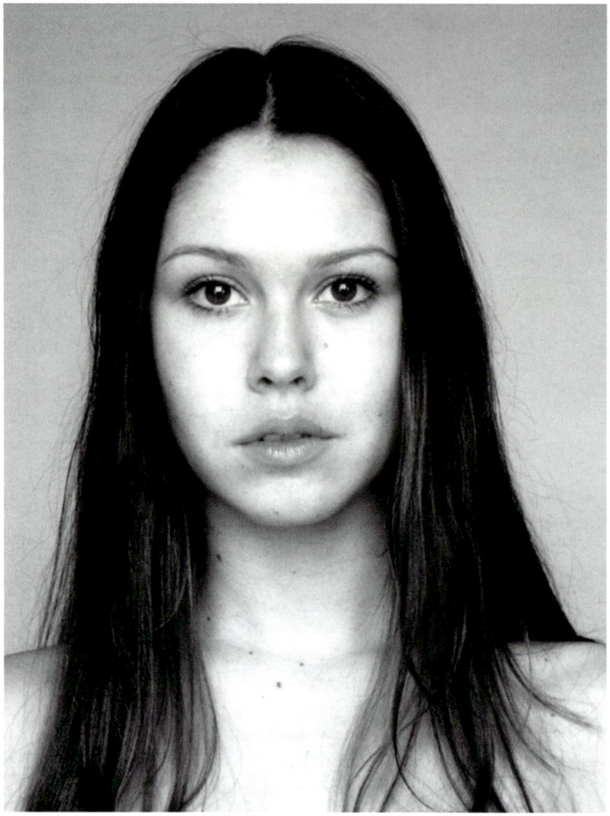

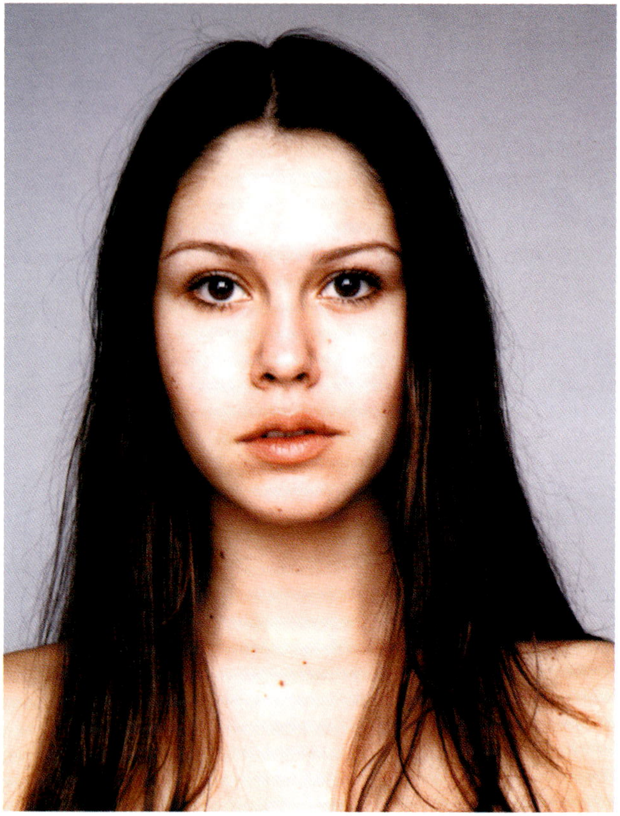

POR ONDE COMEÇAR

UMA BOA MANEIRA DE SE AVENTURAR NESTE CAPÍTULO É TIRANDO DUAS FOTOS DO SEU ROSTO. UMA EM PRETO E BRANCO, ONDE VOCÊ VAI TER NÍTIDOS OS CONTRASTES DE CLARO E ESCURO DO ROSTO. OUTRA EM CORES, PARA PERCEBER MELHOR VOLUMES E NUANÇAS DE COR. ▪ PARA USAR A SEU FAVOR O ILUSIONISMO DOS COSMÉTICOS, VOCÊ VAI TER DE SE APROFUNDAR MAIS AINDA NAS NOÇÕES DE CLARO-ESCURO. E TREINAR MUITO. O TEMPO NECESSÁRIO PARA ENTENDER COMO ILUMINAR OU ESCONDER CERTAS REGIÕES DO SEU ROSTO, COMPENSANDO AQUI E ALI.

Adote o "menos" e o "quase invisível" como parâmetros para as suas correções. No final, vai ficar surpresa com o impacto positivo que uma manobra leve pode ter na sua aparência. Antes de decidir por algum "disfarce", leve em conta:

- "Corrigir" com a maquiagem não é sinônimo de aplicar camadas e camadas de produtos para camuflar "defeitos". A intervenção tem de ser delicada para ser um bom truque. Do contrário, você estará entrando no terreno da caracterização (maquiagem para criar personagens) ou de "camuflagem" para ocultar defeitos graves da face no âmbito da saúde.
- Os truques de correção têm limites. Por exemplo, à luz do dia, um lábio aumentado artificialmente vai ficar exposto. Em compensação, uma leve correção de olheiras vai bem a qualquer hora.
- Compensar o que você chama de "defeito", chamando a atenção para os seus pontos fortes é um truque que, quase sempre, acaba bem. Olhos saltados? Então, capriche no tratamento da pele, chame a atenção para a boca e assim por diante.
- Pele, olhos e boca – são as áreas que normalmente recebem bem as manobras da maquiagem. Nariz, queixo, marcas de expressão, contornos, rugas, papadas, ao contrário, são pontos onde os produtos de "correção" tendem a ficar muito expostos. O risco, por exemplo, é trocar um queixo duplo por uma mancha escura e disforme na ponta do rosto. Cuidado.
- Sempre é bom lembrar que as regras estão aí para serem quebradas. Desobedeça.

BAGAGEM PARA CORREÇÃO

APESAR DA INFINIDADE DE TÉCNICAS PARA DRIBLAR QUASE TODAS AS IMPERFEIÇÕES DE UM ROSTO, VAMOS PRIVILEGIAR, NESTE CAPÍTULO, APENAS AQUELAS QUE EU CONSIDERO MAIS SIMPLES DE APRENDER E DE SER ADAPTADAS À MAQUIAGEM DIÁRIA OU, AO MENOS, NAS OCASIÕES ESPECIAIS.

Da sua bagagem de cosméticos, reserve para os truques de correção:

- Produtos de texturas opacas.
- Corretivo para a pele na cor natural.
- Os blushes de correção percorrem a cartela das tonalidades humanas: dos beges aos marrons escuros. Em quase todas as propostas a seguir, a tonalidade do blush será mais escura do que a pele natural.
- Pincéis do blush variam de largura conforme a extensão da área a ser trabalhada.
- Lápis preto, branco, e lápis/sombras nas tonalidades neutras – dos beges aos marrons – para correções dos olhos.
- Lápis de contorno cor da boca e lápis / batons nas tonalidades que você escolher.

PONTOS CLÁSSICOS DE CORREÇÃO

VOCÊ PODE INTERFERIR NOS VOLUMES DO SEU ROSTO COM TÉCNICAS DE ILUMINAÇÃO E SOMBREAMENTO. ASSIM, TRAZ PARA O PRIMEIRO PLANO O QUE DESEJA VALORIZAR NO SEU ROSTO E, AO MESMO TEMPO, CRIA CAVIDADES E ESCONDE SEUS "PONTOS FRACOS".

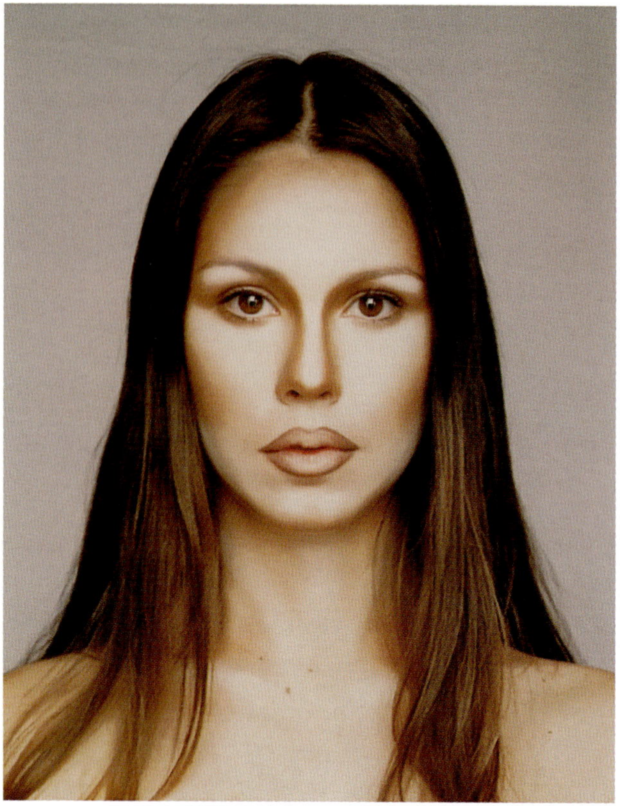

A foto desta página é uma ficção. Seu objetivo é exagerar os pontos mais comuns de serem corrigidos num rosto. Observe que ao escurecer as laterais do rosto – encovando as maçãs – seu formato vai parecer mais afilado do que redondo. Do mesmo modo, bastou escurecer as laterais do nariz e trazer para primeiro plano sua estrutura óssea frontal para que ele pareça mais fino. Para não atacar nenhum "defeito" de forma muito incisiva, a correção clássica pede que todos os pontos sejam interligados. Por exemplo: para não ressaltar demais a correção que será feita no nariz, o sombreado encontra a região da pálpebra superior e côncavo dos olhos, em direção às têmporas, alterando o formato dos olhos para um amendoado. O mesmo raciocínio é adotado para corrigir o formato do rosto: escurecer a raiz dos cabelos implica em equilibrar com a ponta do queixo, criando a ilusão de rosto ovalado.

Mesmo a boca – uma região onde a correção é muito bem-vinda – pede que um novo contorno acompanhe as proporções do resto.

Um rosto que recebe uma correção clássica em vários pontos (neste caso, mudou o formato do rosto, nariz e olhos) requer que o sombreado – do blush ou da sombra – seja muito sutil (foto ao lado). Não se trata apenas de reduzir a carga de produto em 50%, mas também investir na tonalidade certa. Se você tem a pele clara, os tons de bege são suficientes. Já a pele morena pede um marrom mais drástico. Só assim o efeito funciona.

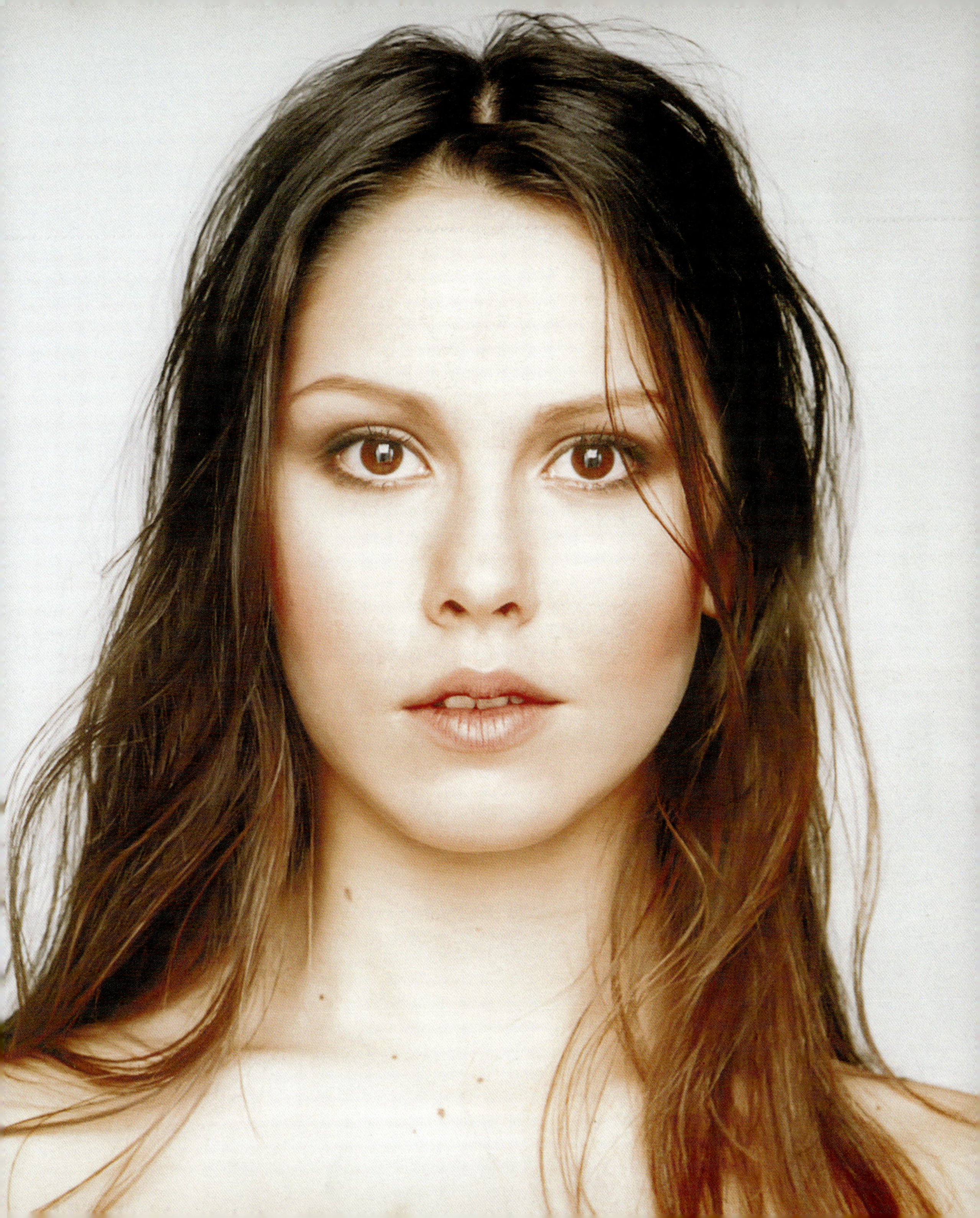

UM JEITO MUITO SIMPLES DE FAZER AS PAZES COM O ESPELHO – AO MENOS EM RELAÇÃO A PEQUENAS ALTERAÇÕES DE COR E DE VOLUME NA PELE – É O USO CRITERIOSO DO CORRETIVO. TESTE QUINHENTAS VEZES O MAIS APROPRIADO PARA O SEU TIPO DE PELE. ESTUDE O ROSTO E APLIQUE SOMENTE O NECESSÁRIO PARA ATENUAR AS ZONAS MAIS ESCURAS, OS SINAIS EVIDENTES E PONTOS DE VERMELHIDÃO. CUIDADO PARA NÃO DELIMITAR A REGIÃO ONDE VOCÊ ADICIONOU O CORRETIVO, SENÃO O TIRO SAI PELA CULATRA: EM VEZ DE DISFARÇAR, SEUS PONTOS VULNERÁVEIS FICARÃO MAIS À MOSTRA.

ALTERAÇÕES DE COR

Olheiras escuras. ao redor dos olhos, a pele se movimenta mais do que a gente imagina, e as dobras de pele estão aí para ajudar os movimentos de levanta, abaixa, espicha o olho para o lado, etc. Quanto mais maquiagem, mais as linhas dessa "sanfona" aparecem. É melhor mostrar um pouco de olheira do que ficar com um olho xadrez:

- Cubra apenas 50% da olheira escura com corretivo no tom da pele.
- Uma pequena carga de produto atenua o aparecimento inevitável de rugas.
- Aplique alternando o pincel com as pontas dos dedos para assentar o produto na pele.

TRUQUES

Uma pequena carga de corretivo na região de sustentação dos óculos costuma dispensar a correção de olheiras. Só de clarear um pouco já faz desaparecer o sombrio do olhar.

Pálpebras superiores escuras. você pode mantê-las como recurso de sombra natural na maquiagem. Mas se fizer questão de disfarçar:

- Use apenas o corretivo no local, espalhando muito bem para o resto do rosto.

Vermelhão. em geral, as extremidades mais expostas à luz tendem a ficar muito vermelhas, destoando da luminosidade do resto:

- Uma pequena carga de corretivo bem espalhada em todo o nariz, ou apenas nos sulcos, resolve.
- Cobrir com um pouco de corretivo o canto externo do olho dá uma levantada imediata.

Sardas. eu prefiro deixar como estão, porque adoro. Mas há quem considere problema, principalmente quando começam a se agrupar e a formar manchas:

- Base fina e transparente em todo o rosto até uniformizar.
- Concentre o corretivo na região das sardas, mas sem fazer uma cobertura pesada. Espalhe imitando a passagem natural de tons da pele.
- Afaste-se do espelho a uma distância de um metro. Pese o resultado. Aproxime-se de novo. Se achar que resolveu 50% pare por aí.
- Se ainda não estiver satisfeita, aplique uma carga mínima de corretivo somente na área onde as sardas formam a mancha mais problemática.

Vasinhos rompidos. pequenos vasos sanguíneos capilares costumam se revelar na superfície da pele, especialmente das muito brancas ou das mais envelhecidas:

- Faça a cobertura normal de base, corretivo e pó. Se ainda assim eles ficarem à mostra, repita o mesmo tratamento dado às olheiras escuras, com nova carga de corretivo para cobrir até 50%.

ALTERAÇÕES DE VOLUME

Olheiras encovadas. como toda alteração que envolve volume, a correção é mais pontual, de preferência, com a ponta do pincel, sem manchar a área em volta.
No jogo claro-escuro, tudo o que você clareia salta, projeta-se para a frente. Portanto, um pouco de corretivo na região atenua o aspecto encovado.

Espinhas. a pele com acne deve ser tratada pelo dermatologista, mas uma ou outra espinha indesejada pode ser coberta pela maquiagem:

- Antes de adicionar qualquer cosmético, o certo é aplicar um medicamento específico – normalmente de efeito secante à base de peróxido de benzoína.
- Depositar o corretivo bem no local, sem deixar invadir outras áreas, vai atenuar a cor – o que já é suficiente como disfarce.
- O volume da espinha continua lá. Não vá cair na tentação de fazer uma pele muito pesada, com camadas e camadas de pancake. Você troca o foco de um único ponto para um rosto inteiro carregado.

Pintas com volume. quando surgem num lugar estratégico, onde em outros tempos as mulheres faziam questão de ter uma falsa pinta de lápis, pode virar um charme. A Cindy Crawford, por exemplo, assumiu. Mas se não for esse o seu caso:

- Passe apenas uma camada de base por cima, e contente-se com a quebra desse contraste. Lembre-se: como qualquer marca saliente no rosto, a pinta reflete luz.
- Desvie o olhar dos outros, chamando a atenção para outros pontos do rosto.
- A pinta incomoda muito. Então, considere retirá-la no dermatologista.

Marcas de acne, cicatrizes. uma pele com irregularidades desse tipo só poderá ser disfarçada com cobertura mais pesada:

- O pancake é a opção ideal. O efeito seco controla a oleosidade e garante uma cobertura mais uniforme. Não exagere na dose para não dar uma aparência de "argamassa" na pele.
- O mercado oferece produtos de camuflagem especialmente desenvolvidos para cicatrizes proeminentes e casos de maior gravidade. Pesquise.

RUGAS

O PASSAR DO TEMPO NÃO SIGNIFICA QUE OS ANOS DOURADOS DE UM ROSTO BEM MAQUIADO CHEGARAM AO FIM. AO CONTRÁRIO, NO MOMENTO EM QUE VOCÊ REVELA MAIOR DOMÍNIO SOBRE A APARÊNCIA, A MAQUIAGEM PODERÁ SER DECISIVA PARA REALÇAR O QUE SEMPRE FOI SUA ASSINATURA DE ESTILO. A DIFERENÇA É QUE AS MARCAS DO TEMPO SOBRE A PELE E AS ALTERAÇÕES NOS TRAÇOS DO ROSTO, NATURALMENTE, SUGEREM UMA REVISÃO DE PROCEDIMENTOS. QUE VOCÊ PODE ACEITAR, OU NÃO.

- Cobrir a pele com uma "argamassa" de produtos na tentativa de disfarçar rugas e sulcos profundos é inútil. No campo da maquiagem, não há "correção" nem disfarces para esses sinais do tempo. O assunto pode ser tratado com dermatologistas e cirurgiões plásticos.
- O efeito da gravidade sobre o rosto faz tudo apontar para baixo: a ponta das sobrancelhas, as pálpebras, as bochechas caem formando sulcos, e assim por diante. Portanto, tudo o que for na direção oposta levantará a expressão, como a sobrancelha mais arqueada, o colorido no ponto mais alto das maçãs, e assim por diante.
- Maquiagem feita de traços bem delineados – quer seja de sobrancelha como do lápis de contorno dos olhos e boca – encontrarão um terreno rugoso. Portanto, as linhas serão adulteradas. Conclusão: a maquiagem com limites mais suaves, menos construtivistas, funciona melhor.
- Experimente trocar os cosméticos de texturas secas pelos cremosos, que garantam aparência de rosto bem hidratado.
- Passe o mínimo de pó na parte inferior dos olhos, onde as rugas costumam ficar mais à mostra.
- Tonalidades claras e texturas cintilantes para os cosméticos da pele e dos olhos dão uma aparência mais aveludada.
- O batom com menos definição ajuda a distrair o olhar das rugas em volta da boca. Só de passar os dedos colorindo, você terá de volta o viço para os lábios, sem que precise demarcar o contorno.
- Se você prefere batons escuros, bem cremosos e contornados, cuide para que essa boca se mantenha intacta no decorrer do dia. A tendência, em função do movimento da boca, é que o batom cremoso se deposite nos sulcos formando uma "cerca" ao redor dos lábios. Retoque muitas vezes, se antecipando ao problema. Ou substitua batons cremosos por mais secos.
- Manchas senis podem ser atenuadas com os mesmos truques usados para sardas.
- Se você envelheceu com uma boa pele, aproveite para ser minimalista e corrigir apenas o estritamente necessário.

FALSO LIFTING

É só de brincadeira. E não dói.
Fitas adesivas para grudar na pele e presas por elástico atrás da cabeça foram criadas para imitar – de um jeito passageiro – o que a cirurgia plástica faz num rosto: suspender a pele (os cirurgiões não gostam de dizer "repuxar" ou "esticar") em direção à região detrás da orelha para renovar a aparência.

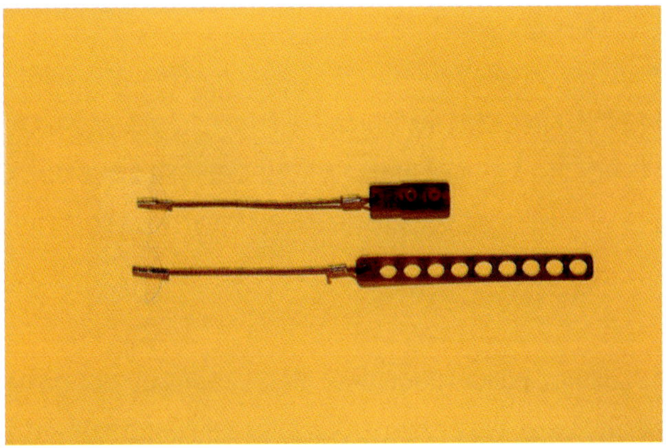

Com o falso lifting, você faz o mesmo, só que fixando os adesivos por detrás do cabelo, o que exige um penteado especial para não revelar os elásticos.
Quem usa esse artifício nem sempre está preocupado em parecer mais jovem. É muito comum ver modelos nas passarelas com olhares orientais, graças aos "tapes" na pele. Há quem use numa ocasião especial, só para se divertir.
Rápido e fugaz, o falso lifting também pode ser um jeito engraçado de testar a aparência que você pode ter, caso encare o lifting verdadeiro.

TRUQUES

O dermatologista será um parceiro valioso se você realmente está decidida a parar de se queixar dos seus problemas de pele. Investir num tratamento adequado economiza aquele tempo que você perdeu experimentando cremes "milagrosos" ou, simplesmente, reclamando da aparência. A maquiagem continuará sendo uma forte aliada – durante e depois do tratamento médico.
Oriente-se.

VALORIZAR O FORMATO DO ROSTO QUE VOCÊ TEM ME PARECE UM CAMINHO MAIS INTERESSANTE DO QUE FICAR DRIBLANDO OS CONTORNOS E VOLUMES COM O PINCEL DO BLUSH. ESTE TIPO DE DISFARCE COM MAQUIAGEM É MUITO DIFÍCIL DE FAZER. OS ACERTOS SÃO MINUCIOSOS. DE QUALQUER MODO, TER ALGUMAS NOÇÕES AJUDARÃO VOCÊ A COMPREENDER O QUE MUITA GENTE DIZ QUE FAZ E FUNCIONA, EMBORA COMO PALIATIVO. DISPENSE QUALQUER MALABARISMO EM FRENTE DO ESPELHO. BUSQUE UMA SAÍDA SIMPLES, QUE POSSA SE ENQUADRAR NO SEU COTIDIANO.

APLICAÇÃO. NA MAIORIA DAS MANOBRAS, VOCÊ VAI APLICAR UM BLUSH EM PÓ NA TONALIDADE MAIS ESCURA DO QUE A SUA PELE – É O QUE CHAMAMOS DE BLUSH DE CORREÇÃO. A LARGURA DO PINCEL VAI DEPENDER DA ÁREA QUE VOCÊ PRETENDE SOMBREAR. QUANTO AO USO DO ILUMINADOR, FICA A SEU CRITÉRIO ADOTAR OU NÃO.

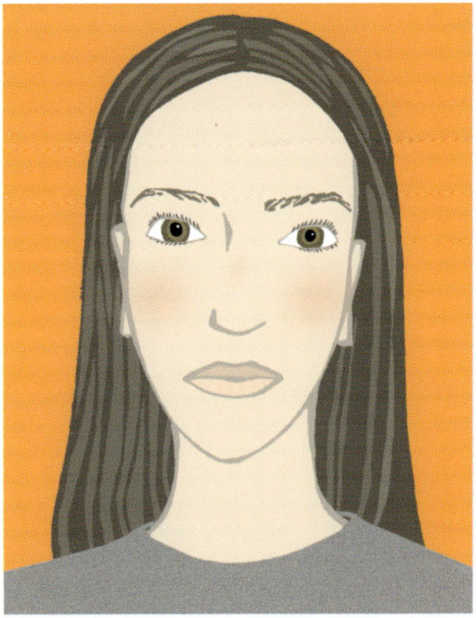

ROSTO MUITO COMPRIDO

- Concentre a carga de blush bem na região frontal, no centro das maçãs, atravessando suavemente a região do nariz.
- Dependendo da tonalidade da sua pele, substitua os beges e marrons do blush de correção por rosados. Assim, sugere um rubor saudável em lugar do aspecto de manchas na pele.

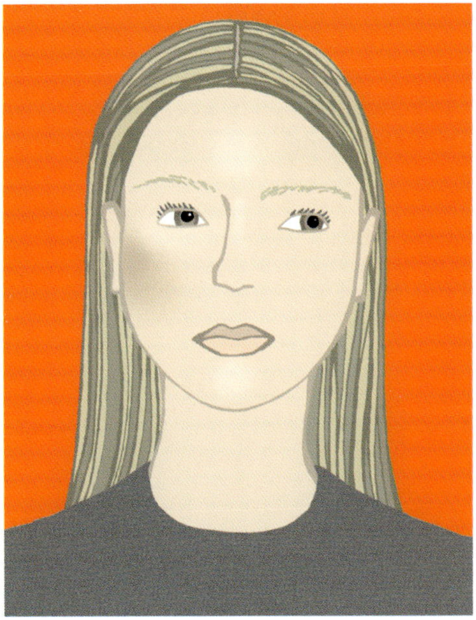

ROSTO REDONDO

- O blush de correção nas diagonais do rosto é que vai dar uma ilusão longilínea.
- Concentre a carga máxima do produto no extremo da cova da maçã.
- Vá devagar com a carga de produto para não delimitar a passagem do escuro para o claro.
- Para intensificar o efeito, iluminador no centro da testa, topo das maçãs e topo do queixo.

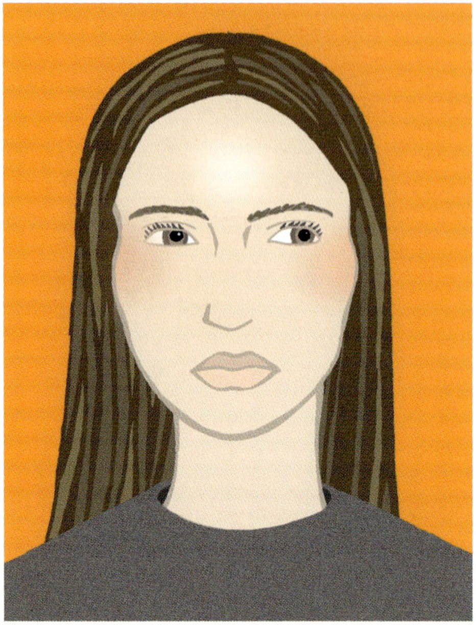

MAÇÃS SALTADAS

- Concentre a carga de blush na região externa da maçã, em direção às orelhas, e siga diluindo a carga de produto na direção do queixo.
- O efeito é escurecer justamente o que estava pronunciado.
- Ilumine o centro da testa.

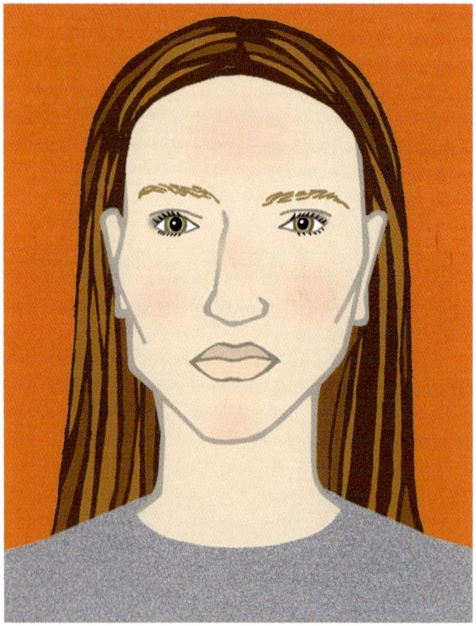

ROSTO MUITO MAGRO E ANGULOSO

- Toda sutileza ainda é pouco neste caso em que não há como disfarçar o seu "problema". Seu objetivo será colorir o rosto com uma tonalidade de blush que dê um aspecto saudável.
- Com o pincel sujo de blush, vá passando pela testa, maçãs do rosto e queixo – que são as áreas mais proeminentes.
- Não ilumine. Assim não acentua seus ângulos.

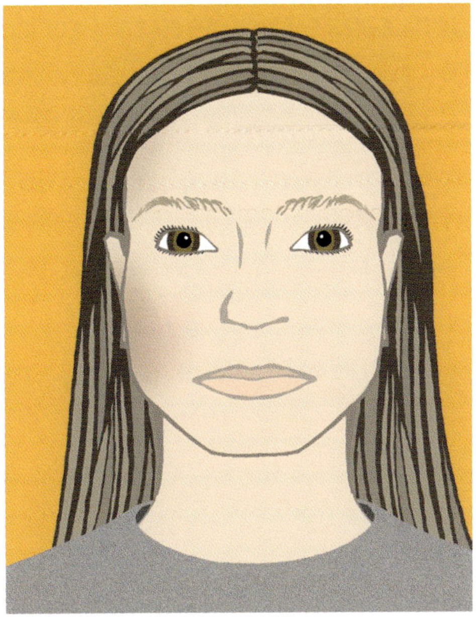

ROSTO QUADRADO E MUITO LARGO

- Você tem espaço suficiente para trabalhar com o blush de correção, escurecendo as laterais do rosto e afinando os contornos discretamente.
- Concentre a carga máxima de blush nas extremidades da cova da maçã.
- Ilumine o centro da testa e o topo do queixo.

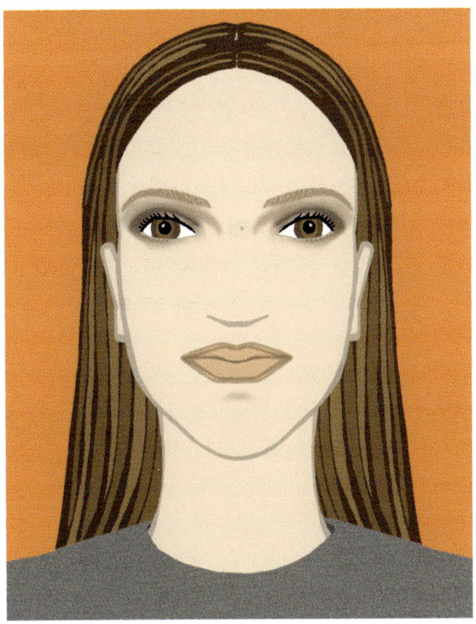

QUEIXO PROEMINENTE

- Se você acha que realmente vale a pena (porque o queixo não é região propícia para disfarces com maquiagem), desvie a atenção do "problema" investindo na maquiagem dos olhos.
- Outra boa manobra é criar uma boca bem carnuda, de modo que o novo contorno do lábio inferior invada um pouco a área do queixo.
- Com boas noções de proporção, crie uma covinha com o blush de correção abaixo do novo contorno da boca.
- Com o mesmo blush, tire suavemente a ponta do queixo. Assente o produto até ficar quase imperceptível.

EM FUNÇÃO DOS VOLUMES E DA ESTRUTURA ÓSSEA, A LUZ SE PROJETA DE MANEIRA MUITO PARTICULAR EM CADA ROSTO. SE VOCÊ RESOLVEU INTERFERIR EM ALGUMA CARACTERÍSTICA DOS SEUS OLHOS – PORQUE AS PÁLPEBRAS ESTÃO CAÍDAS OU O FORMATO É PEQUENO DEMAIS – ENTÃO IMAGINE, ANTES DE QUALQUER COISA, QUAL SERIA O SOMBREADO NUM FORMATO CLÁSSICO AMENDOADO. PROCURE UMA REFERÊNCIA (P. 64) E COMPARE COM SUA FOTO. ILUMINE AS REGIÕES QUE DEVERIAM FICAR MAIS EXPOSTAS (LUZ) E SOMBREIE AS QUE PRECISAM IR PARA SEGUNDO PLANO (SOMBRA). ALGUNS TESTES SERÃO O BASTANTE PARA DAR UM "CLIQUE" E ENTENDER QUE TODAS AS MANOBRAS SE BASEIAM NAS MESMAS NOÇÕES DE *CHIAROSCURO*.

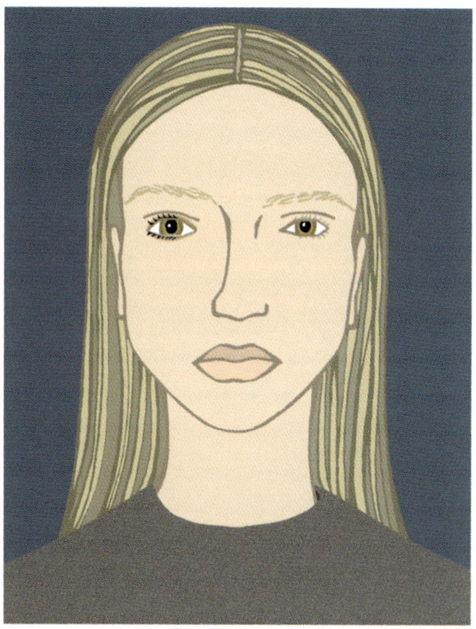

OLHOS MUITO PEQUENOS

- Com sombra/lápis dos beges aos marrons, contorne sutilmente a base dos cílios inferiores e esfumace, dando a ilusão de que o contorno real está mais embaixo.
- Delineie a base dos cílios superiores com lápis/sombra/delineador preto ou marrom. De novo, você estará criando a ilusão de que aí está o contorno real.
- Lembre-se que a correção do formato na parte superior é sempre mais pesada do que na parte inferior dos olhos.
- Seguindo o clássico amendoado, esfumace de leve com sombra marrom o côncavo da pálpebra superior.
- Passe um lápis branco na linha interna dos cílios inferiores, de um jeito discreto, reforçando a ilusão de olhos maiores. Durante o dia, prefira deixar esta linha interna sem nenhum contorno.
- Curve bem os cílios e reforce o rímel na parte superior e inferior.

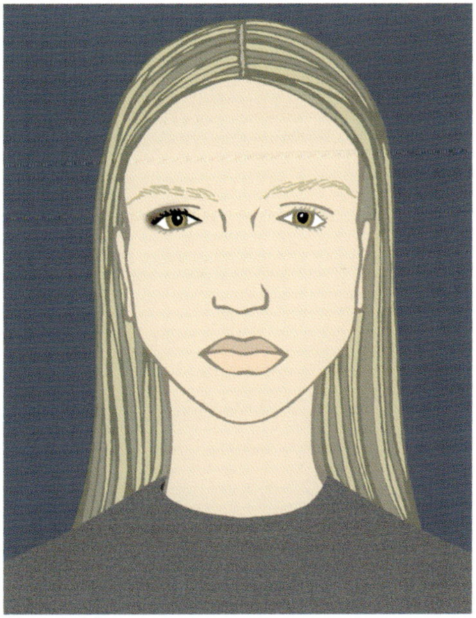

OLHOS CAÍDOS

- Capriche nas sobrancelhas e cílios superiores.
- Passe o lápis/sombra/delineador na base dos cílios superiores e esfumace a pálpebra superior seguindo o clássico amendoado (p. 64).
- Deixe a parte de baixo dos olhos sem maquiagem.

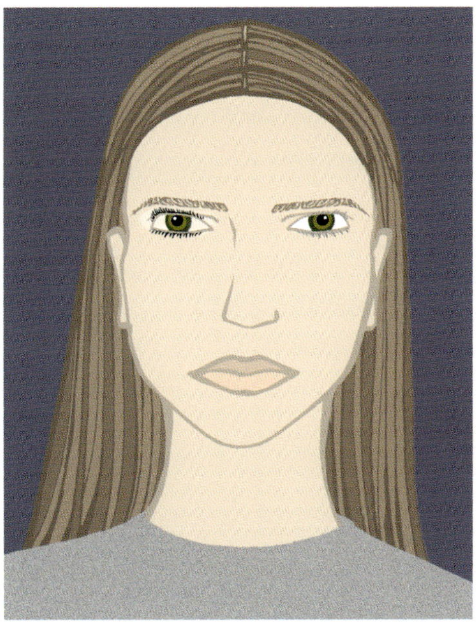

OLHOS FUNDOS

- Capriche na sobrancelha para levantar o olhar. Pince, clareie ou escureça, conforme o seu caso.
- Invista nos cílios destacados.
- Use os tons mais claros que puder na maquiagem dos olhos, especialmente os beges opacos, perolados ou metálicos.

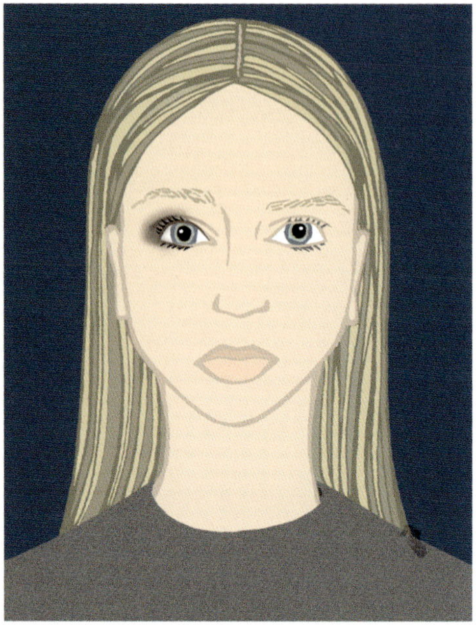

OLHOS MUITO PRÓXIMOS

- Reforce o canto externo superior e inferior com sombra escura (preto, cinza, marrom) – de modo mais intenso na base dos cílios superiores.
- Passe o lápis/sombra (preto, cinza ou marrom) sobre as linhas internas e externas dos cílios somente do centro para os cantos externos.
- Acentue a união dos cílios inferiores e superiores puxando a famosa "cauda de cometa".
- Reforce o rímel no canto externo superior.
- Se quiser uma maquiagem com efeito mais dramático, esfumace o côncavo do mais escuro (canto externo) para o mais claro (canto interno).

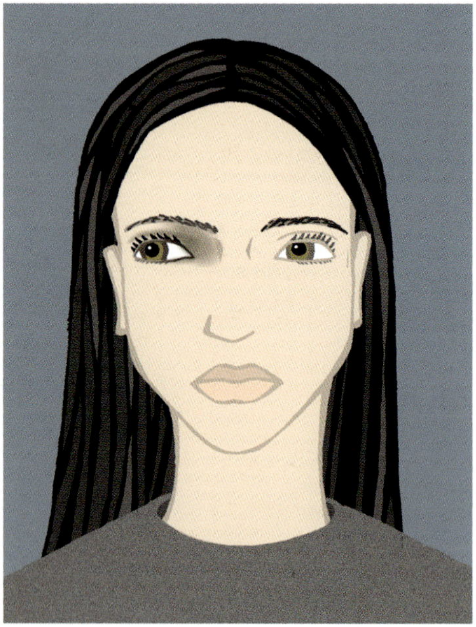

OLHOS MUITO AFASTADOS

- Por ser o canto interno do olho uma região onde não se espera ver muita maquiagem, use o critério de corrigir 50%.
- Esfumace os cantos internos dos olhos com sombra escura em direção à região de sustentação dos óculos. A base dos cílios inferiores recebe um esfumaçado milimétrico e num tom abaixo que o de cima.
- Passe o lápis/sombra na linha interna dos cílios superiores e inferiores, mas somente dos cantos internos até o centro do olho, terminando em nada...

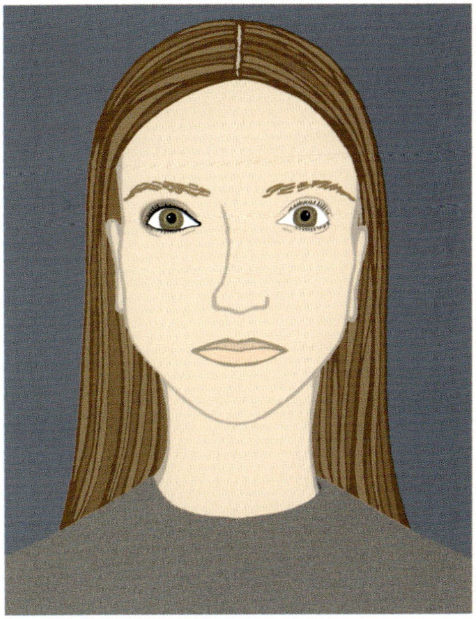

OLHOS SALTADOS

- Lápis/sombra (preto, cinza, marrom) contorna a linha interna dos cílios superiores e inferiores.
- Faça uma maquiagem esfumaçada em tonalidades mais escuras na base dos cílios superiores. O efeito projeta a região entre sobrancelha e côncavo, em lugar do globo saltado.

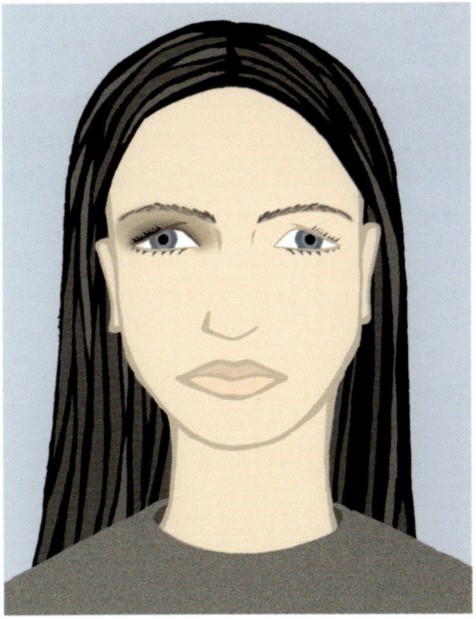

PÁLPEBRAS ENVELHECIDAS

- Levante a sobrancelha abrindo mais espaço para trabalhar o efeito que a gravidade provocou, aliviando a tristeza do olhar.
- Esfumace com beges escuros ou marrons – dependendo da tonalidade da sua pele – toda a parte superior dos olhos sem demarcar o côncavo ou qualquer vinco entre as regiões. Assim, provoca o efeito de bloco, disfarçando as dobras do caimento da pálpebra.
- Por ser uma área muito grande a ser maquiada, seja discreta. Use o critério de corrigir 50% para não trocar a pálpebra envelhecida por pálpebras muito maquiadas.

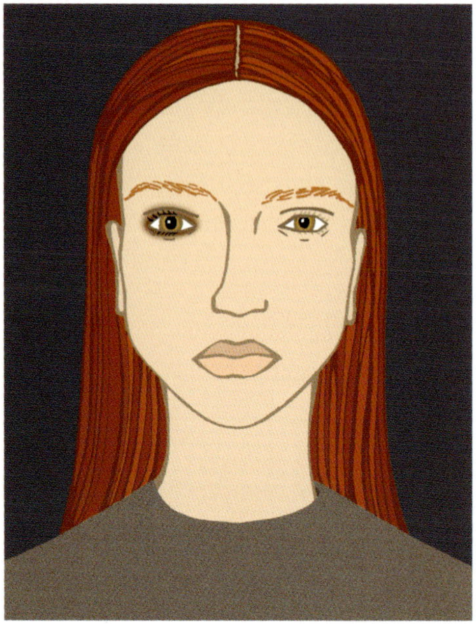

OLHOS COM BOLSAS NA PARTE DE BAIXO

- Para driblar esta pequena elevação sob os olhos (não confunda com bolsas de gordura numa pele envelhecida), esfumace apenas a base dos cílios inferiores e superiores com tons mais escuros que o da pele.
- Lembre-se é muito difícil disfarçar o problema com uma maquiagem muito pálida.

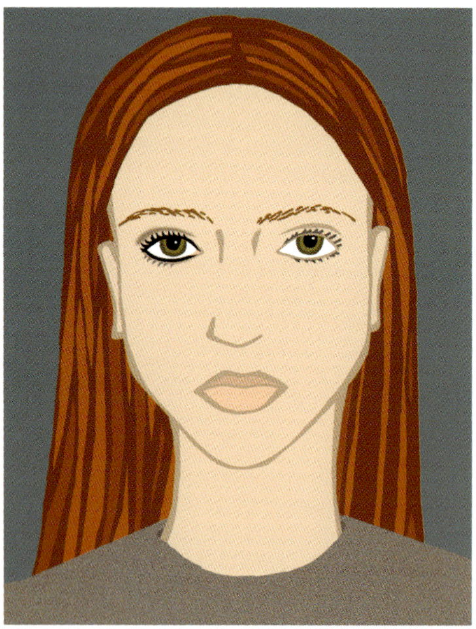

BRANCO DO OLHO À MOSTRA

- Em certas regiões do país essa característica é conhecida por "olhos sampacos", ou seja, que têm a linha dos cílios inferiores mais baixa, deixando à mostra o branco do olho (esclera). Os cirurgiões plásticos dizem "olhos com esclera aparente". Às vezes, um excesso na retirada de gordura durante a cirurgia de bolsas sob os olhos (ou porque a pele estava muito flácida na região) deixam essa aparência.
- Contorne com sombra ou lápis (preto, cinza ou marrom) a linha interna dos cílios inferiores e superiores. E siga fazendo a maquiagem da sua preferência.

O **NARIZ** É UMA DAS REGIÕES DO ROSTO QUE NINGUÉM ESPERA VER MAQUIADA. PORTANTO, QUALQUER ADIÇÃO DE COSMÉTICO DE CORREÇÃO PRECISA SER DISTRIBUÍDA EM OUTRAS ÁREAS. LEVE EM CONTA, TAMBÉM, QUE, DEPENDENDO DO PROBLEMA QUE VOCÊ QUER ATACAR, UM SIMPLES OLHAR DE PERFIL DERRUBA TODO O EMPENHO – É O CASO DO NARIZ COMPRIDO. MAS SE A CORREÇÃO DEPENDE DA VISÃO FRONTAL, HÁ TRUQUES BEM FUNCIONAIS, ESPECIALMENTE QUANDO USADOS À NOITE – SEMPRE MAIS GENEROSA COM AS "CORREÇÕES" EM REGIÕES INESPERADAS DO ROSTO DO QUE A LUZ DO DIA.

APLICAÇÃO. PARA CORRIGIR NESTA REGIÃO, SOMENTE BLUSH DE CORREÇÃO, ISTO É, NAS TONALIDADES HUMANAS QUE VÃO DOS BEGES AOS MARRONS.

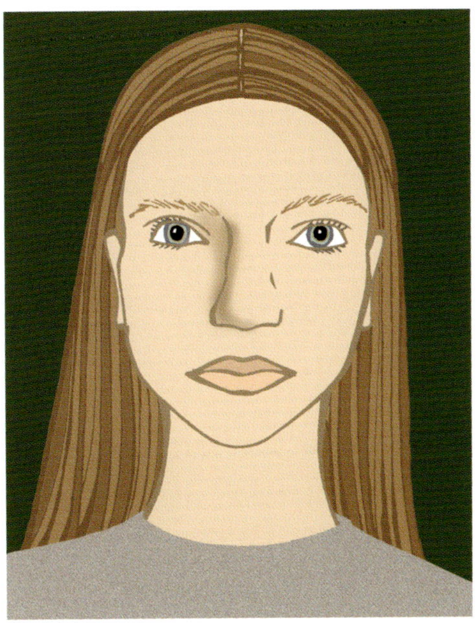

NARIZ LARGO

- Comece a sombrear com o blush de correção sob o pé da sobrancelha, passando rente no canto interno do olho, e descendo nas laterais do nariz.
- Trabalhe o resto do rosto, de modo que não demarque a linha de correção.
- O efeito vai projetar a linha frontal do nariz, dando a ilusão de ser mais afilado.

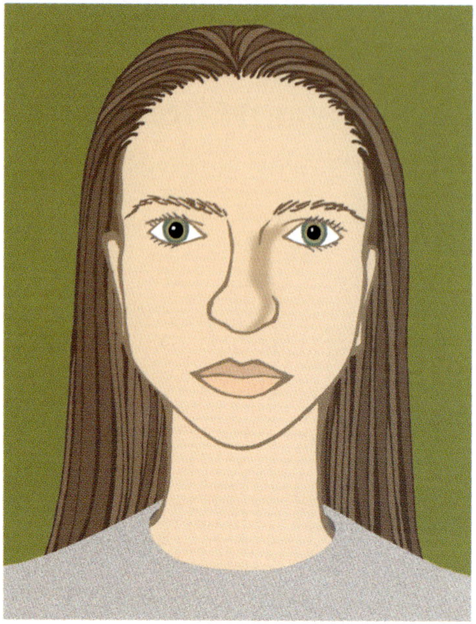

NARIZ BATATUDO

- Concentre o blush de correção desde o canto interno do olho, descendo na linha ao lado do nariz em direção à ponta. Cubra bem as abas.
- Observe que se a base do nariz não é larga, não há porque começar a correção a partir da sobrancelha.
- O efeito vai projetar a linha que divide o nariz.

COMO TODO MUNDO ACEITA UMA BOCA BEM MAQUIADA, A PRIMEIRA IMPRESSÃO É DE QUE O TERRENO ESTÁ LIVRE PARA AS CORREÇÕES. NÃO É VERDADE. CAUSA MUITA ESTRANHEZA DIMINUIR UMA BOCA GRANDE E CARNUDA, REDEFININDO OS SEUS CONTORNOS. A TÉCNICA EXISTE, MAS NÃO VALE A PENA ADOTAR. ■ EM COMPENSAÇÃO, AUMENTAR UM LÁBIO FINO OU DAR ILUSÃO DE MAIS VOLUME DEPENDEM DE UM TRUQUE EFICAZ, QUE RESOLVE INÚMERAS DESIGUALDADES DE TAMANHO E FALHAS DE CONTORNO QUE O SEU TIPO DE BOCA POSSA APRESENTAR.

APLICAÇÃO. PARA A CORREÇÃO DOS LÁBIOS NUMA PELE TRABALHADA COM BASE, CORRETIVO E PÓ, APROVEITE PARA REBAIXAR BEM O CONTRASTE DA COR NATURAL, COMO SE APAGASSE A ANTIGA BOCA E INVESTISSE NUMA NOVA. MAS CASO QUEIRA USAR O RECURSO SÓ NA BOCA (SEM TER TRABALHADO A PELE) VAI TER DE OPTAR POR COBERTURA TOTAL DE LÁPIS/BATOM. ESQUEÇA AS TEXTURAS TRANSPARENTES.

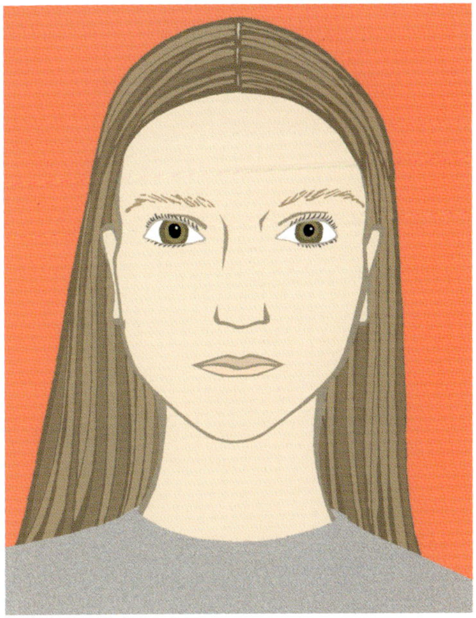

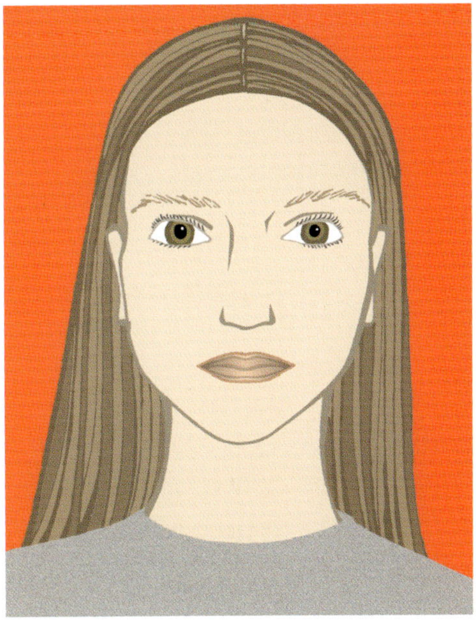

LÁBIOS PEQUENOS E MUITO FINOS

- Para aumentar, use o lápis cor de boca para traçar uma linha suave fora do contorno natural.
- Procure deixar o novo traçado o mais proporcional em relação ao resto do rosto. Para isso, afaste-se ao menos um metro do espelho para ver o efeito. Aproxime-se novamente, antes de reforçar o traçado.
- Com um lápis / batom opaco, na cor desejada (tons beges e marrons para um efeito natural), vá sombreando com traços curtos e leves do canto da boca para o centro.
- Se quiser efeito profissional, use dois tons de batom (ou de lápis): mais escuro para os cantos e mais claro para o centro.
- Se você não gosta do efeito opaco – ideal para "correções", dê um toque de gloss no centro da boca. Será o suficiente para espalhar a sensação de brilho para o resto.
- O efeito é um lábio maior e com mais volume.

TRUQUES

- Decidir entre o contorno da boca arredondado ou reto vai depender do seu estilo. De qualquer modo, depois que você aprendeu a refazer a boca poderá experimentar e melhorar cada vez mais o efeito.
- Trate a boca corrigida como a um "filho". Além de retocar várias vezes para protegê-la do desgaste que a saliva provoca na textura opaca e seca, nada de sair comendo sanduíches, tomando cafezinhos, experimentando roupas com golas apertadas, etc.

SE POR QUALQUER RAZÃO VOCÊ FICOU COM FALHAS MUITO GRAVES NAS SOBRANCELHAS, TENTE CONTORNAR O PROBLEMA COM A MAQUIAGEM DEFINITIVA. TRATA-SE DE TATUAR, COM PIGMENTOS ESPECIAIS, LINHAS IMITANDO OS PELOS QUE FALTAM. COMO NA TATUAGEM, ESTAS DEVEM SE FIXAR DE FORMA PERMANENTE. ■ ANTES DE SAIR REMENDANDO O FORMATO DA SOBRANCELHA, PROCURE QUEM REALMENTE TEM TALENTO PARA O DESENHO. ESTUDE ANTES COM UM MAQUIADOR O TRAÇADO IDEAL, LEVANDO EM CONTA ALGUNS FATORES: A PELE VAI EXPANDIR COM O TEMPO, MODIFICANDO O TRAÇADO E A INTENSIDADE DA COR. E, ALÉM DISSO, SE O DERMOPIGMENTO NÃO FOR DE BOA ORIGEM VAI APAGAR O EFEITO ANTES DO TEMPO OU MODIFICAR A COR QUE VOCÊ DESEJA. NO CASO DE ALGUM DESASTRE NA CONFECÇÃO, SÓ SESSÕES DE LASER PODERÃO REVERTER O PROCESSO.

Não recomendo tatuar um arco definitivo sob o rosto, caso você tenha o azar de perder todos os pelos da sobrancelha. Para estes casos, converse com o seu dermatologista ou cirurgião plástico a respeito de um transplante – normalmente feito com os fios da região das têmporas (área doadora).

Médico e paciente devem estudar o formato adequado, por meio de fotos e desenhos e, se possível, recorrer a um maquiador profissional.

Peça fotos de pacientes que fizeram a cirurgia. Tire todas as dúvidas antes. Não imagine um milagre – que é ter uma sobrancelha com uma qualidade diferente do seu cabelo das têmporas, ou que reproduza nuanças e detalhes que só a natureza dá.

Quanto mais fina a sobrancelha, obviamente, o processo será mais simples e bem-sucedido. E lembre-se: você ainda tem a vantagem de poder melhorar com maquiagem, clarear, escurecer, etc.

A cirurgia dura, em média, três horas, e é feita com anestesia local. São retirados os fios com raízes (folículos) da região das têmporas e transferidos para a sobrancelha. É uma espécie de bordado: pois o cirurgião vai colocar um a um, tentando imitar o caimento da sua sobrancelha natural.

A recuperação é rápida – tanto do corte feito na área doadora como no local, que fica inchado no primeiro dia. Cerca de dois meses depois, os pelos voltam a crescer. Eles terão o mesmo comportamento do seu cabelo das têmporas: espessura, caimento e, um dia, ficarão brancos. Uma importante diferença é que os novos fios crescerão em média um centímetro por mês, exigindo que você apare com a tesourinha.

ANTES

DEPOIS

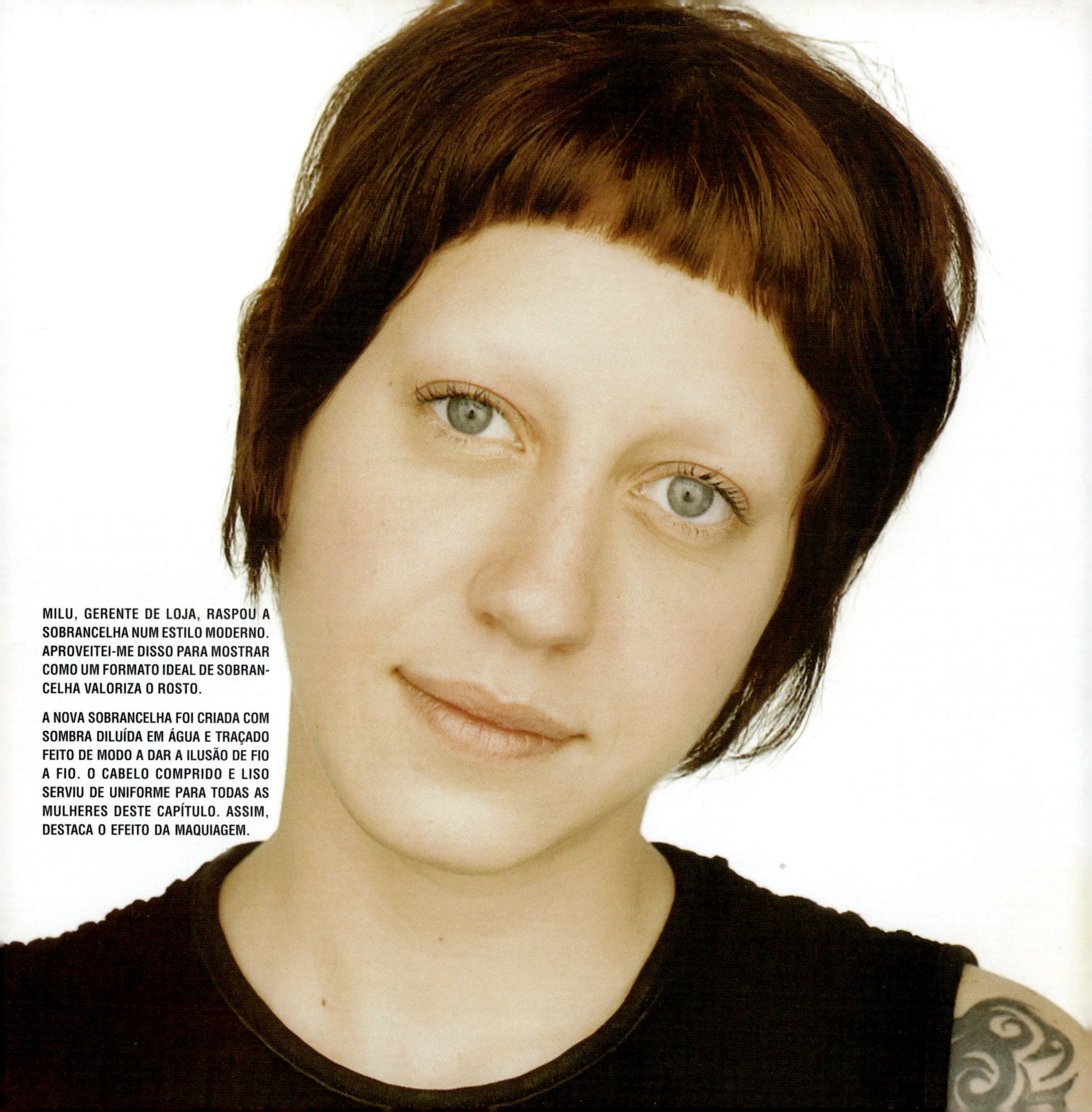

MILU, GERENTE DE LOJA, RASPOU A SOBRANCELHA NUM ESTILO MODERNO. APROVEITEI-ME DISSO PARA MOSTRAR COMO UM FORMATO IDEAL DE SOBRANCELHA VALORIZA O ROSTO.

A NOVA SOBRANCELHA FOI CRIADA COM SOMBRA DILUÍDA EM ÁGUA E TRAÇADO FEITO DE MODO A DAR A ILUSÃO DE FIO A FIO. O CABELO COMPRIDO E LISO SERVIU DE UNIFORME PARA TODAS AS MULHERES DESTE CAPÍTULO. ASSIM, DESTACA O EFEITO DA MAQUIAGEM.

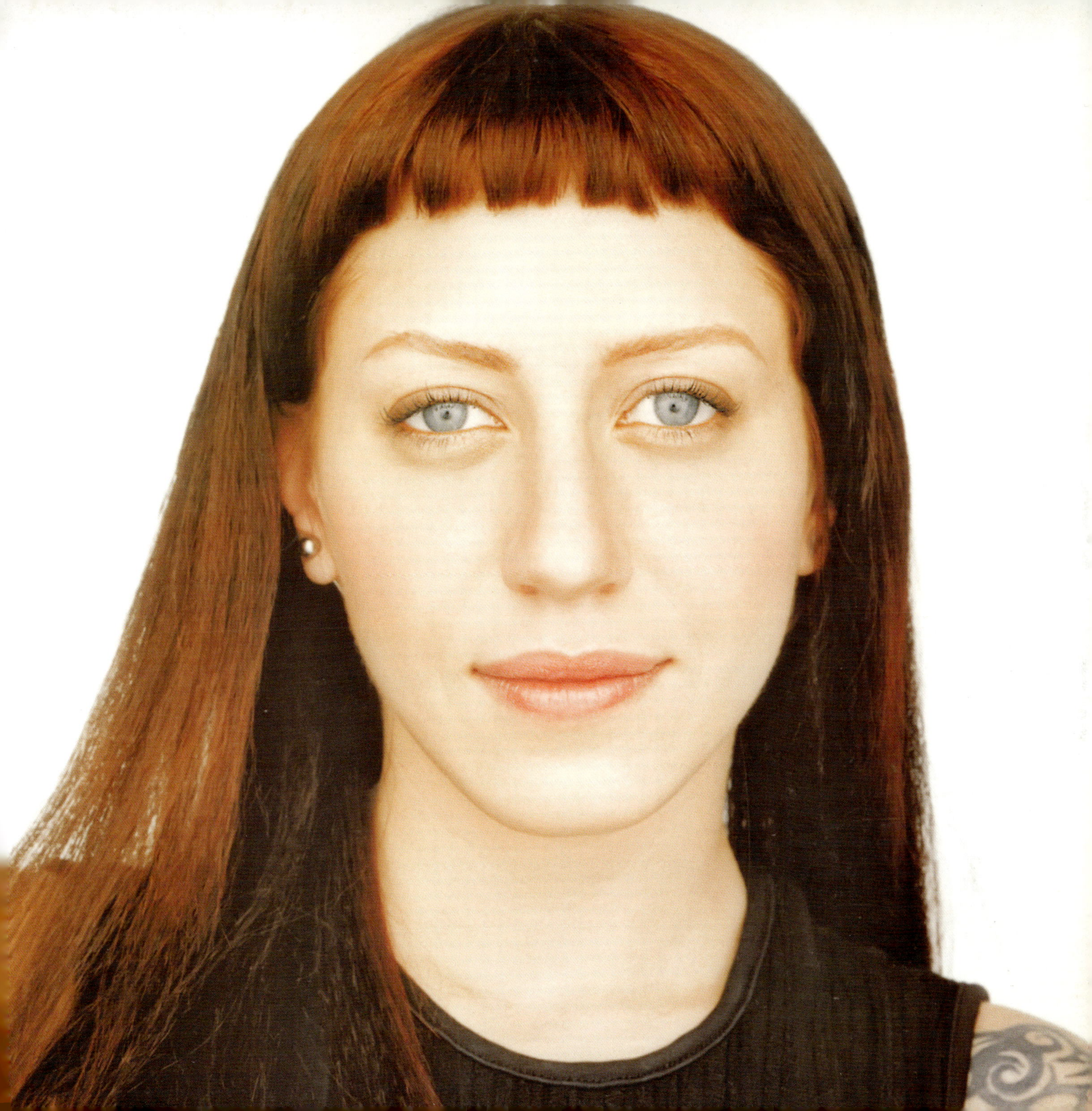

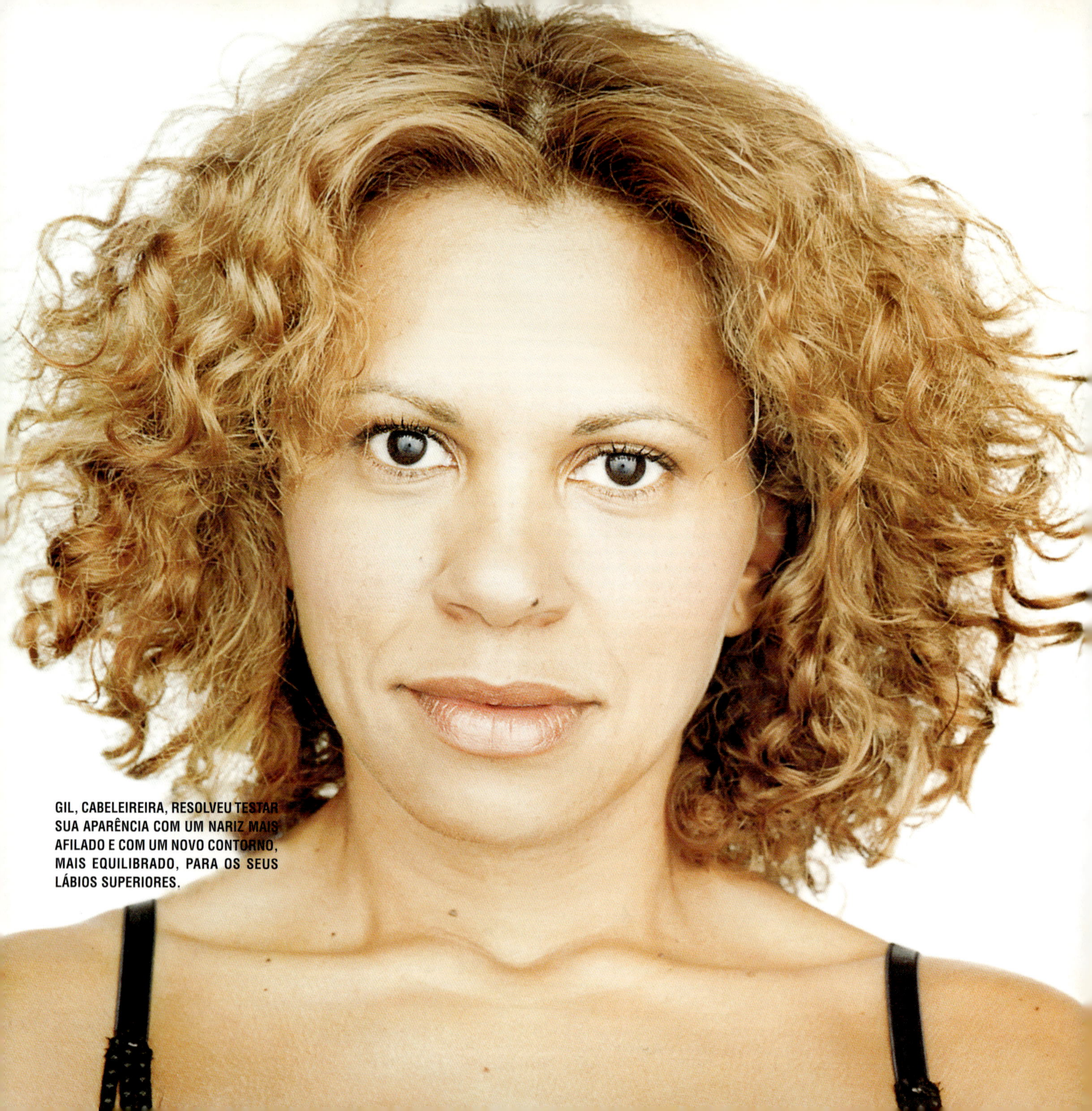

GIL, CABELEIREIRA, RESOLVEU TESTAR SUA APARÊNCIA COM UM NARIZ MAIS AFILADO E COM UM NOVO CONTORNO, MAIS EQUILIBRADO, PARA OS SEUS LÁBIOS SUPERIORES.

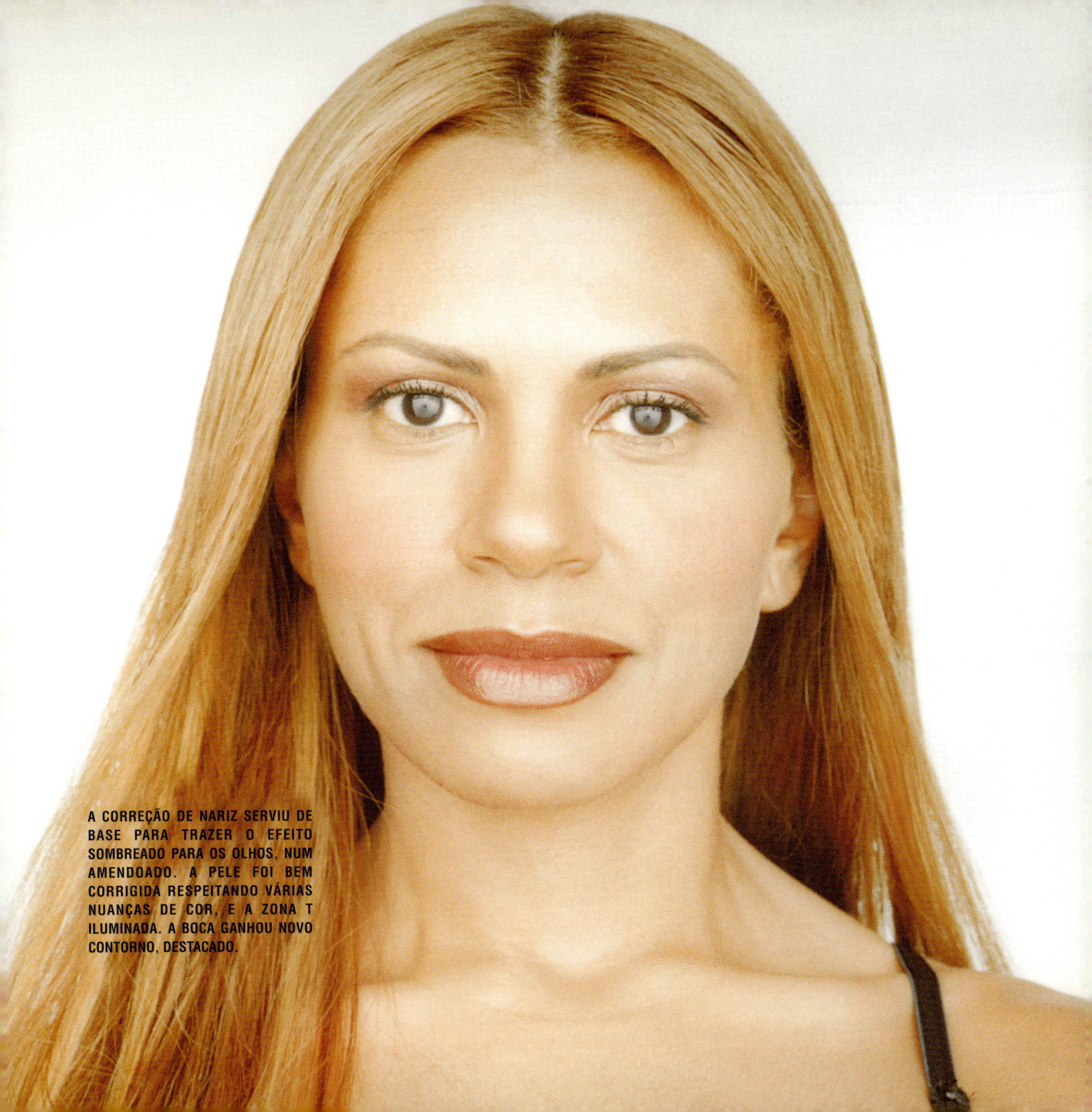

A CORREÇÃO DE NARIZ SERVIU DE BASE PARA TRAZER O EFEITO SOMBREADO PARA OS OLHOS, NUM AMENDOADO. A PELE FOI BEM CORRIGIDA RESPEITANDO VÁRIAS NUANÇAS DE COR, E A ZONA T ILUMINADA. A BOCA GANHOU NOVO CONTORNO, DESTACADO.

CAROL, VENDEDORA, SEMPRE ACHOU QUE SEUS LÁBIOS FINOS CONFEREM UM AR DE SERIEDADE PERMANENTE PARA O ROSTO.

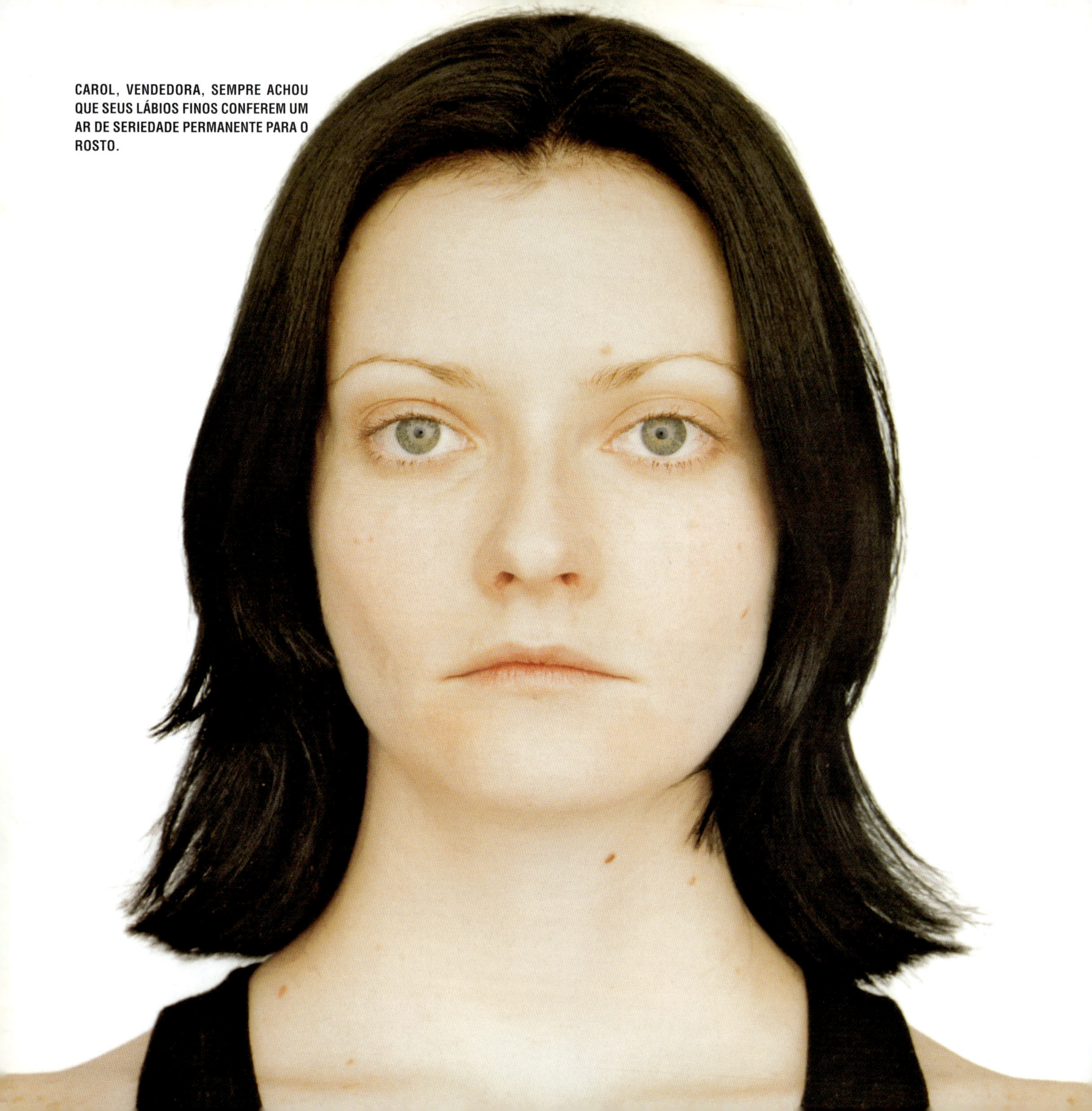

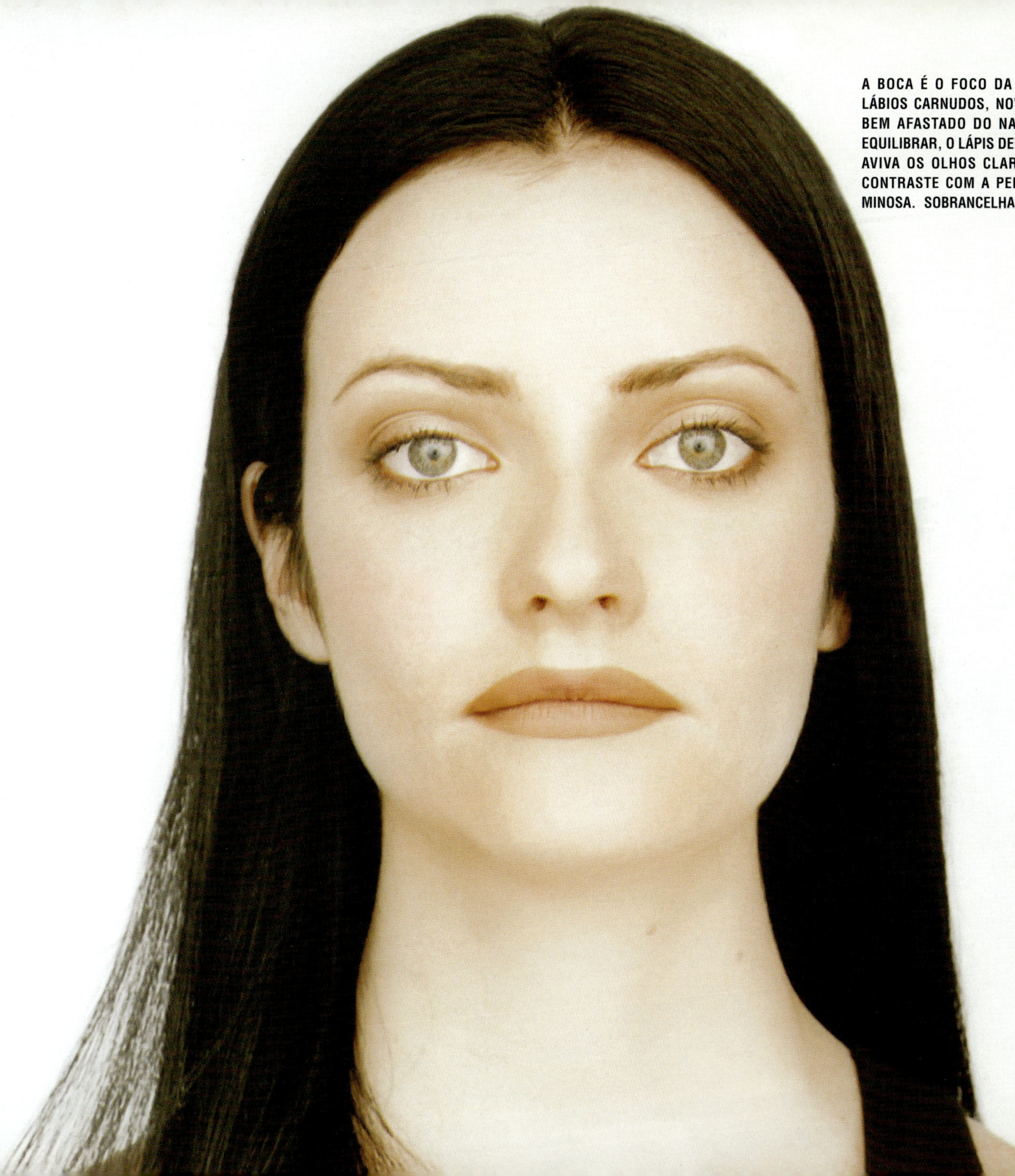

A BOCA É O FOCO DA MAQUIAGEM: LÁBIOS CARNUDOS, NOVO CONTORNO BEM AFASTADO DO NATURAL. PARA EQUILIBRAR, O LÁPIS DENTRO DO OLHO AVIVA OS OLHOS CLAROS E FAZ UM CONTRASTE COM A PELE ALVA E LUMINOSA. SOBRANCELHAS CORRIGIDAS.

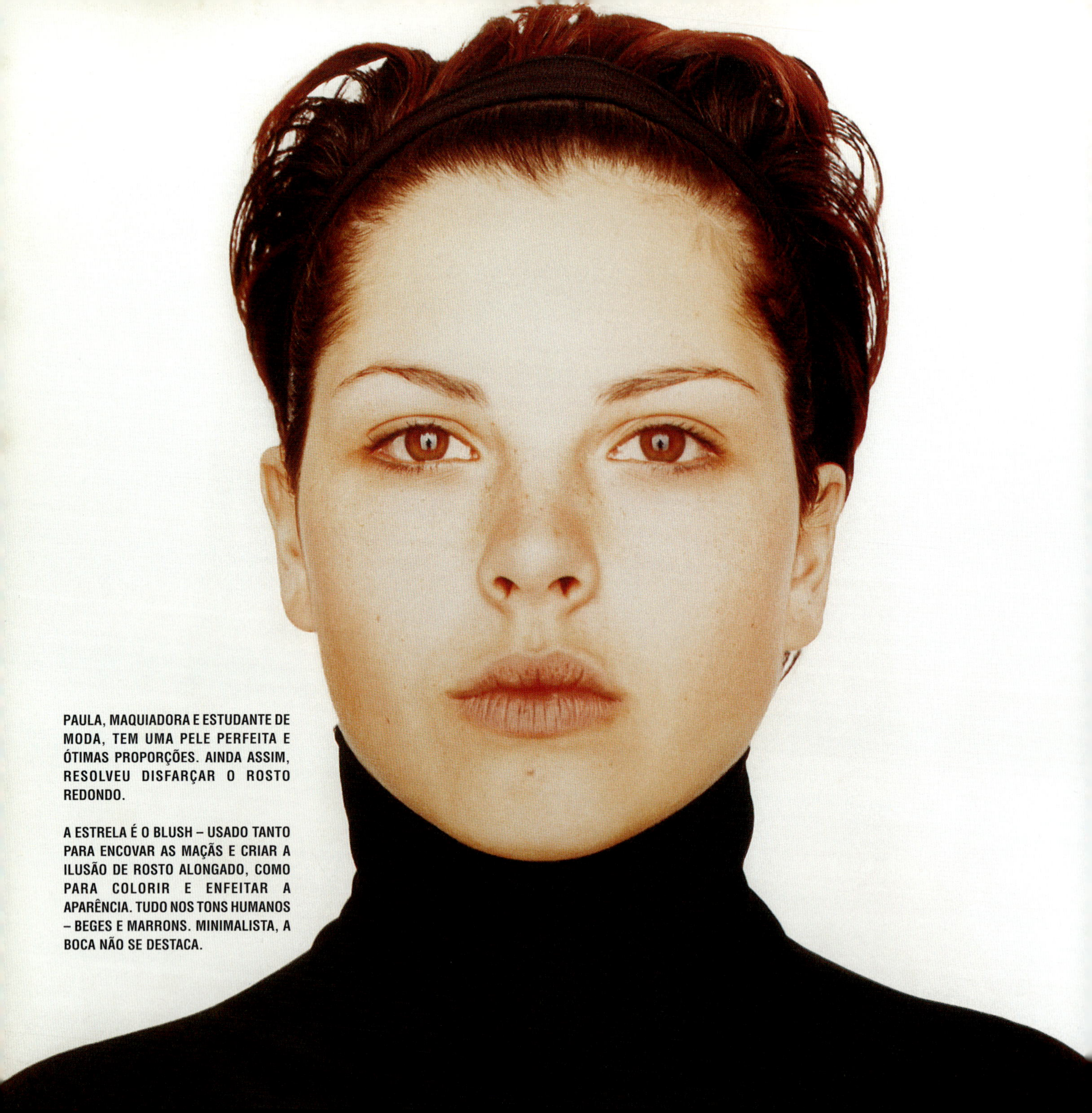

PAULA, MAQUIADORA E ESTUDANTE DE MODA, TEM UMA PELE PERFEITA E ÓTIMAS PROPORÇÕES. AINDA ASSIM, RESOLVEU DISFARÇAR O ROSTO REDONDO.

A ESTRELA É O BLUSH – USADO TANTO PARA ENCOVAR AS MAÇÃS E CRIAR A ILUSÃO DE ROSTO ALONGADO, COMO PARA COLORIR E ENFEITAR A APARÊNCIA. TUDO NOS TONS HUMANOS – BEGES E MARRONS. MINIMALISTA, A BOCA NÃO SE DESTACA.

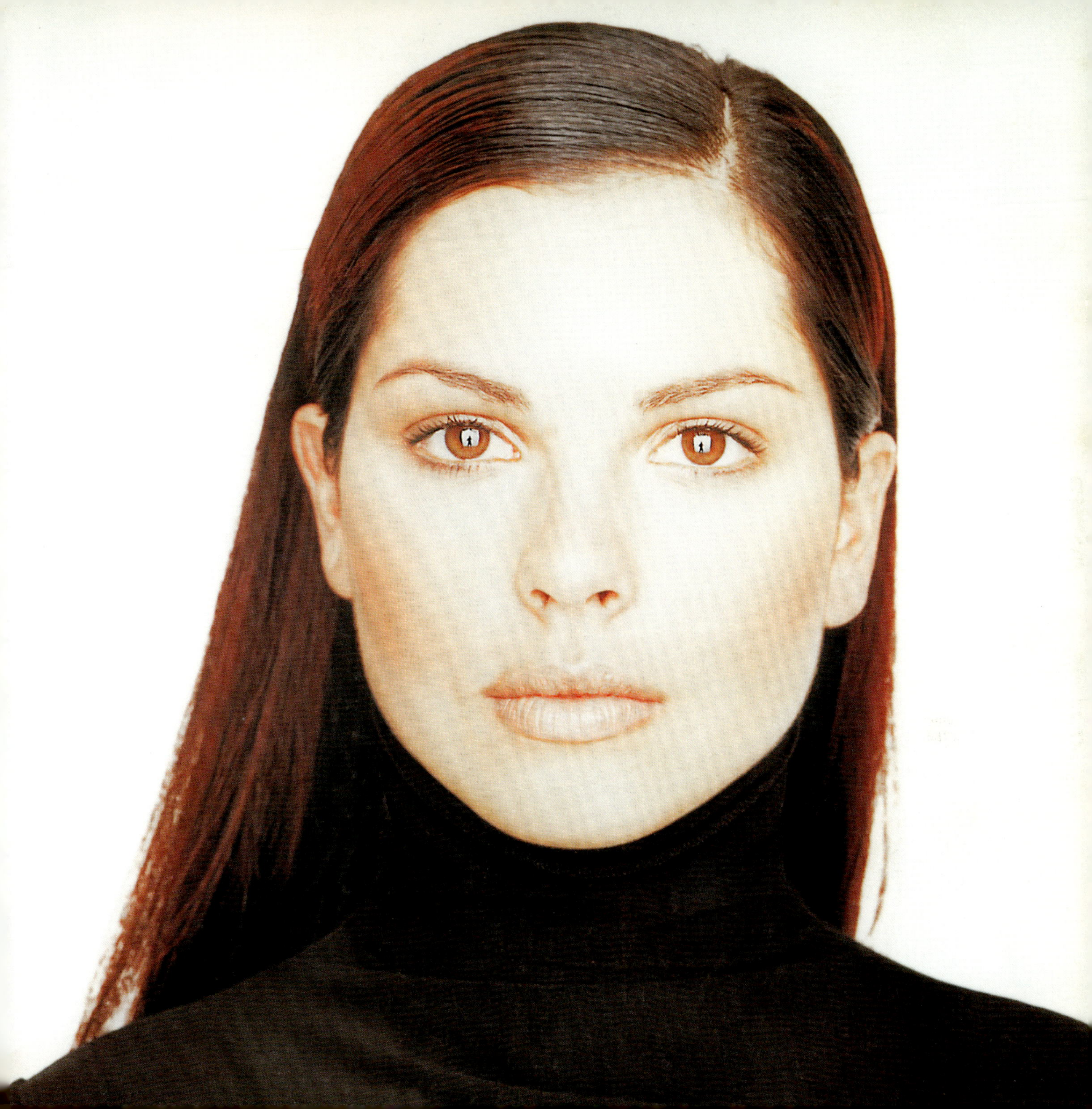

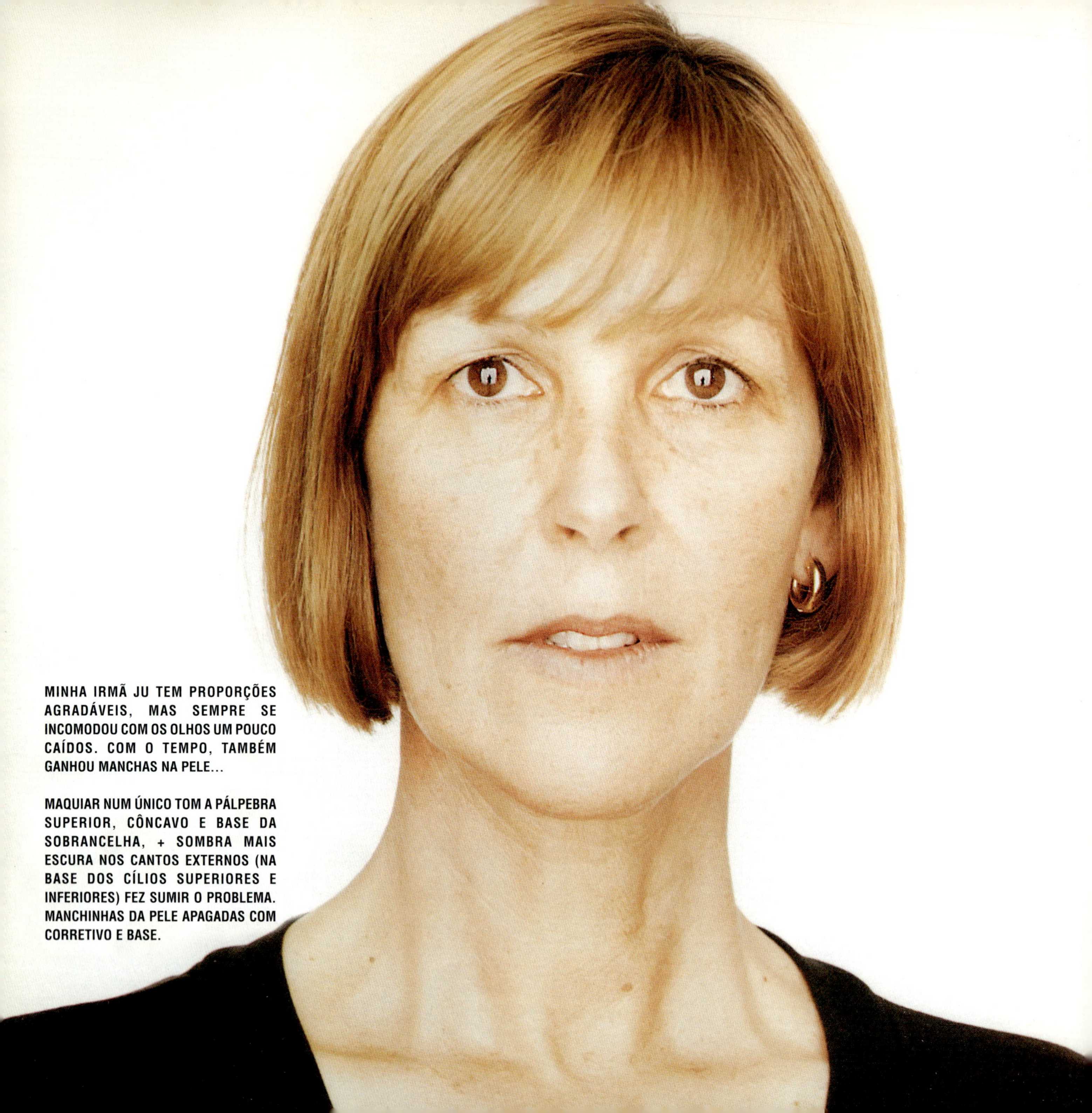

MINHA IRMÃ JU TEM PROPORÇÕES AGRADÁVEIS, MAS SEMPRE SE INCOMODOU COM OS OLHOS UM POUCO CAÍDOS. COM O TEMPO, TAMBÉM GANHOU MANCHAS NA PELE...

MAQUIAR NUM ÚNICO TOM A PÁLPEBRA SUPERIOR, CÔNCAVO E BASE DA SOBRANCELHA, + SOMBRA MAIS ESCURA NOS CANTOS EXTERNOS (NA BASE DOS CÍLIOS SUPERIORES E INFERIORES) FEZ SUMIR O PROBLEMA. MANCHINHAS DA PELE APAGADAS COM CORRETIVO E BASE.

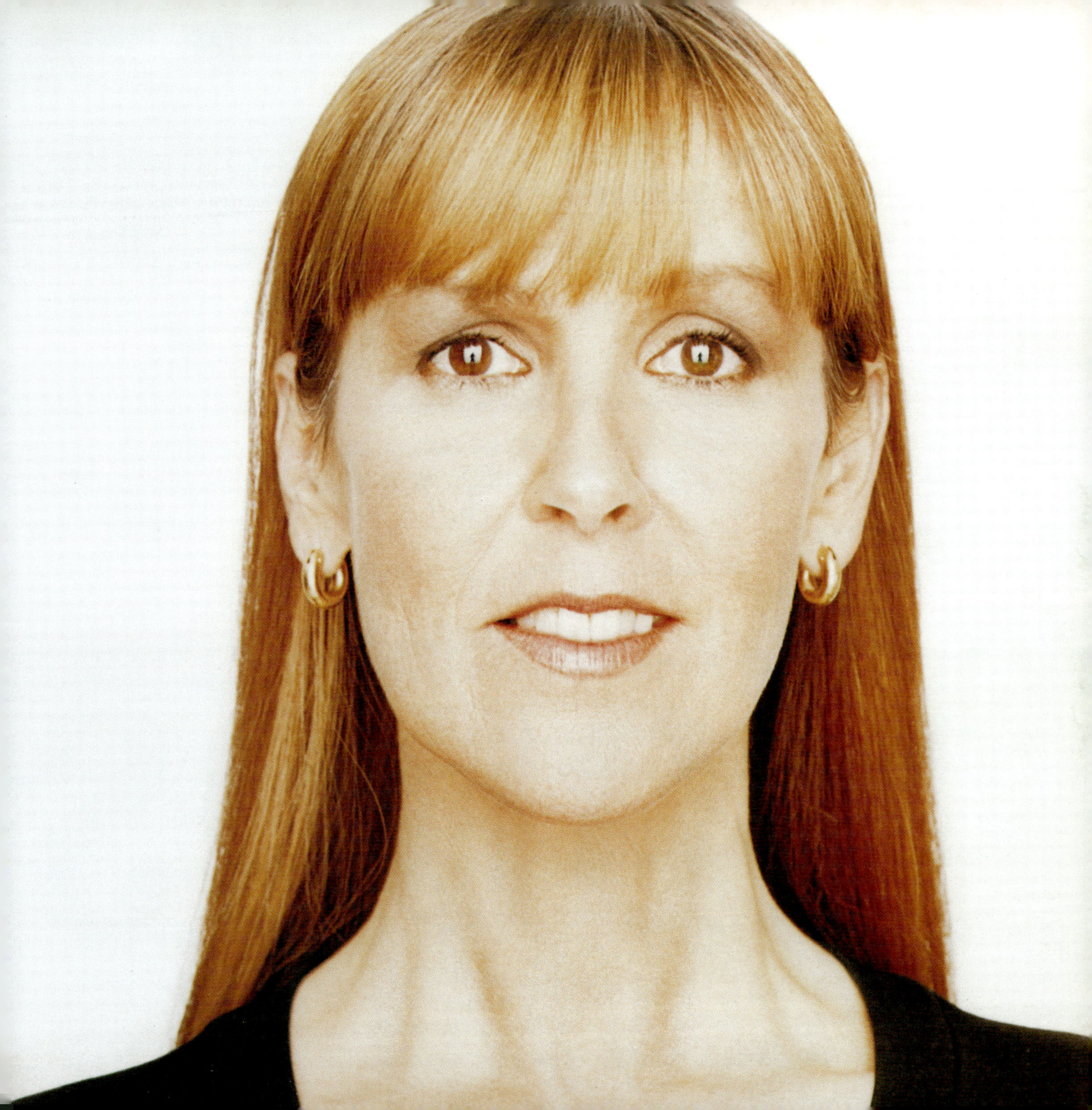

MODOS

enpeace cinema casa no campo bossa nova transparências cachoeira gelada pôr do sol galerias vitrines Calvin Klein filtro solar castiçais

ciais lentes de contato Blue Velvet látex ar-condicionado camisinha na bolsa techno sushi vitaminas em cápsula transparências cachoei

Greenpeace cinema casa no campo bossa nova transparências cachoeira gelada filtro solar castiçais na mesa peixe no aquário divã do a

esa peixe no aquário divã do analista vigésimo andar lua cheia bebida gelada quarto de hotel Greenpeace cinema casa no campo boss

a camisinha na bolsa techno sushi vitaminas em cápsula transparências cachoeira gelada pôr do sol galerias vitrines filtro solar castiçais na r

oeira gelada pôr do sol galerias vitrines filtro solar castiçais na mesa peixe no aquário divã do analista vigésimo andar lua cheia bebida g

simo andar lua cheia bebida gelada quarto de hotel Greenpeace cinema casa no campo bossa nova transparências cachoeira gelada cam

rio divã do analista vigésimo andar lua cheia bebida gelada quarto de hotel Greenpeace cinema casa no campo bossa nova transparênc

da gelada quarto de hotel Studio 54 rock salto agulha rímel preto no olho artes marciais lentes de contato castiçais na mesa peixe no aqu

da vigésimo andar lua cheia bebida gelada quarto de hotel Greenpeace cinema casa no campo bossa nova transparências cachoeira ge

rock salto agulha rímel preto no olho artes marciais lentes de contato castiçais na mesa peixe no aquário divã do analista vigésimo andar lua ch

oeira gelada pôr do sol galerias vitrines peixe no aquário divã do analista vigésimo andar lua cheia camisinha na bolsa techno sushi vi

r lua cheia bebida gelada quarto de hotel Greenpeace cinema casa no campo bossa nova transparências cachoeira gelada pôr do sol g

agulha rímel preto no olho artes marciais lentes de contato castiçais na mesa peixe no aquário divã do analista vigésimo andar lua cheia be

ápsula transparências cachoeira gelada pôr do sol galerias vitrines filtro solar castiçais na mesa peixe no aquário divã do analista vigés

es Calvin Klein filtro solar castiçais na mesa peixe no aquário divã do analista vigésimo andar casa no campo bossa nova transparências

inas em cápsula transparências cachoeira gelada pôr do sol galerias vitrines filtro solar castiçais na mesa peixe no aquário divã do analis

ias vitrines filtro stiçais peixe do anal lar lua ada Studi

da gelada quarto de ema ampo sa nova sparên cachoe ada sinha na tec ushi vitamina

heia bebida gelada arte ho G Peace ema ca campo ssa nova nspar cacho elada po alerias

çais na mesa peixe uári do a a vi o andar heia da gelada arto d Green ci casa po

es filtro solar cas na m peixe uário vigési a bebi de hote cine

da pôr do sol galerias vitrines filtro solar castiçais na mesa peixe no aquário divã do analista vigésimo andar lua cheia bebida gelada q

no aquário divã do analista vigésimo andar lua cheia bebida gelada quarto de hotel Studio 54 rock salto agulha rímel preto no olho ar

mpo bossa nova transparências cachoeira gelada camisinha na bolsa techno sushi vitaminas em cápsula transparências cachoeira gelada pô

na casa no campo bossa nova transparências cachoeira gelada pôr do sol galerias vitrines vigésimo andar lua cheia bebida gelada qu a peixe no aquário divã do analista vigésimo andar lua cheia bebida gelada quarto de hotel Studio 54 rock salto agulha rímel preto no olho

pôr do sol galerias vitrines filtro solar castiçais na mesa peixe no aquário divã do analista vigésimo andar lua cheia bebida gelada q

vigésimo andar lua cheia bebida gelada quarto de hotel Studio 54 rock salto agulha rímel preto no olho artes marciais lentes de contato c

transparências cachoeira gelada pôr do sol galerias vitrines filtro solar castiçais na mesa peixe no aquário divã do analista vigésimo and

eixe no aquário divã do analista vigésimo andar lua cheia bebida gelada quarto de hotel Greenpeace cinema casa no campo bossa nova transpa

quarto de hotel Studio 54 rock salto agulha rímel preto no olho artes marciais lentes de contato castiçais na mesa peixe no aquário divã do

a bolsa techno sushi vitaminas em cápsula transparências cachoeira gelada pôr do sol galerias vitrines filtro solar castiçais na mesa p

choeira gelada pôr do sol galerias vitrines Calvin Klein filtro solar castiçais na mesa peixe no aquário divã do analista vigésimo andar lu

vã do analista vigésimo andar lua cheia bebida gelada quarto de hotel Greenpeace cinema casa no campo bossa nova transparências ca

r do sol galerias filtro solar castiçais na mesa peixe no aquário divã do analista vigésimo andar lua cheia bebida gelada quarto de hotel

ida gelada quarto de hotel Greenpeace cinema casa no campo bossa nova transparências cachoeira gelada casa no campo bossa nova transpa

em cápsula transparências cachoeira gelada pôr do sol galerias vitrines filtro solar castiçais na mesa peixe no aquário divã do analista vi

vitrines filtro solar castiçais na mesa peixe no aquário divã do analista vigésimo andar lua cheia bebida gelada quarto de hotel Studio 54

ada quarto de hotel Greenpeace cinema casa no campo bossa nova transparências cachoeira gelada camisinha na bolsa techno sushi vi

r lua cheia bebida gelada quarto de hotel Greenpeace cinema casa no campo bossa nova transparências cachoeira gelada pôr do sol

ira gelada pôr do sol filtro solar castiçais na mesa peixe no aquário divã do analista vigésimo andar lua cheia camisinha na bolsa techno

ésimo andar lua cheia bebida gelada quarto de hotel Greenpeace cinema casa no campo bossa nova transparências cachoeira gelada pô

DE SER

ock ... el pret ... marciais lent ... stiçais ... peixe no a ... alista vigésimo andar lu

sula ... nsparênc ... cacho ... lada pôr do sol galeri ... rines filtro sola ... stiçais na mesa ... e no aq ... divã do analista vigésim

s ... Klein ... solar ... esa peixe no aquári ... analista ... ar ... artes marciais lentes de

ova ... nsparênc ... cacho ... lada camisinha na bolsa ... hno ... vitam ... em cápsula tr ... ências ... eira gelada pôr do sol

a no ... va tra ... choeira gelada ... sus ... taminas ... psula transparências ca

hotel Greenpeace cinema casa no campo bossa nova transparências cachoeira gelada pôr do sol galerias vitrines filtro solar castiçais n

iais lentes de contato castiçais na mesa peixe no aquário divã do analista vigésimo andar lua cheia bebida gelada quarto de hotel cinema

galerias vitrines filtro solar castiçais na mesa peixe no aquário divã do analista vigésimo andar lua cheia bebida gelada quarto de hotel Gree

otel cinema casa no campo bossa nova transparências cachoeira gelada camisinha na bolsa techno sushi vitaminas em cápsula transpa

QUATRO COISAS QUE SEI DELA...

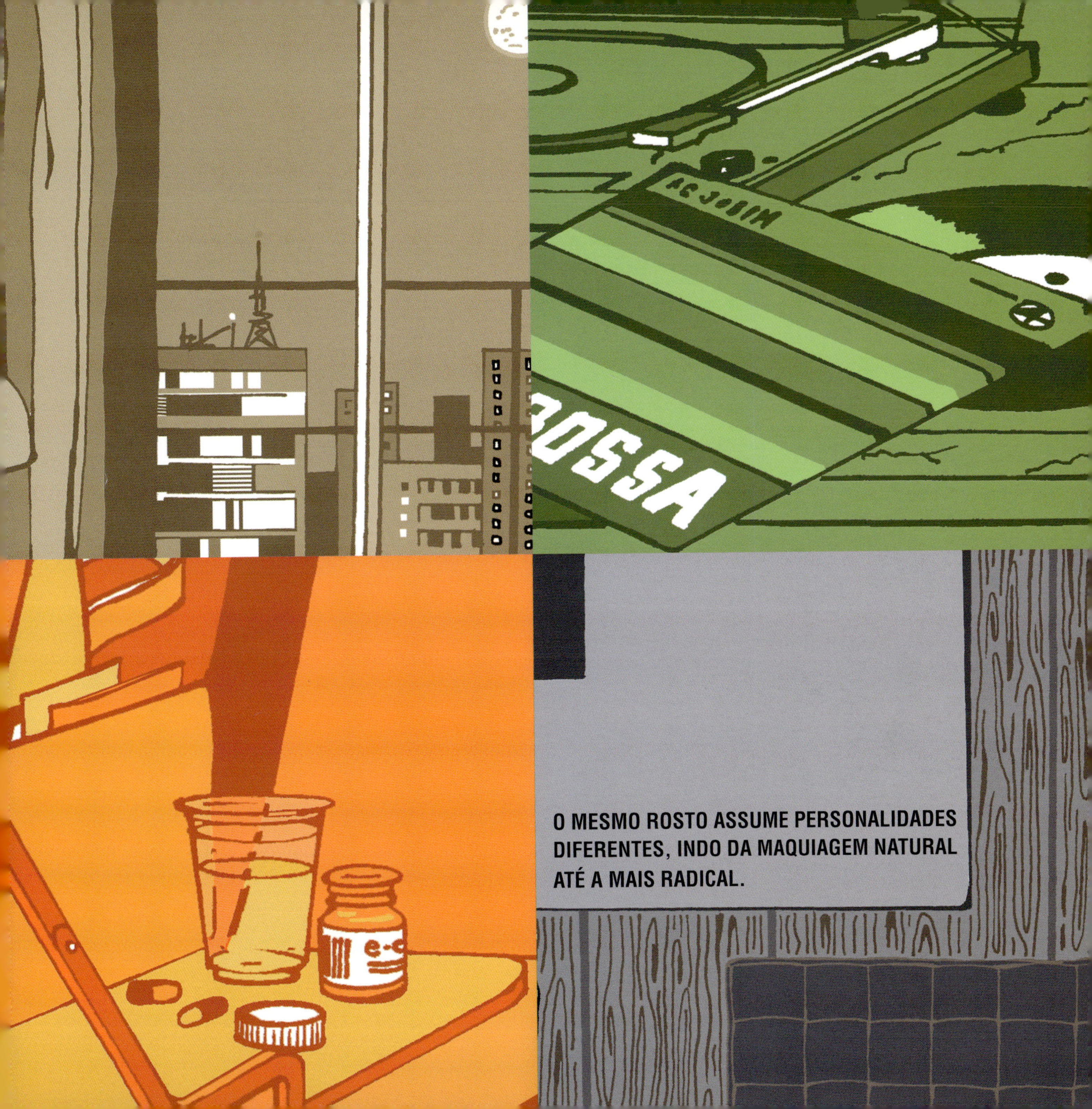
O MESMO ROSTO ASSUME PERSONALIDADES
DIFERENTES, INDO DA MAQUIAGEM NATURAL
ATÉ A MAIS RADICAL.

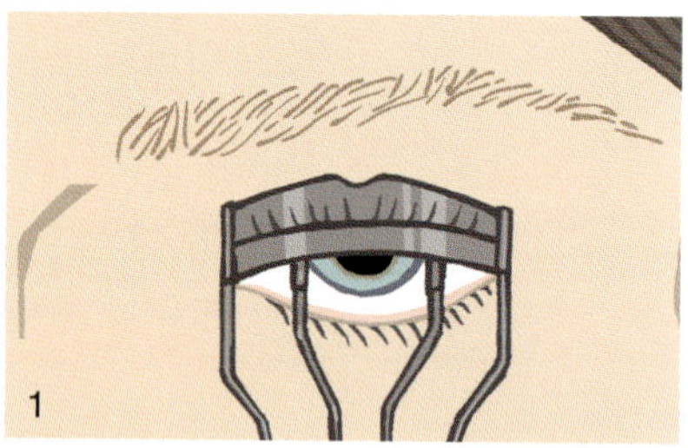

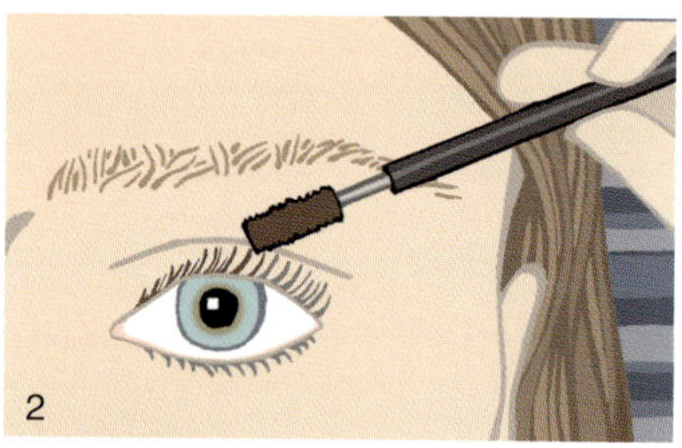

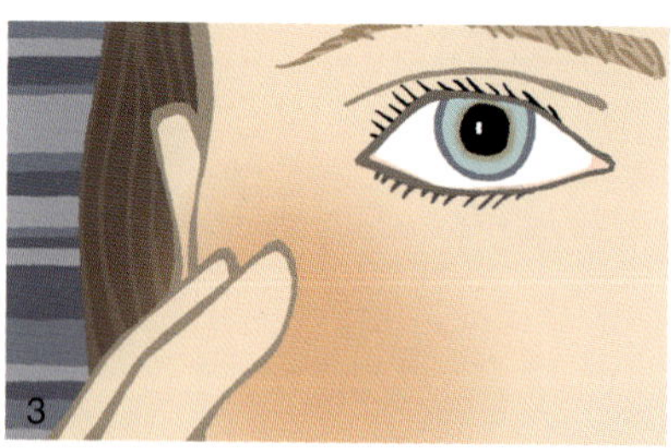

ASSIM COMO SOU. **Greenpeace cinema cachoeira gelada casa no campo bossa nova transparências pôr do sol**

Base fina e no tom da pele aplicada com esponja úmida. É o que dá a sensação de viço e de pele bem hidratada. ■ Corretivo no tom da pele para cobrir olheiras e manchas. ■ Retoque de sombra na ponta da sobrancelha clareada. ■ Cílios bem curvados. [1] ■ Rímel marrom só na parte superior. [2] ■ Blush cremoso, tom de pêssego, com batidinhas de dedo apenas sobre a região da maçã. [3] ■ Boca sem contorno, só com gloss transparente.

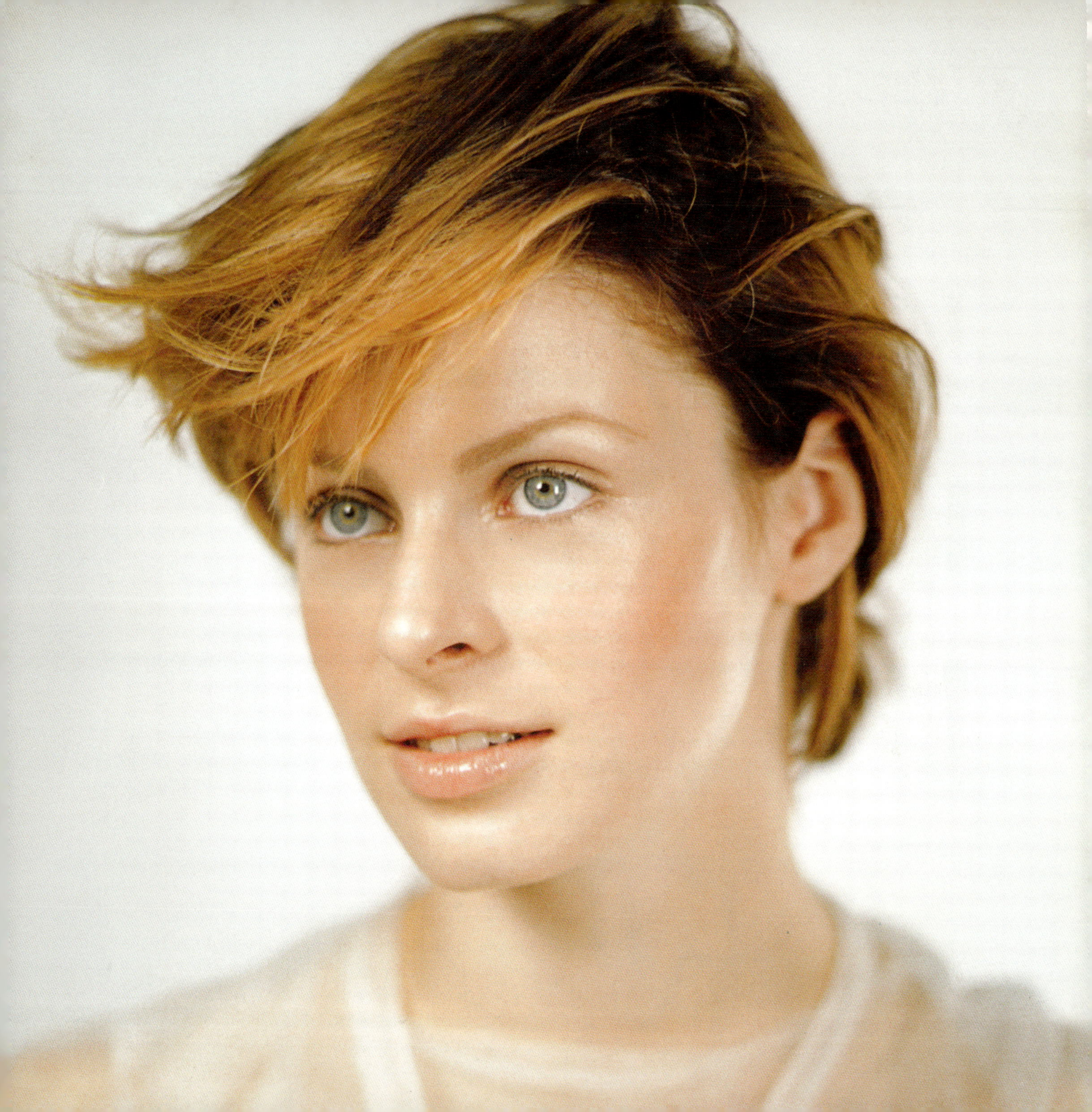

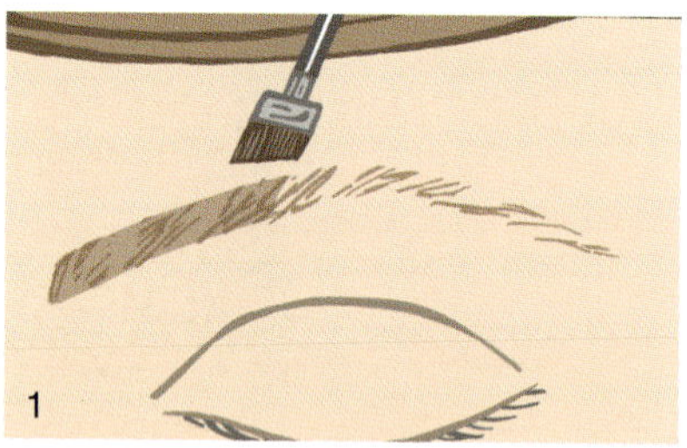

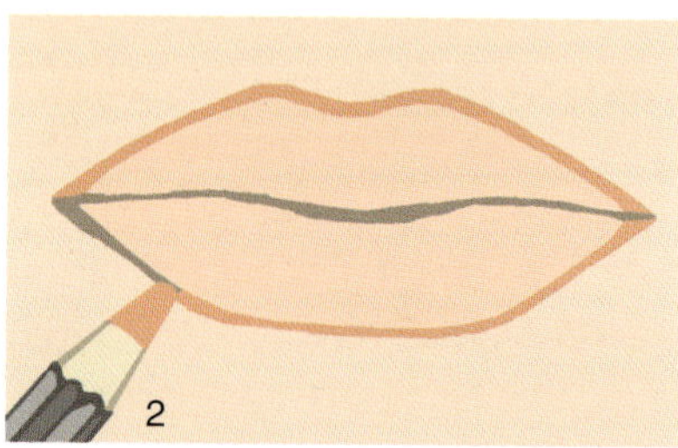

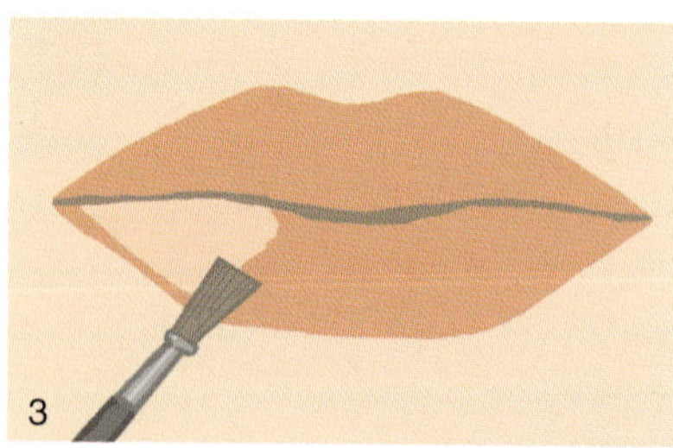

BELA, IMPECÁVEL. galerias vitrines Calvin Klein filtro solar castiçais na mesa peixe no aquário divã do analista

Base cremosa hidratante no tom da pele mais espessa para dar cobertura total, inclusive das orelhas, pescoço e colo. ■ Pele supertrabalhada com diferentes tons de corretivo para confundir com o natural. ■ Pó facial finíssimo controla o brilho da pele. ■ Sobrancelha arqueada e sombra diluída em água para preencher os espaços entre os pelos. [1] ■ Curvex nos cílios e camadas finas de rímel. ■ Blush rosado em pó somente para ruborizar. ■ Lábios milimetricamente contornados com lápis imitando a cor natural. [2] ■ Batom opaco da mesma tonalidade. [3]

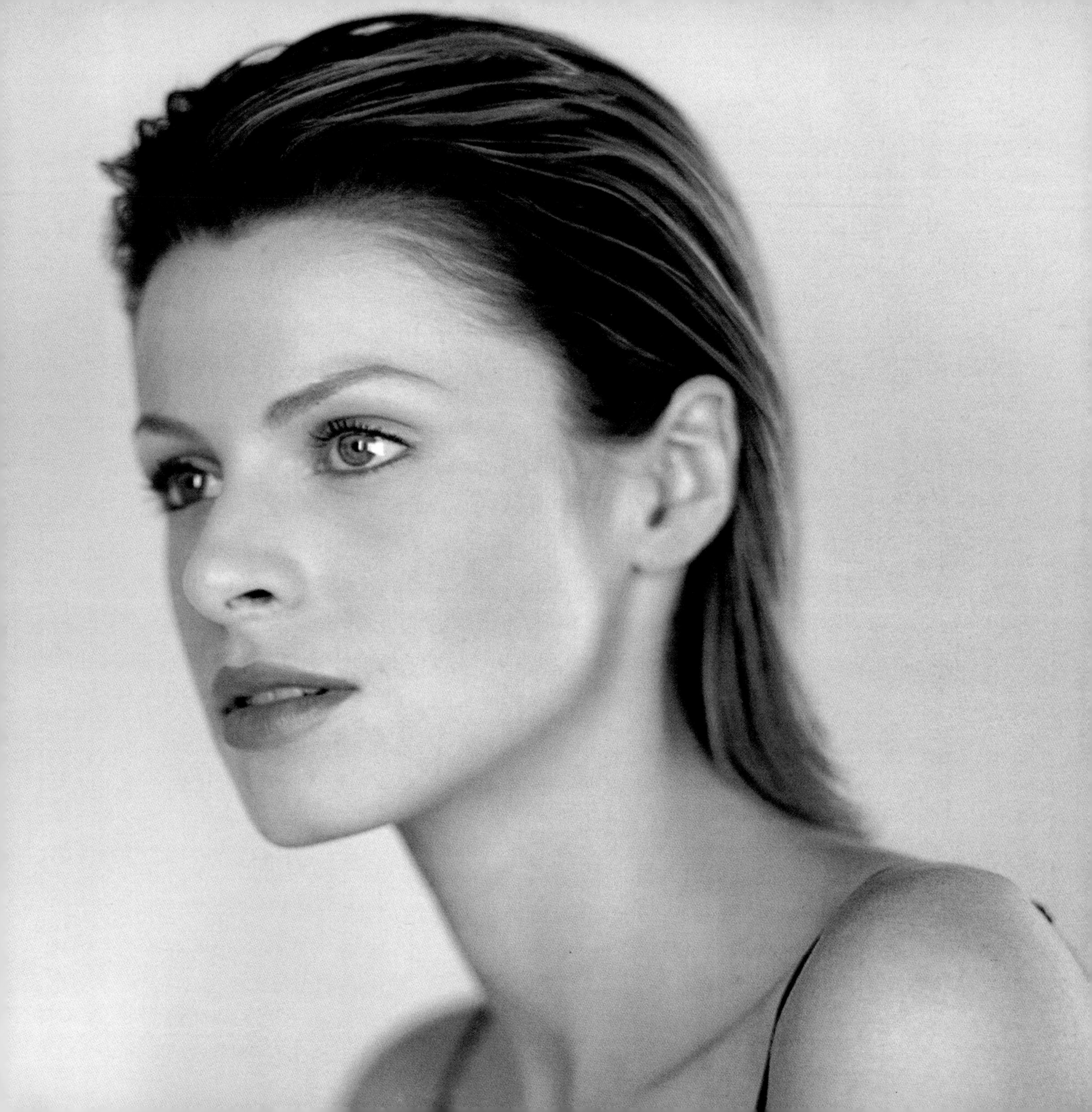

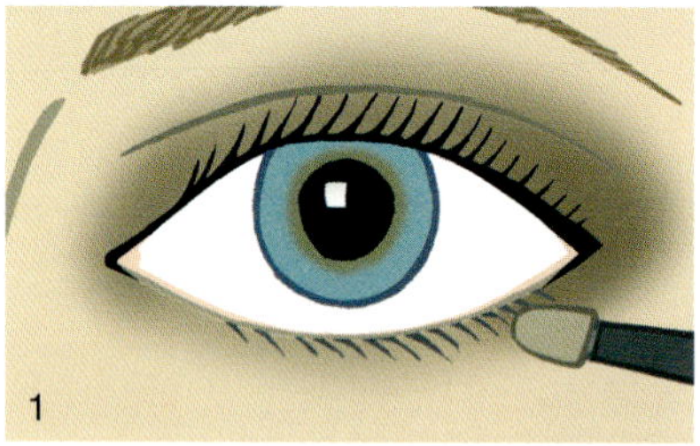
1

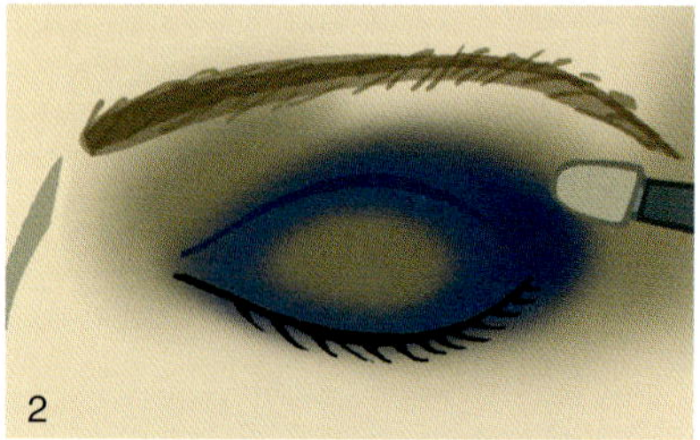
2

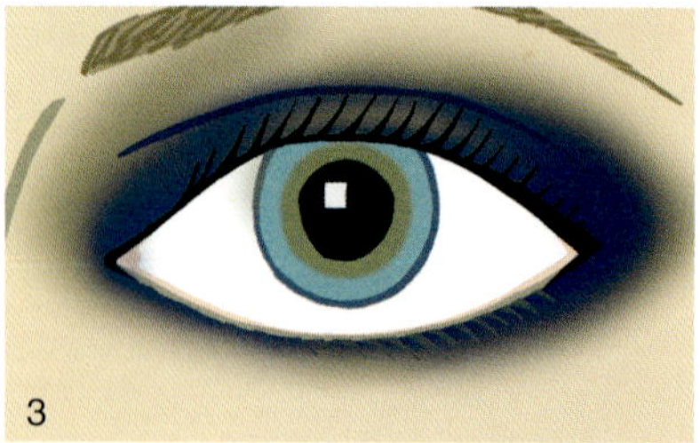
3

HEROÍNA. **vigésimo andar lua cheia bebida gelada quarto de hotel Studio 54 rock salto agulha rímel preto no olho**

Base, corretivo e pó no tom da pele. ■ Sobrancelhas bem marcadas com sombra escura, ignorando o traçado natural. ■ Sombra marrom--clara esfumaçando a base dos cílios inferiores, superiores, a pálpebra superior e o côncavo. [1] ■ Sombra azul-marinho na base dos cílios superiores e inferiores contornando o olho de forma esfumaçada. [2] ■ Carga maior de sombra acentua os cantos internos e externos. [3] ■ Sombra preta na zona de encontro dos cílios formando um rabo de cometa, esfumaçando até o centro do olho. ■ Rímel preto reforçado nos cílios superiores e inferiores. ■ Pouco blush para tirar o ar saudável.

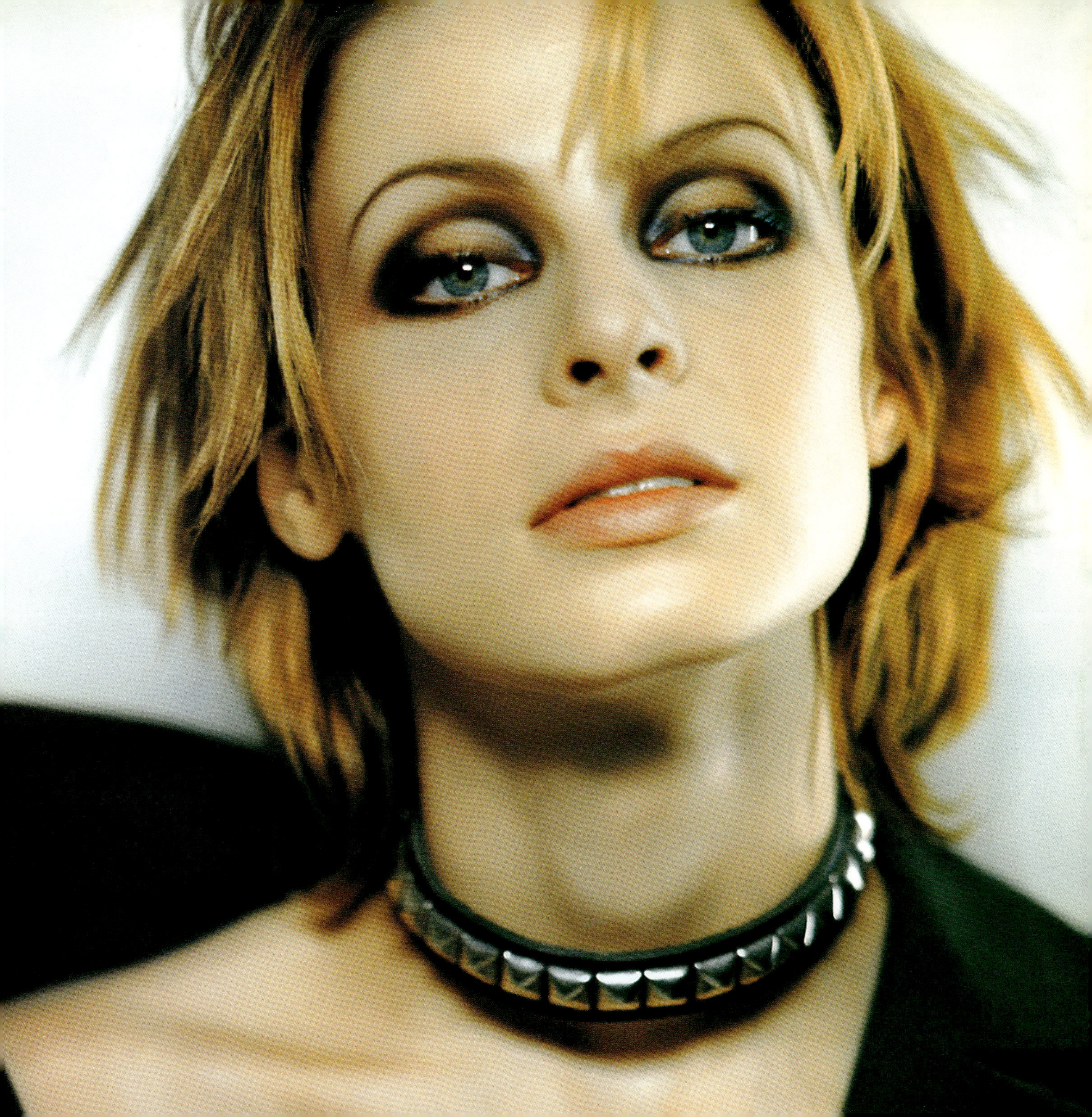

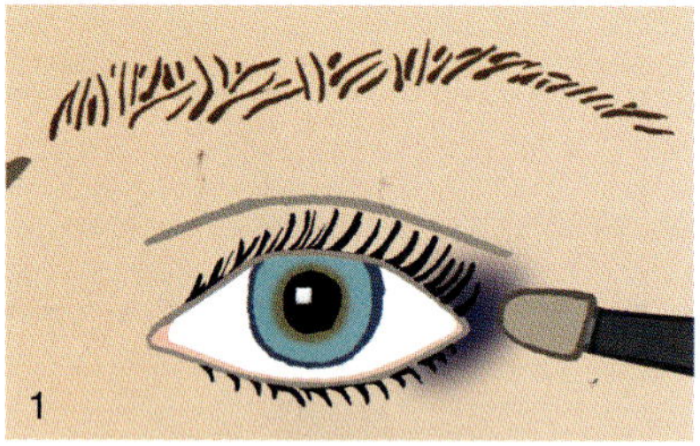

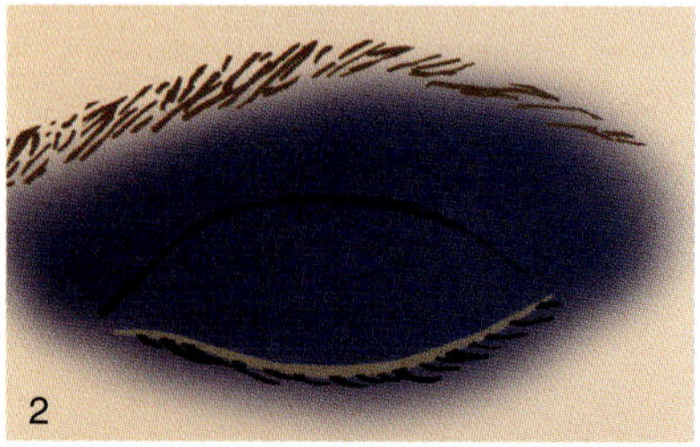

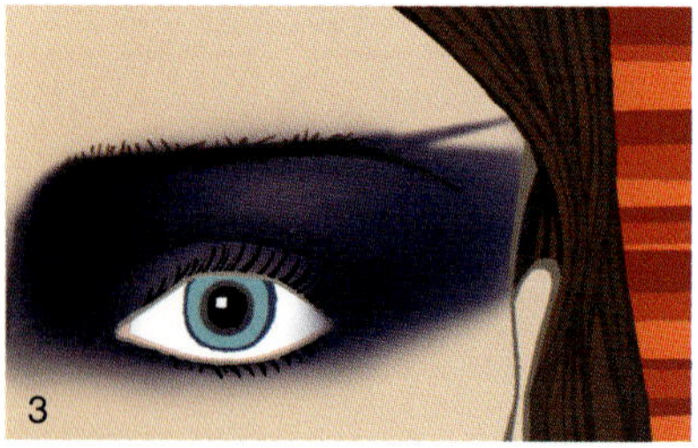

HI-TECH. **artes marciais lentes de contato Blue Velvet vitaminas em cápsula látex ar-condicionado camisinha na bolsa techno sushi**

Base, corretivo e pó no tom da pele. ■ Sombra em pó metalizada azul-marinho (proposta como novo preto) na base dos cílios inferiores se unindo à pálpebra superior. [1] ■ A sombra dá cobertura total à pálpebra superior e margem das sobrancelhas indo em direção às têmporas. [2] ■ Sobrancelhas delineadas com sombra preta, sugerindo um grafismo. ■ A sombra azul-marinho dá continuidade ao ângulo do circunflexo da sobrancelha, abrindo um raio de luz. [3] ■ Blush de correção marcando bem a cova da maçã. Boca sem contorno com gloss róseo de cobertura média.

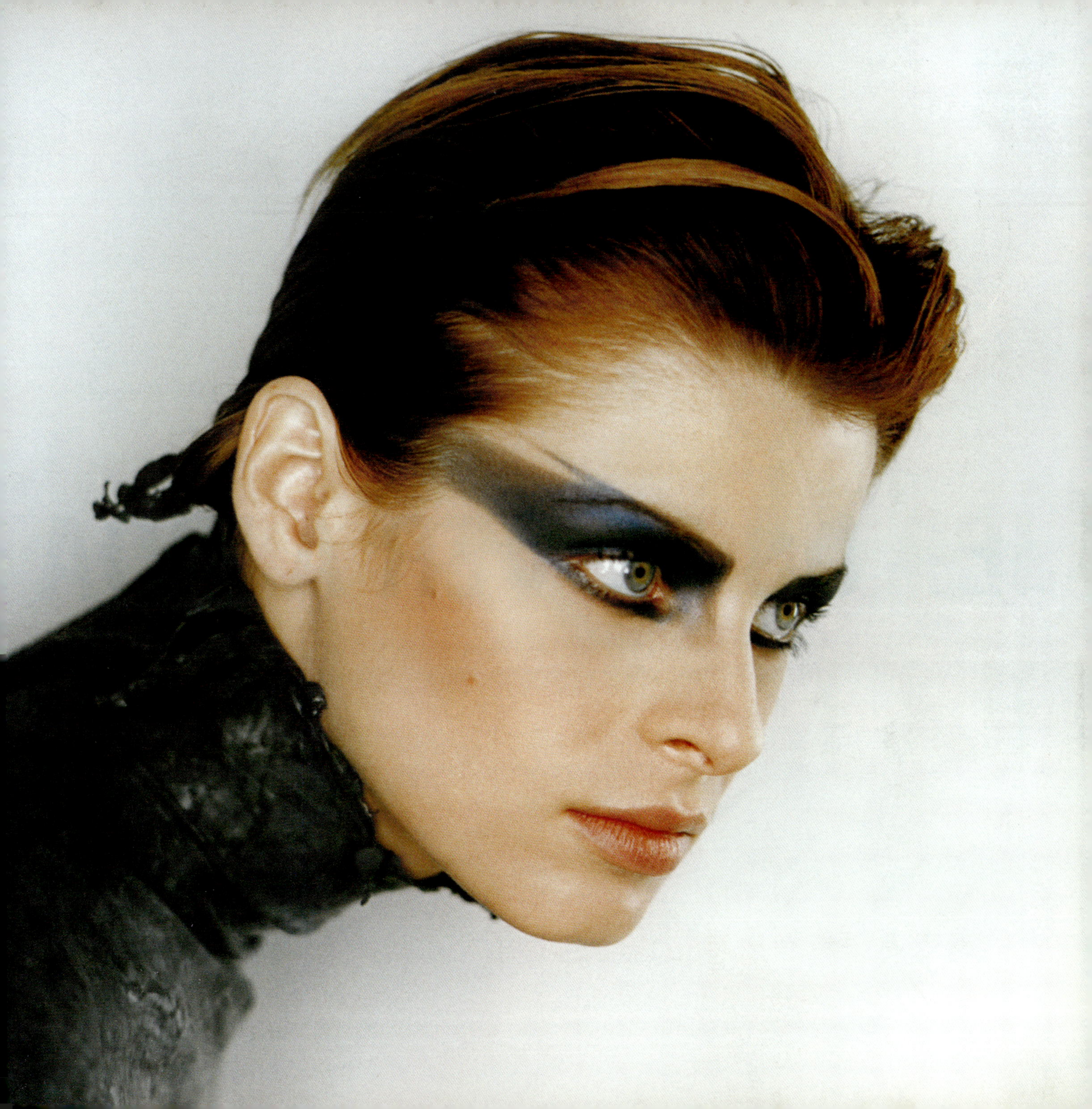

JEITOS DE VER A VIDA

MISTÉRIO. **Com sabedoria, ela busca nos detalhes mais simples um efeito precioso. Os olhos bem delineados e a pele ensolarada harmonizam noite e dia, ar e fogo – como num pôr do sol.**

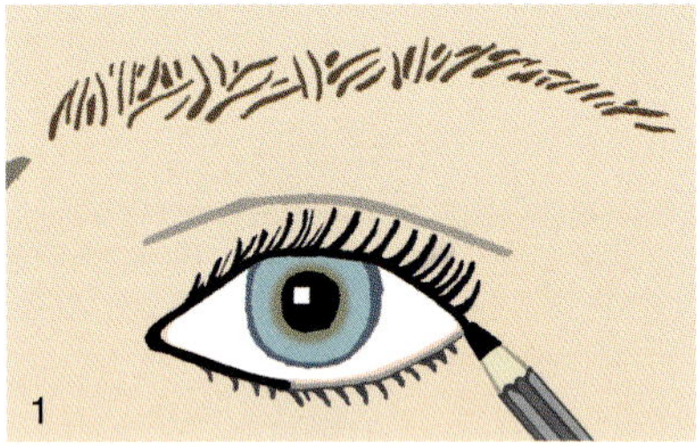

1

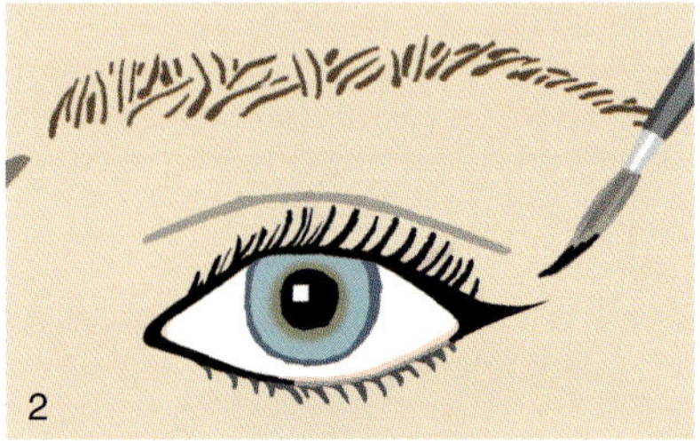

2

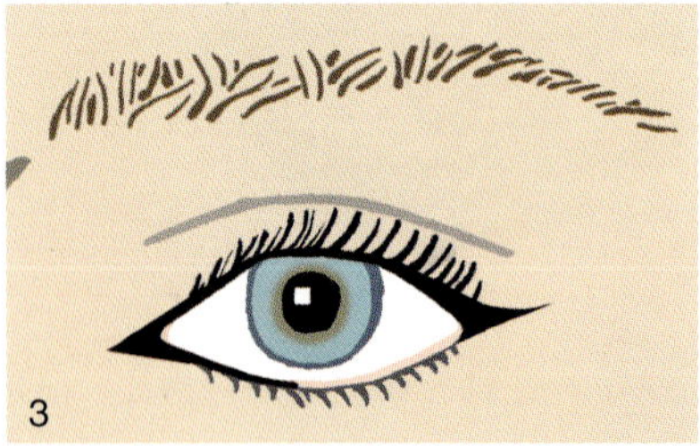

3

Sobrancelhas pinçadas e delineadas com sombra marrom diluída em água reforçam o olhar altivo. ■ Base fina no tom da pele bronzeada, uniformizando as tonalidades do rosto, orelhas, nuca e ombros. ■ Corretivo cobre olheiras e pequenas imperfeições. ■ Cílios curvados, e rímel somente na parte superior. ■ O lápis preto contorna a linha interna dos cílios superiores e dos cílios inferiores só até a metade. [1] ■ O delineador em pó, diluído em água (não pode ser do tipo plástico) encontra o risco do lápis no canto interno e segue fazendo um traço bem fininho na base dos cílios superiores, terminando com um efeito "gatinho" muito sutil no canto externo. [2] ■ O mesmo efeito "gatinho" reforça o canto interno dos olhos – na linha interna e na base dos cílios inferiores só até a metade. [3] ■ A maior carga de blush em pó terracota concentra-se no topo das maçãs. Com o pincel "sujo" do mesmo blush, espalhar pelo resto da maçã e do rosto, acentuando o bronzeado da pele. Lábios sem nenhum contorno, com gloss cor da boca.

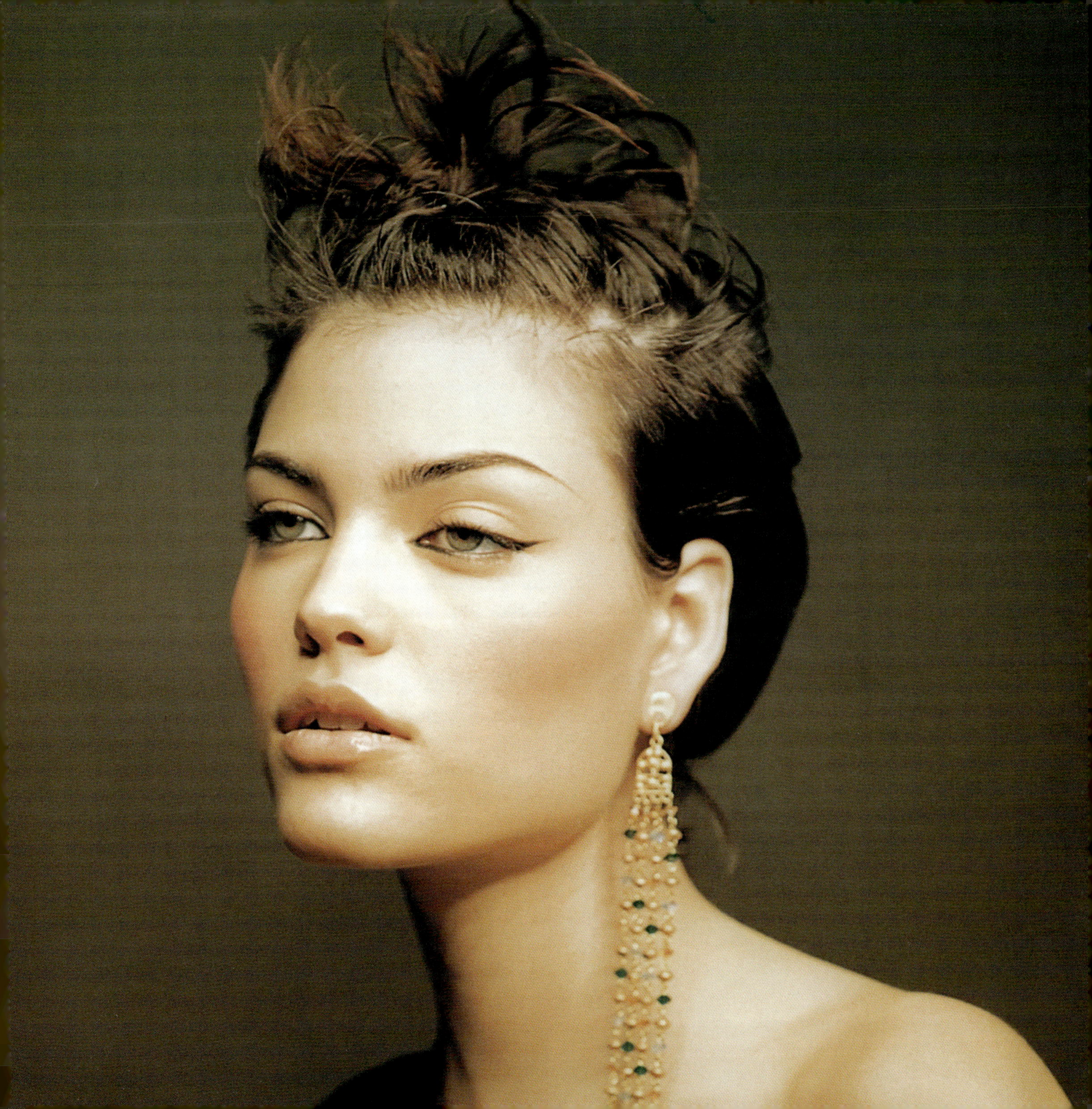

VIDA BREVE. **Não dá para perder muito tempo com pequenos detalhes. Ela prefere espalhar uma sombra lunar nos olhos e sair, sideral, em plena luz do dia ou da noite. Sem medo de correr riscos.**

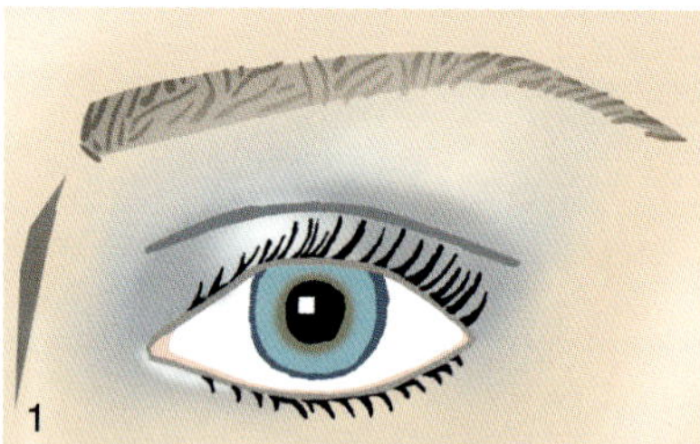

1

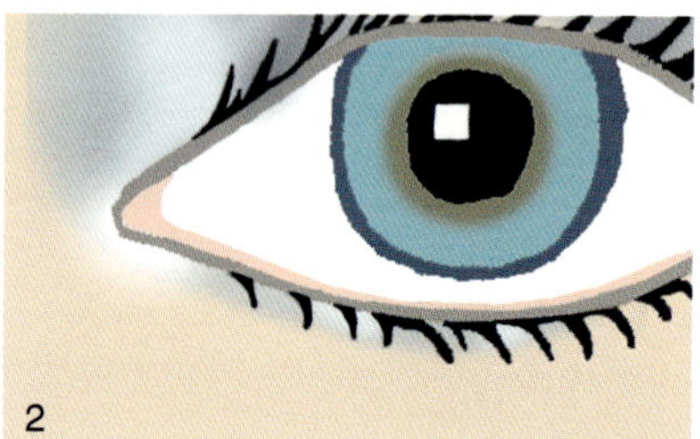

2

Sobrancelhas pinçadas e delineadas com sombra marrom. ■ Pele trabalhada com base muito fina e um pó translúcido no tom da pele, dando aparência acetinada. ■ Cílios bem curvados recebem rímel preto em cima e embaixo. ■ Carga máxima de sombra líquida prateada na pálpebra superior e no côncavo, e esmaecendo até cobrir a margem da sobrancelha. [1] ■ Sombra prateada no canto interno do olho, descendo até a metade da base dos cílios inferiores. [2] ■ Blush em pó acobreado espalhado de modo sutil e uniforme pelas maçãs do rosto, sem dar muita definição. É o rubor hi-tech do cobre. ■ Batom cor da boca, aplicado com os dedos, sem contorno.

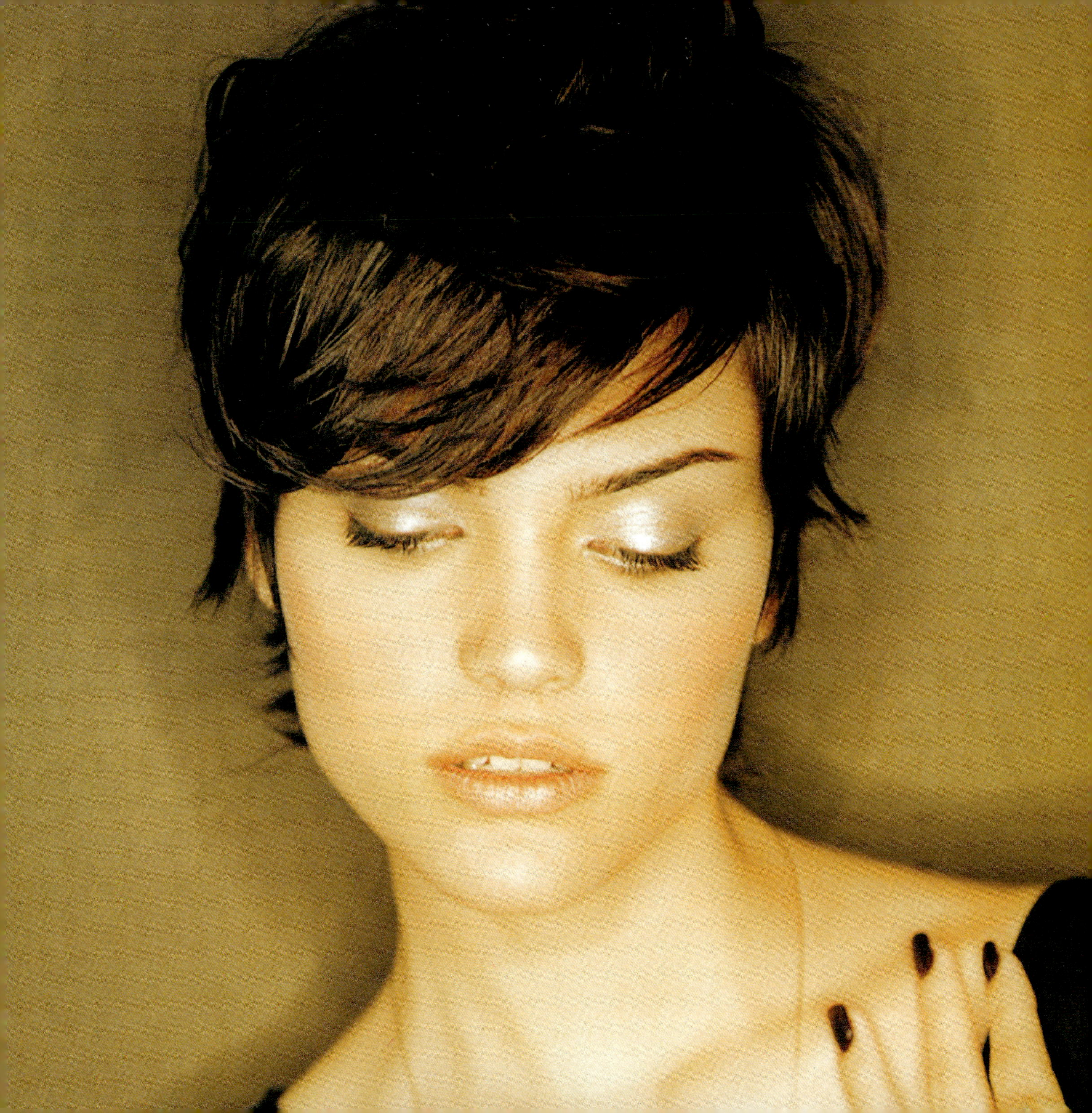

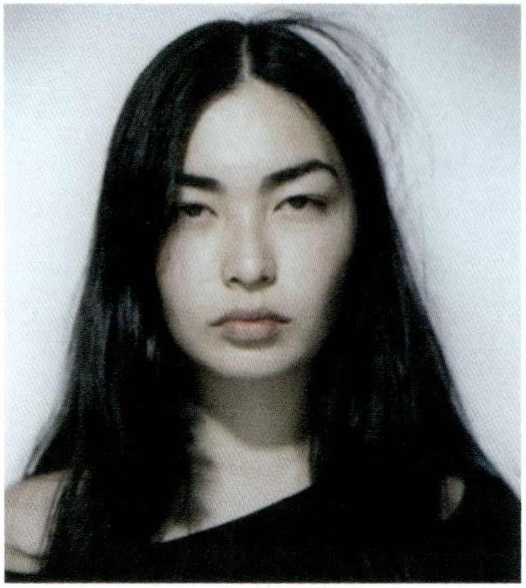

SEM MEIO-TERMO. Realista, ela assume a austeridade da sobrancelha espessa e negra. E os olhos orientais sem nenhum, nenhum disfarce. Contraditória, aceita o desafio de clarear os cabelos.

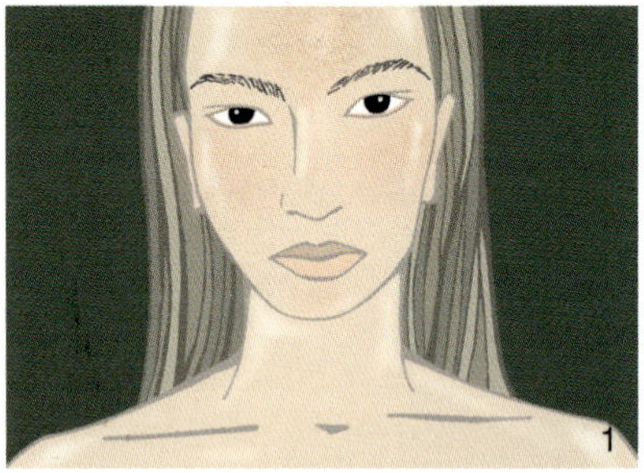

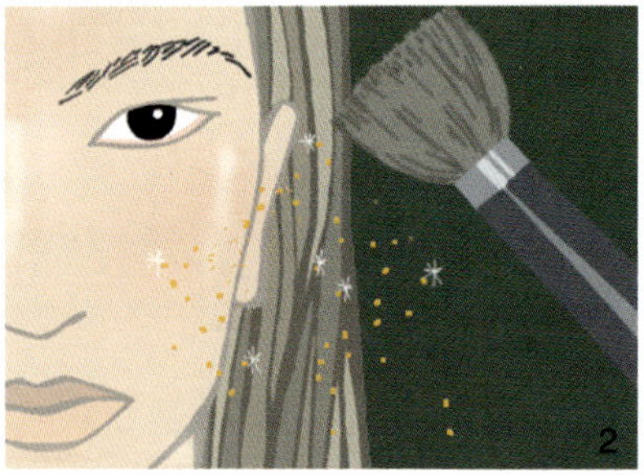

Sobrancelhas pinçadas, respeitando a espessura e mantendo a cor natural. ■ A base cremosa faz o trabalho do corretivo, reduzindo 50% das olheiras e cobrindo as imperfeições da pele do rosto. O hidratante cremoso no pescoço e colo serve de lastro para o glitter que virá no final da maquiagem. ■ Maçã do rosto saudável com pequena quantidade de blush cremoso cereja, bem espalhado, de modo a manter o efeito de transparência da pele. ■ Para acentuar o efeito melado da base, gloss cereja transparente aplicado com as pontas dos dedos, com leves batidinhas, no centro da testa, topo da maçã em direção às têmporas, na linha frontal do nariz (sem invadir a ponta) e topo do queixo. [1] ■ Com o pincel maior, sacudir o glitter sem encostar na pele, deixando que a nuvem de brilho cubra inclusive o pescoço e o colo. [2]

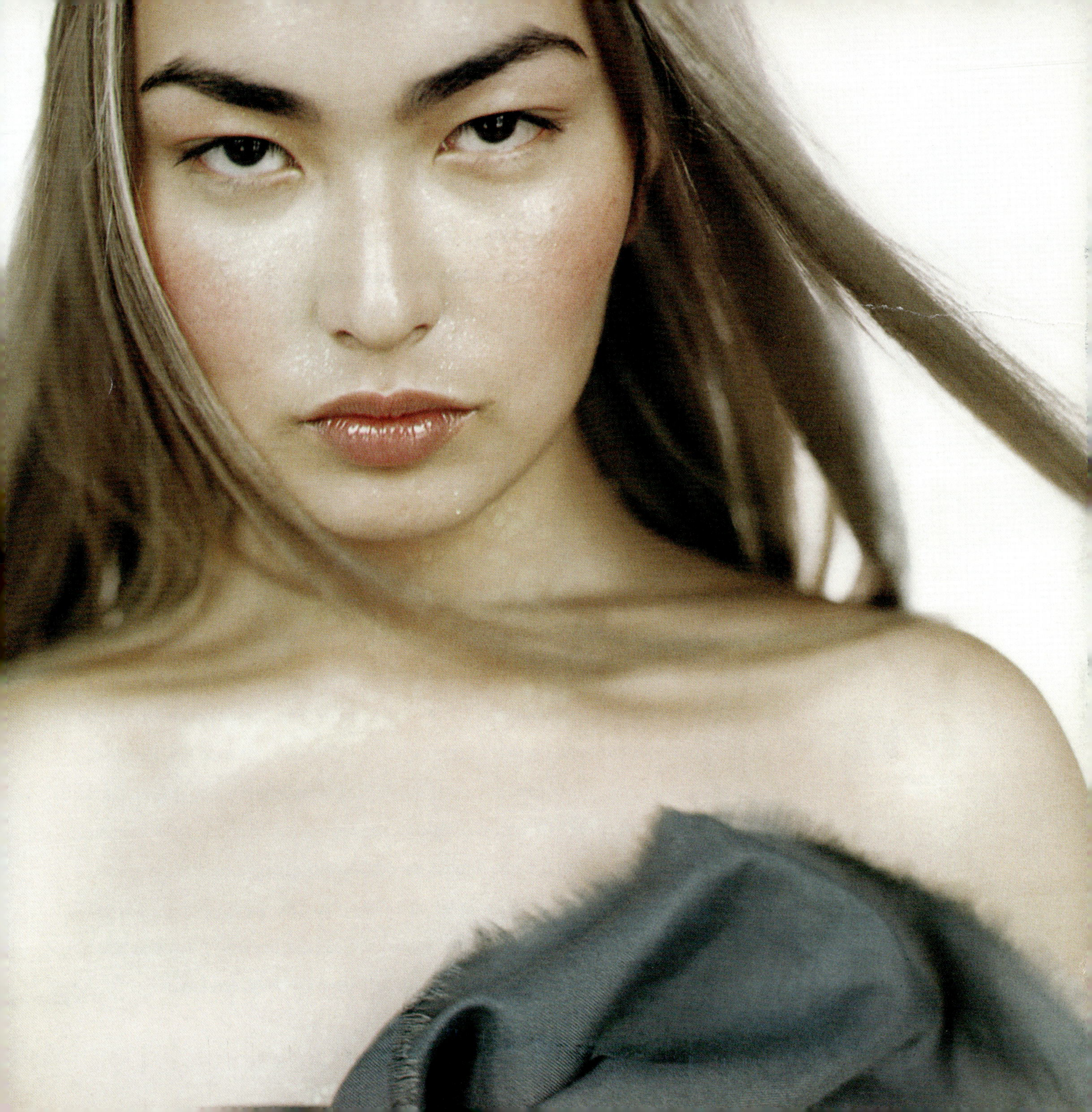

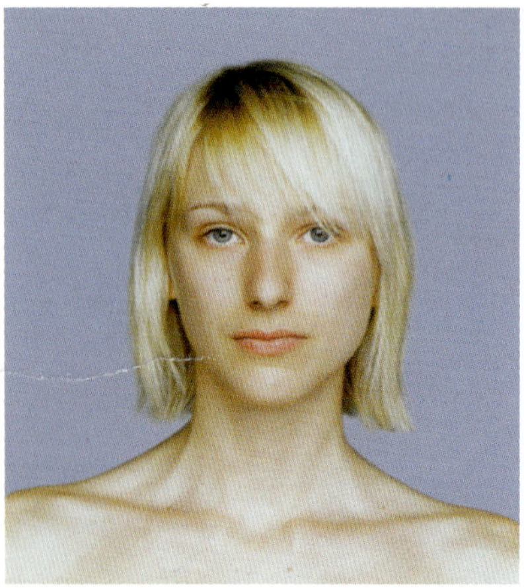

DOLCE VITA. **Vale a pena investir em tudo o que é eterno e clássico. Sua palavra de ordem é refinamento. Por isso ela não mede esforços até encontrar a perfeição da pele e o brilho metálico do olhar.**

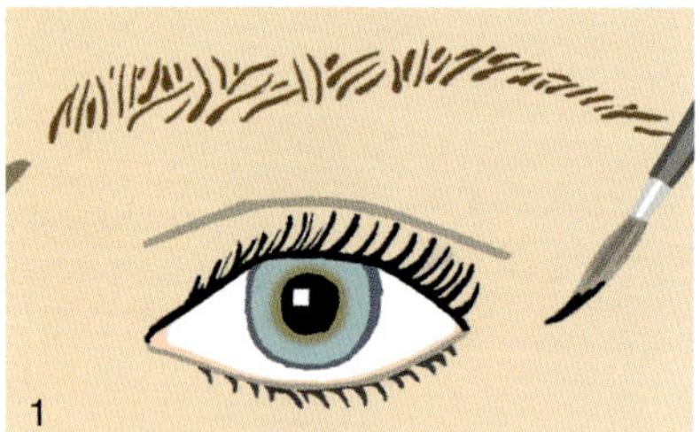

1

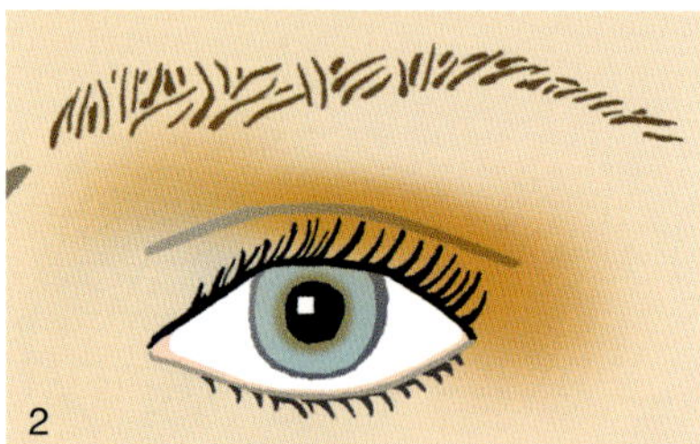

2

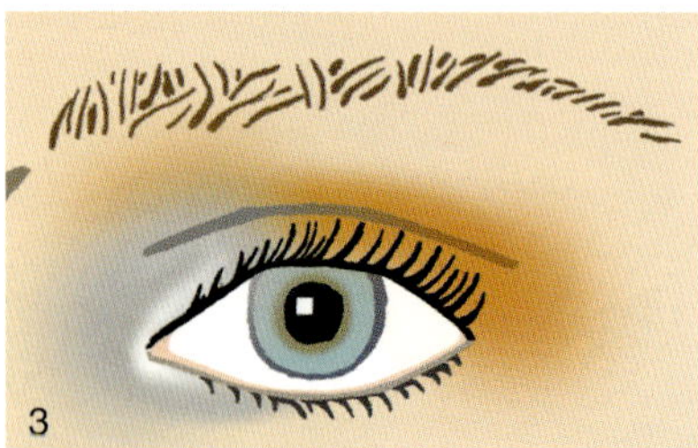

3

Olheiras e pequenas manchas na pele corrigidas pelo trio base-corretivo-pó no tom da pele, de textura opaca para contrastar com o metálico dos olhos. O lastro na pele não cobre os lábios, preservando-os ao natural até o final da maquiagem. ■ Blush opaco num tom mais escuro do que a pele corrige suavemente o nariz (p. 99). ■ Carga mínima de rímel preto nos cílios superiores. ■ Delineador preto bem fino na base dos cílios superiores. O mesmo traço invade o canto interno, na linha interna dos cílios, para dar a sensação de amendoado. [1] ■ Sombra cremosa cor de cobre espalhada parcialmente na pálpebra superior: no canto externo diluindo em direção às têmporas; no côncavo seguindo até as proximidades do pé da sobrancelha, deixando o canto interno da pálpebra sem nenhuma cobertura. [2] ■ Sombra cremosa prata no canto interno da pálpebra superior e na base dos cílios inferiores – do canto interno do olho até a metade, acentuando o contraste dos dois tons metálicos. [3] ■ Blush róseo só para devolver o colorido que a cobertura opaca da pele tirou. Nada de batom ou brilho nos lábios.

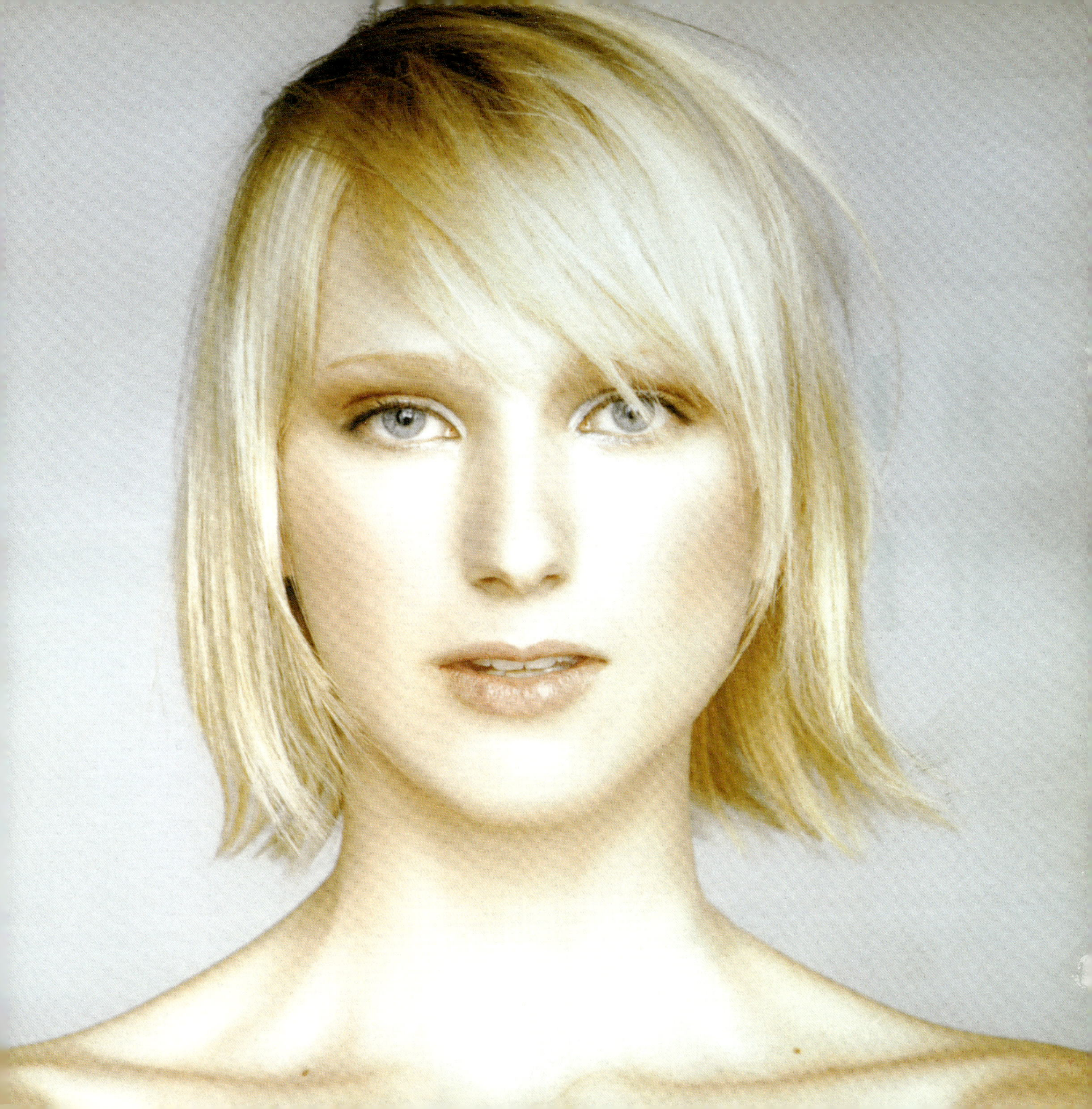

ETNIAS

A PRIMEIRA ARMADILHA É IMAGINAR QUE CADA RAÇA DEVA TER UMA MANEIRA MUITO DIFERENTE DE SE MAQUIAR. A SEGUNDA É IGNORAR CRITÉRIOS DA MAQUIAGEM QUE DIALOGAM COM A COR DA PELE E COM TRAÇOS MARCANTES DE UM POVO. PROCURE UM EQUILÍBRIO ENTRE O ÉTNICO E O ESTÉTICO. RESGATE A BELEZA ANCESTRAL, COM ESTILO – SEJA VOCÊ JAPONESA, NEGRA, BRANCA OU BRASILEIRA, ESSA "NOVA RAÇA" QUE RESULTA DE INUSITADAS MISTURAS...

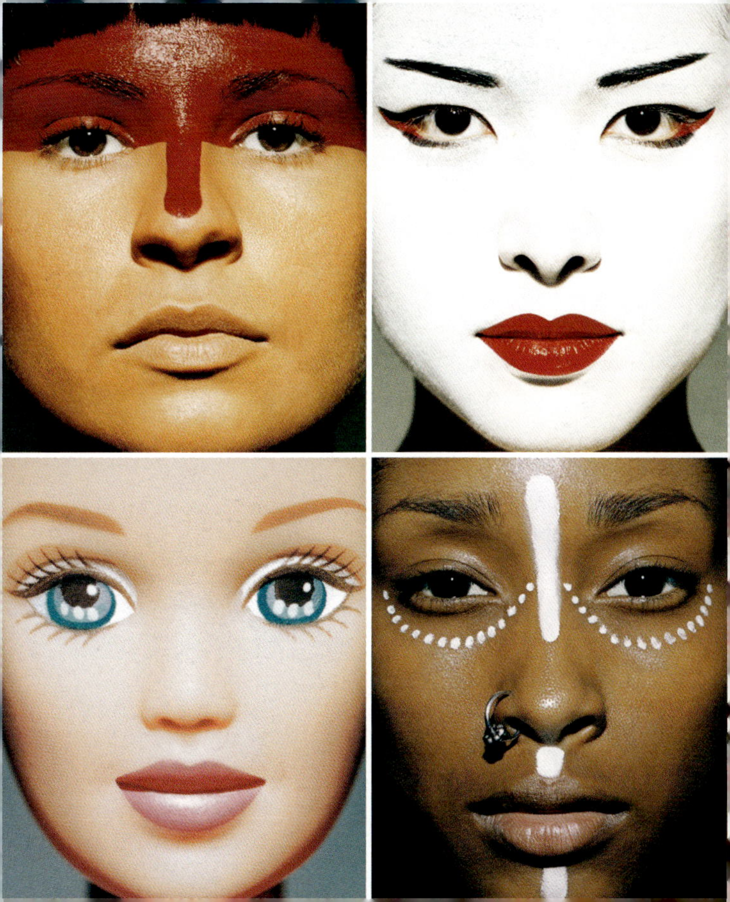

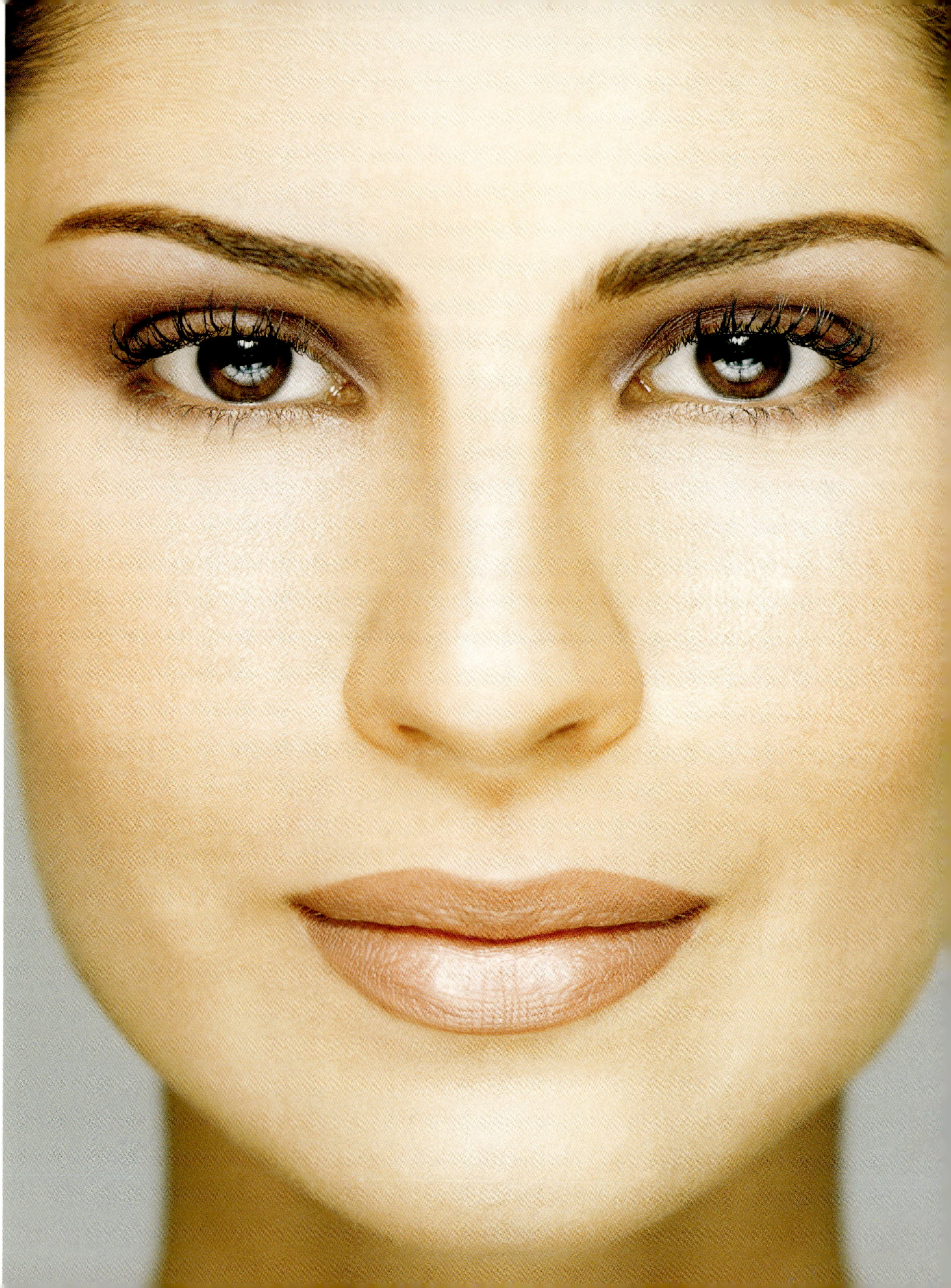

BRASILEIRAS

TODOS SABEM QUE A BRASILEIRA SAIU DE UM CALDEIRÃO DE RAÇAS E MISTURAS: ÍNDIOS, NEGROS, MOUROS, BRANCOS... PORÉM, É FÁCIL RECONHECER EM MUITAS DELAS A CARA DE ÍNDIA: PELE BRONZEADA (DO AMARELADO AO JAMBO), BOCA PEQUENA, ROSTO COM MAÇÃS SALIENTES E OLHOS UM POUCO PUXADOS. ■ SÓ OS CABELOS, MUITAS VEZES ENCARACOLADOS AO INVÉS DE ESTIRADOS, RIVALIZAM COM A PUREZA DA ANCESTRALIDADE INDÍGENA. ■ A MORENA BRASILEIRA TERÁ SUA BELEZA LÍMPIDA SE EXPLORAR OS TONS DA TERRA. DE VOLTA À SUA NATUREZA.

O aspecto saudável do bronzeado da pele não significa que você precisa cair no look "morena gostosa", em geral, baseado no uso indiscriminado de alaranjados fortes, dourados, batons vermelhos ou rosa-claro, muito cobre e glitter. ■ O blush marrom valoriza os contornos de uma pele jambo. ■ Cílios e olhos negros acentuam o olhar. ■ Beges e marrons não precisam ser de textura opaca. Valem brilhos terrosos. ■ Já disse uma vez: peles muito bronzeadas, em geral, brigam com batons claros demais, risco branco na base dos cílios superiores e outras propostas que investem no avesso. ■ No inverno, mantenha o "look tropical" usando bases e pós com efeito bronzeante. ■ Se o bronzeado for por causa da exposição ao sol, saiba que os pigmentos da maquiagem têm baixa aderência sobre essa pele. Quanto menos maquiagem, melhor.

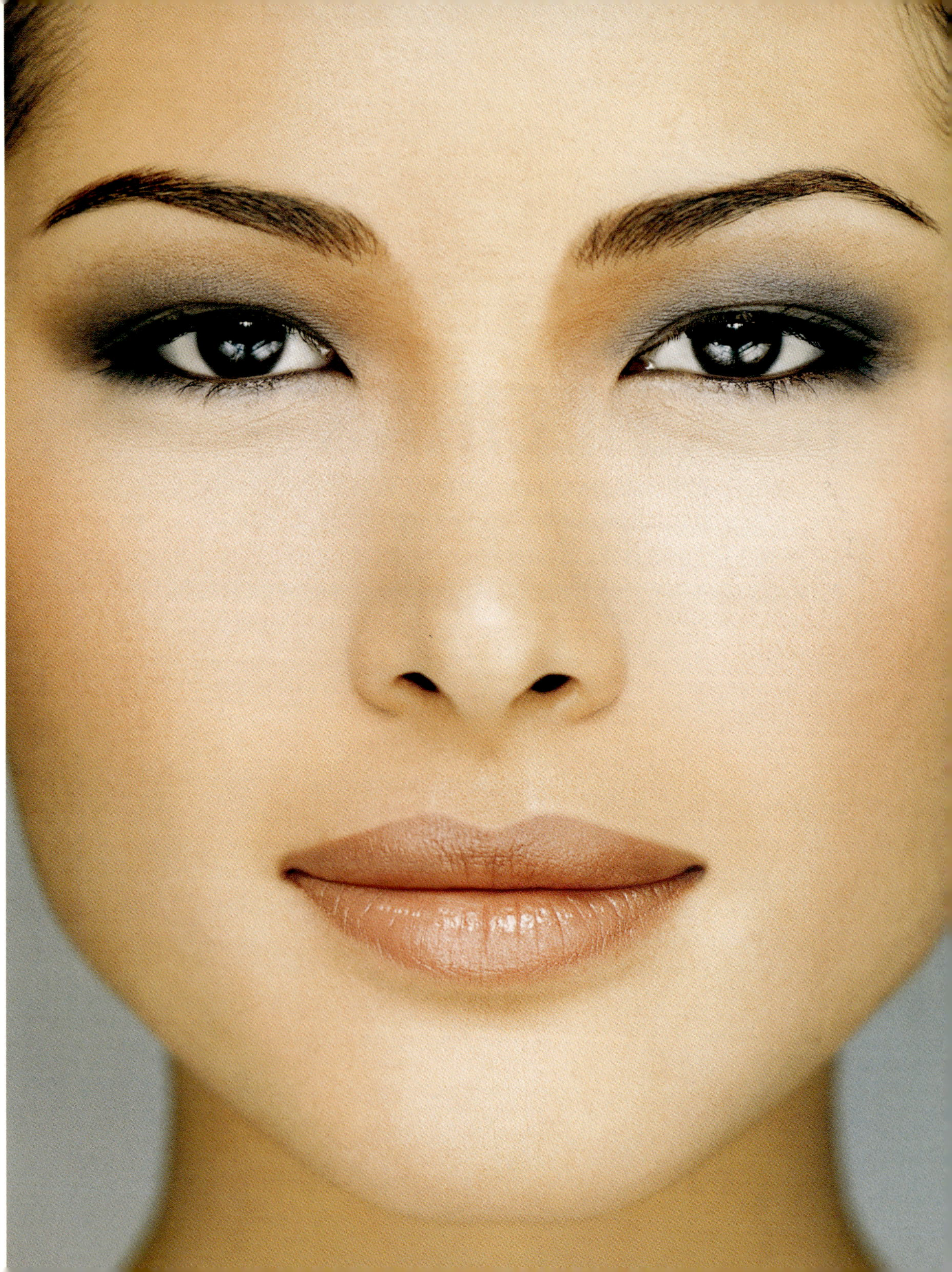

ORIENTAIS

DESDE QUE O JAPONISMO INVADIU A MODA PARISIENSE, NO FINAL DOS ANOS 1970, A TRADIÇÃO E O ESTILO DE VIVER DO ORIENTE NUNCA DEIXARAM DE SER REVERENCIADOS PELOS CRIADORES. ■ QUIMONOS E OBIS JAPONESES, ANORAQUES ESQUIMÓS E TÚNICAS CHINESAS GANHARAM AS PASSARELAS INTERNACIONAIS, ASSIM COMO OS OLHOS DE GUEIXA, AS SOBRANCELHAS RETAS E OS CORTES GEOMÉTRICOS DOS CABELOS. ■ O QUE OS *MAKE-UP ARTISTS* FIZERAM PARA TORNAR O LOOK ORIENTE TÃO COBIÇADO FOI REFORÇAR A SENSUALIDADE DA PELE AMARELA QUASE SEMPRE MUITO SEDOSA, O ROSTO PLANO, SEM CAVIDADES, E OS OLHOS PEQUENOS E PUXADOS. ■ NUMA SUPERFÍCIE LISA, SEM VOLUMES MARCANTES, REALMENTE É MAIS FÁCIL APLICAR OS RECURSOS DE MAQUIAGEM – TUDO GANHA DEFINIÇÃO IMEDIATA.

Base, corretivo e pó bem claros podem dar à pele uma aparência de porcelana. Chinesa, é claro. ■ Definir com lápis ou sombra as sobrancelhas (quase sempre de pelos esparsos e retos), e pronunciar mais ainda o puxado dos olhos, relembra a tradição dos grafismos da pintura e das máscaras do teatro milenar. ■ Investir no contraste, deixando a pele clara e os olhos esfumaçados em cores escuras, é a versão hi-tech do look gueixa. ■ Fique à vontade em lançar mão das técnicas de correção para afilar a base do nariz, encovar um pouco as maçãs, no caso de serem saltadas. ■ Um blush rosado, bem acentuado sobre a pele, vai na contracorrente do rosto plano e arredondado. ■ Cores inusitadas: amarelo vivo, laranja, azul nos olhos quebram a rigidez. ■ Experimente o efeito imediato de plantar uma boca bem cereja como foco da maquiagem, na pele bem natural. ■ Cílios bem curvados, ou postiços, contrariam a retidão esperada.

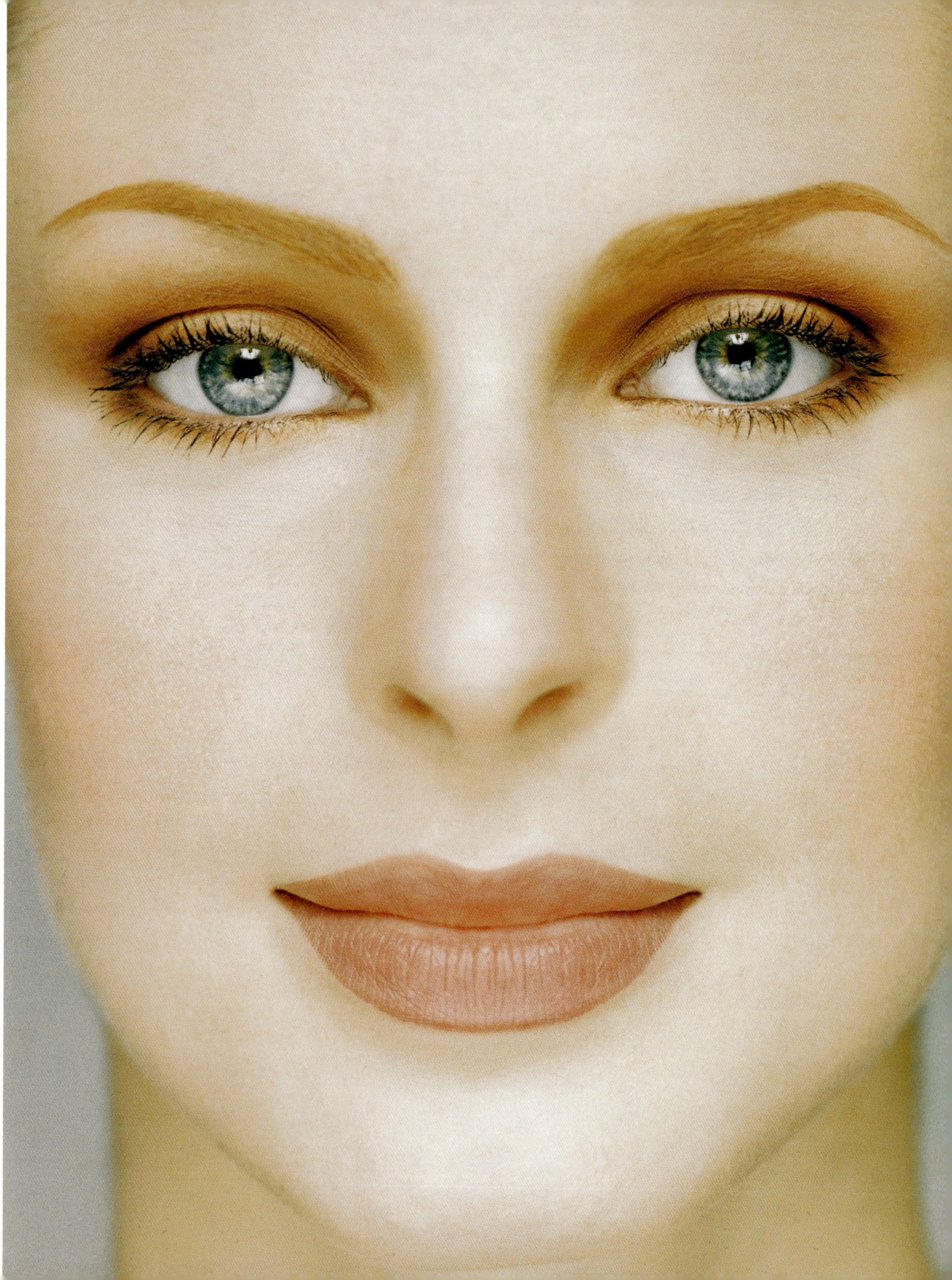

BRANCAS

A PALIDEZ NO ROSTO PODE SER COMPARADA À TELA BRANCA DO PINTOR. SEU PONTO FORTE É PERMITIR, A PARTIR DE UM CERTO APAGAMENTO, QUE NOVOS TRAÇOS SEJAM CRIADOS – OU QUE OS NATURAIS GANHEM O MERECIDO REALCE PELAS MÃOS DO ARTISTA. ■ NUMA PELE MUITO BRANCA, UM LÁPIS PRETO NO OLHO, UM BATOM VERMELHO, UMA SOMBRA VERDE – TUDO VIRA ACONTECIMENTO. DE VEZ EM QUANDO, AS TENDÊNCIAS DE MAQUIAGEM IMPÕEM A PALIDEZ COMO ÍCONE DE BELEZA DE UM MUNDO TECNOLÓGICO, DE CIDADÃOS CIBERNÉTICOS E TIPOS ANDRÓGINOS. É A HORA DO CARA-PÁLIDA VOLTAR A ESTAR NA MODA.

Peles muito transparentes deixam mais à mostra sinais do tempo, vasinhos rompidos, zonas de vermelhidão. Suavizar com uma base fina rebate o contraste. Prefiro as tonalidades beges às rosadas. ■ As cores causam mais impacto numa pele clara. ■ Cílios negros ou marrons abrem imediatamente o olhar. ■ Sobrancelhas escuras contrastam na pele branca. Clarear suaviza o rosto. ■ Texturas metálicas, peroladas, iridescentes, e glitter em tons claros produzem o efeito glacial, exótico.

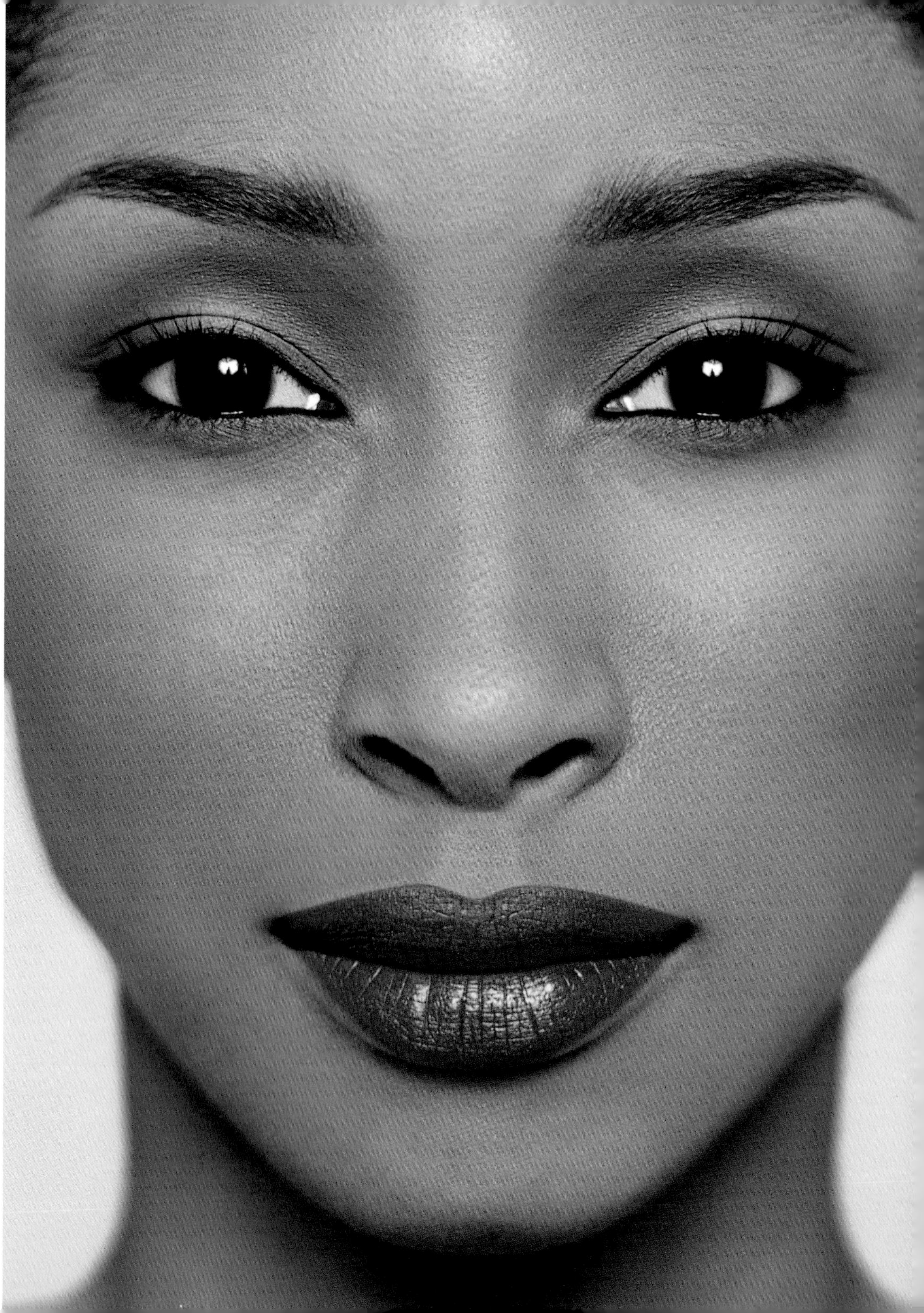

NEGRAS

A SUPERMODELO NAOMI CAMPBELL NÃO É APENAS SÍMBOLO DE BELEZA NESTE FINAL DE SÉCULO. ELA SINALIZA UMA CONQUISTA QUE JÁ VINHA HÁ DÉCADAS: LIBERDADE DE PADRÕES PARA A MAQUIAGEM E O LOOK AFRO DO PLANETA. ■ NADA DE CORES OBRIGATÓRIAS OU OS BRILHOS ENSOLARADOS DE SEMPRE. PODE VERMELHO, PODE ROSA, PODE VINHO, PODE AMARELO, PODE TURQUESA. PODE PERUCA LOIRA, CÍLIOS POSTIÇOS, UNHAS DE PURPURINA. A INSPIRAÇÃO É RESGATAR A BELEZA AFRICANA DESDE SEMPRE. ■ NO BRASIL – A SEGUNDA MAIOR POPULAÇÃO NEGRA DO MUNDO, O TIPO AFRO-BRASILEIRO TRAZ NA PELE MUITAS NUANÇAS DE COR, O QUE FAZ VALER TUDO O QUE FOI DITO ATÉ AGORA SOBRE O JOGO CLARO-ESCURO.

Aproveite o viço e o brilho natural da pele, jovem por muito mais tempo, e invista em cosméticos especializados, evitando, por exemplo, o aspecto acinzentado ou arroxeado que uma base inadequada pode dar. ■ A pele negra miscigenada precisa ser trabalhada segundo os critérios de claro-escuro: as áreas em volta da boca, do queixo, embaixo dos olhos e próximas da raiz dos cabelos quase sempre são mais escuras do que o resto. Não faça uma cobertura pesada de pancake tentando uniformizar tudo em um único tom – como muitos manuais recomendam. Use o critério de cobrir 50%, resguardando os matizes naturais, mesmo se tiver de usar até três tons de base. ■ Não é verdade que peles negras sejam necessariamente oleosas. O brilho natural sim – é mais intenso e difícil de ser controlado. Use o brilho a seu favor, em lugar de adicionar produtos à base de pó sobre a pele. ■ Batons escuros causam um ótimo impacto nas bocas carnudas, sugerindo uma tatuagem tribal. ■ A intensidade da cor do blush vai depender do tom mais ou menos escuro da pele. Em geral, uva, bordô, vinho, cereja fechado produzem o efeito desejado de rubor na pele escura. ■ Cobres, dourados, texturas metálicas ficam bem. Mas não precisam servir de única inspiração para a maquiagem. ■ Para um look natural: maquiagem opaca indo dos beges escuros aos marrons profundos.

Pequenos problemas na pele negra podem causar manchas escuras ou despigmentação. Os truques de cobrir 50% com corretivos específicos valem para essas alterações de cor. Além da consulta ao dermatologista.

TEMPO

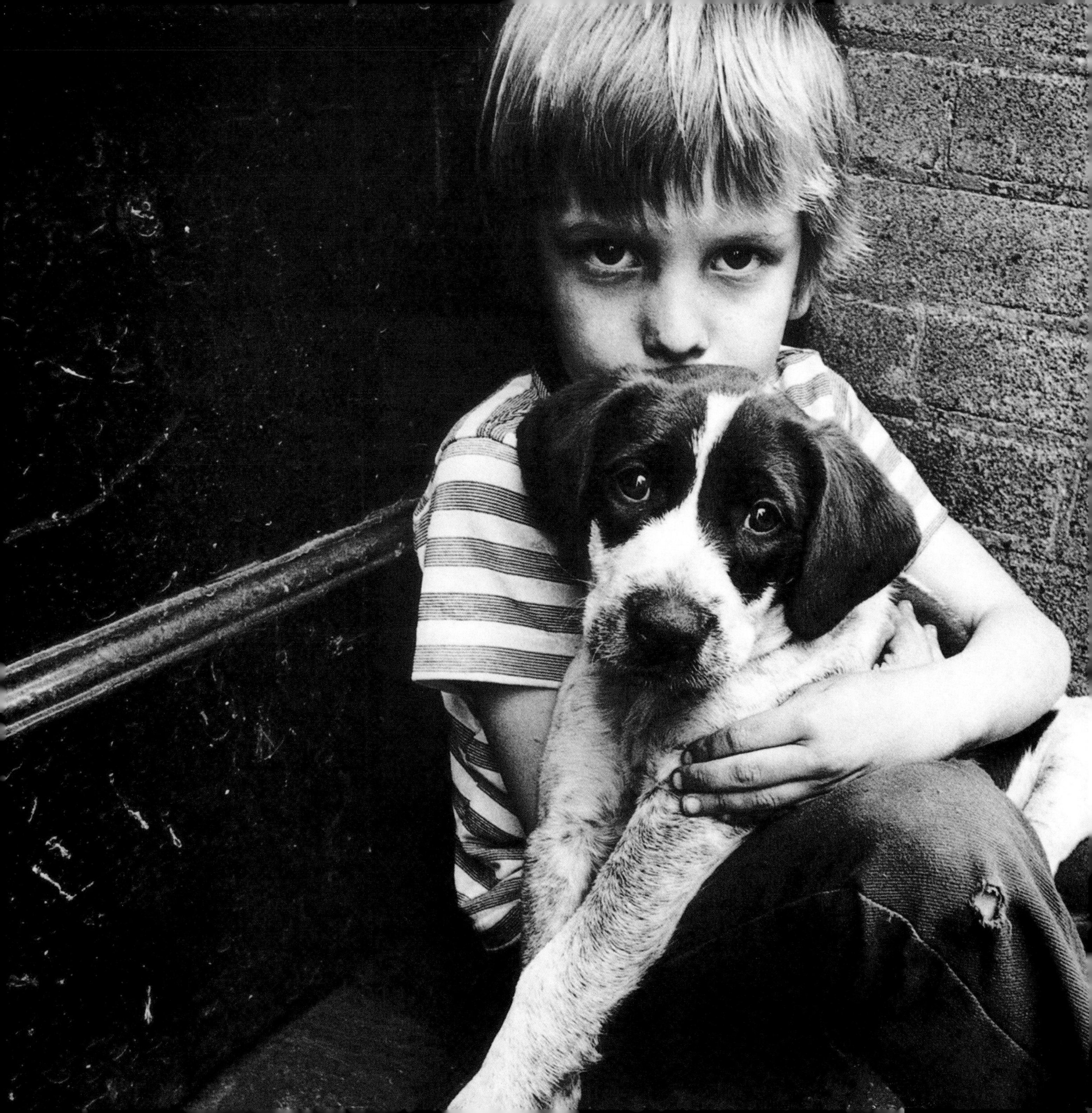

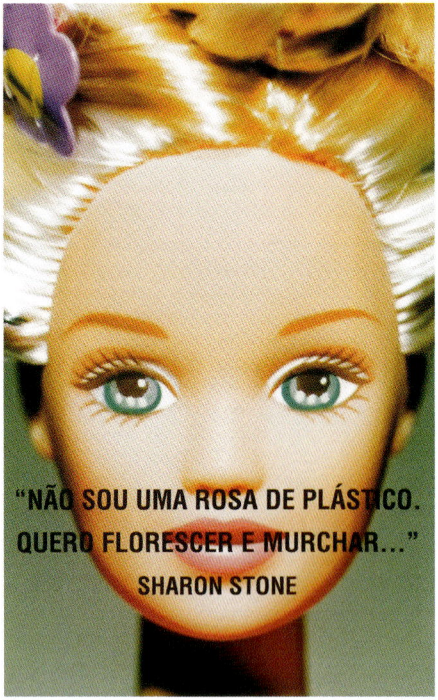
"NÃO SOU UMA ROSA DE PLÁSTICO.
QUERO FLORESCER E MURCHAR..."
SHARON STONE

DIZEM QUE SHARON STONE, UM DOS ROSTOS MAIS BONITOS DE HOLLYWOOD, É TÃO BONITA EM PESSOA QUANTO NA TELA, E QUE SUA AMIGA DE CONFIANÇA É UMA GRANDE MAQUIADORA, RESPONSÁVEL POR FAZER A ATRIZ PARECER SEMPRE DESCANSADA E RADIOSA MESMO DEPOIS DE TER PASSADO A MANHÃ INTEIRA DISCUTINDO COM O PESSOAL QUE FAZ A REFORMA DE SUA CASA (VER P. 219).

A MAQUIAGEM TEM MESMO ESSE EFEITO MÁGICO, QUE É MANTER VOCÊ COM UMA APARÊNCIA AGRADÁVEL E RELAX, MESMO NUM DIA DESANIMADOR. É UM PODEROSO TRUNFO QUE TODAS AS MULHERES, FAMOSAS OU NÃO, PODEM DISPOR INDEPENDENTEMENTE DE SEREM JOVENS OU ADULTAS. VOCÊ NÃO PRECISA TER A MAQUIADORA COMO MELHOR AMIGA. BASTA QUE LEVE REALMENTE ESTE RECURSO A SÉRIO. TREINE. COM O PASSAR DO TEMPO, ALÉM DE TER MAIOR DOMÍNIO SOBRE SUA APARÊNCIA, SABERÁ ESCOLHER, MINUCIOSAMENTE, QUAIS AS MANOBRAS DE MAQUIAGEM QUE RESTAURAM A VIVACIDADE NO OLHAR, DÃO O AR DE PELE HIDRATADA, UM QUÊ DE RUBOR SAUDÁVEL, E QUE FAZEM UMA BOCA PARECER IMPECAVELMENTE FRESCA – AINDA QUE SEJA POR OBRA DE UM TOQUE DE GLOSS TRANSPARENTE.

A MAQUIAGEM PODE ENTRAR NA SUA VIDA ASSIM: COM CERTA PREMEDITAÇÃO. É QUANDO VOCÊ DESCOBRE O QUE FAZER PARA SE ANTECIPAR ÀS MUDANÇAS QUE O TEMPO INEVITAVELMENTE APRONTA.

UMA MAQUIAGEM BEM CALCULADA FAZ A GENTE OLHAR PARA ALGUMAS PESSOAS E IMAGINAR QUE O TEMPO NÃO PASSOU PARA ELAS. AO CONTRÁRIO: ELAS É QUE PASSAM COM MUITA DIGNIDADE E SUTILEZA PELO TEMPO... (LEIA-SE: COSTANZA E DONA GABRIELLA PASCOLATO.)

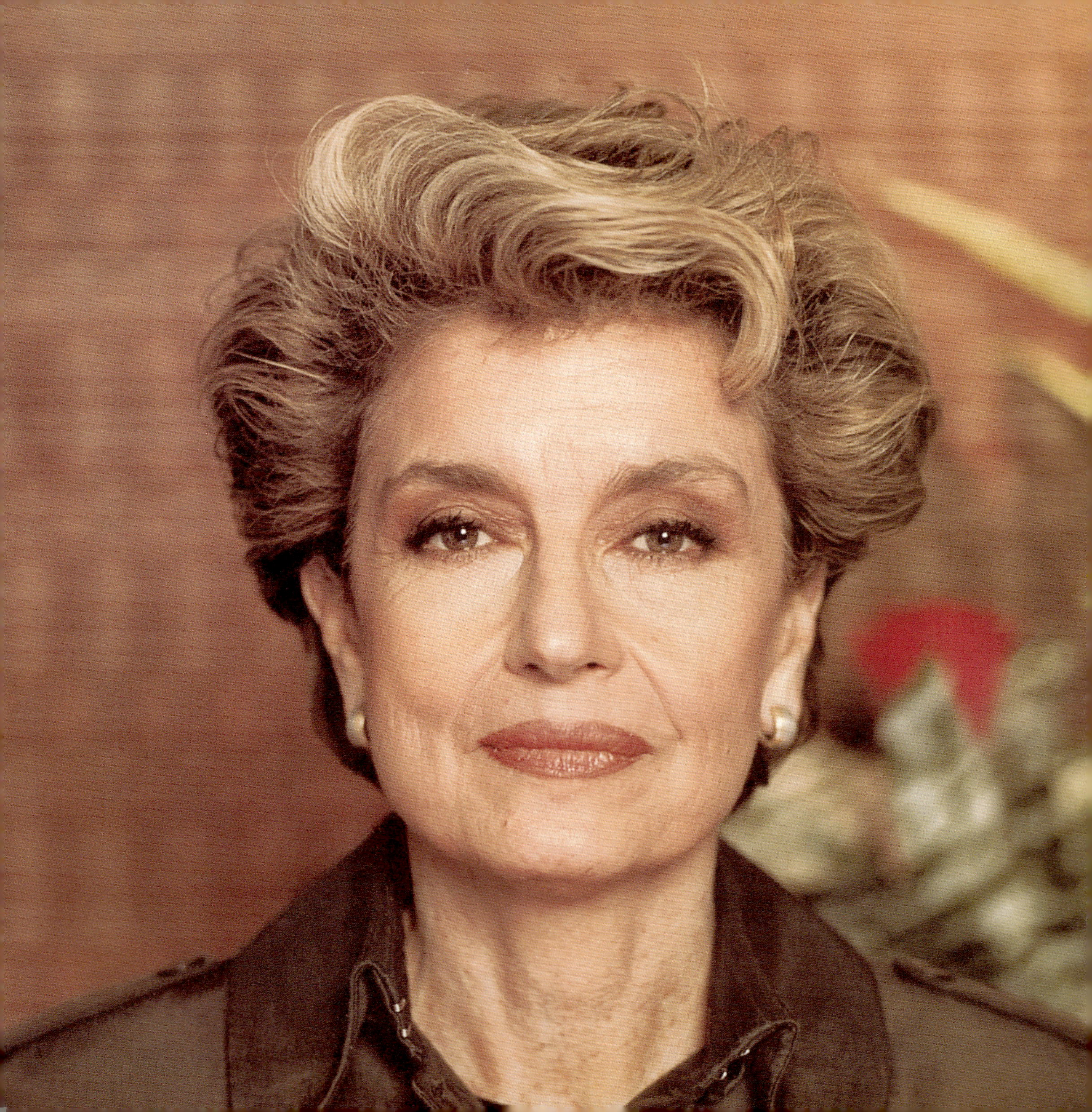

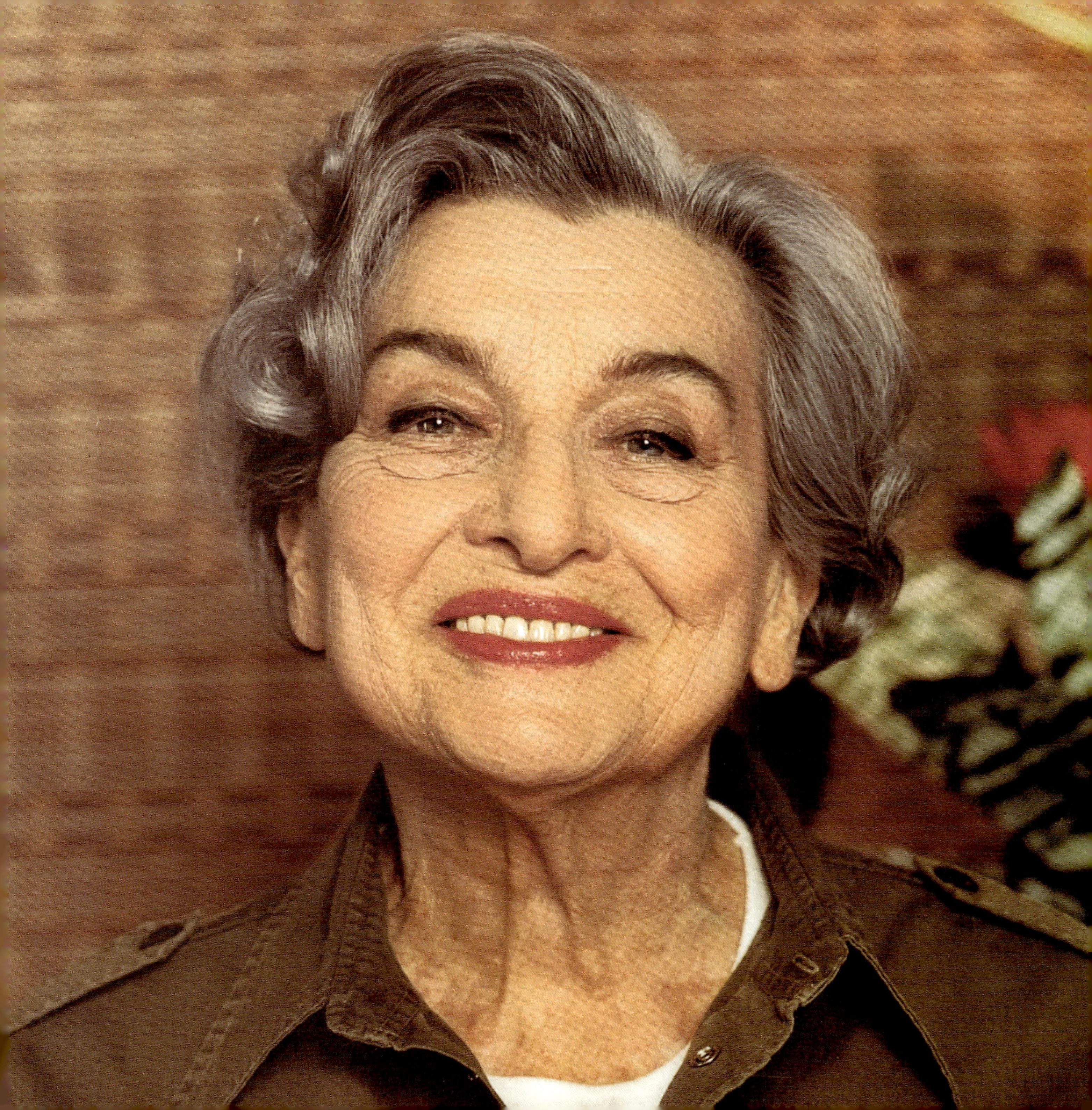

CELEBR

ELAS COSTUMAM TER UM JEITO PRÓPRIO DE SEREM BELAS. QUASE SEMPRE PERCORREM SUAS CARREIRAS PROFISSIONAIS FAZENDO UM ÚNICO ESTILO. QUANDO SE TRATA DE MEXER COM A IMAGEM, ENFRENTAM OS RISCOS DE DESAPONTAR O PÚBLICO OU DE CONTRARIAR A RECEITA DE SUCESSO. COMO MAQUIADOR, TENHO A RARA OPORTUNIDADE DE OLHÁ-LAS, NO CAMARIM, COM SIMPLICIDADE. E DE, JUNTO COM ELAS, EXPERIMENTAR OUTROS RECURSOS PARA A IMAGEM QUE VENCEU. QUE TAL VESTIR NOVOS PERSONAGENS?

IDADES

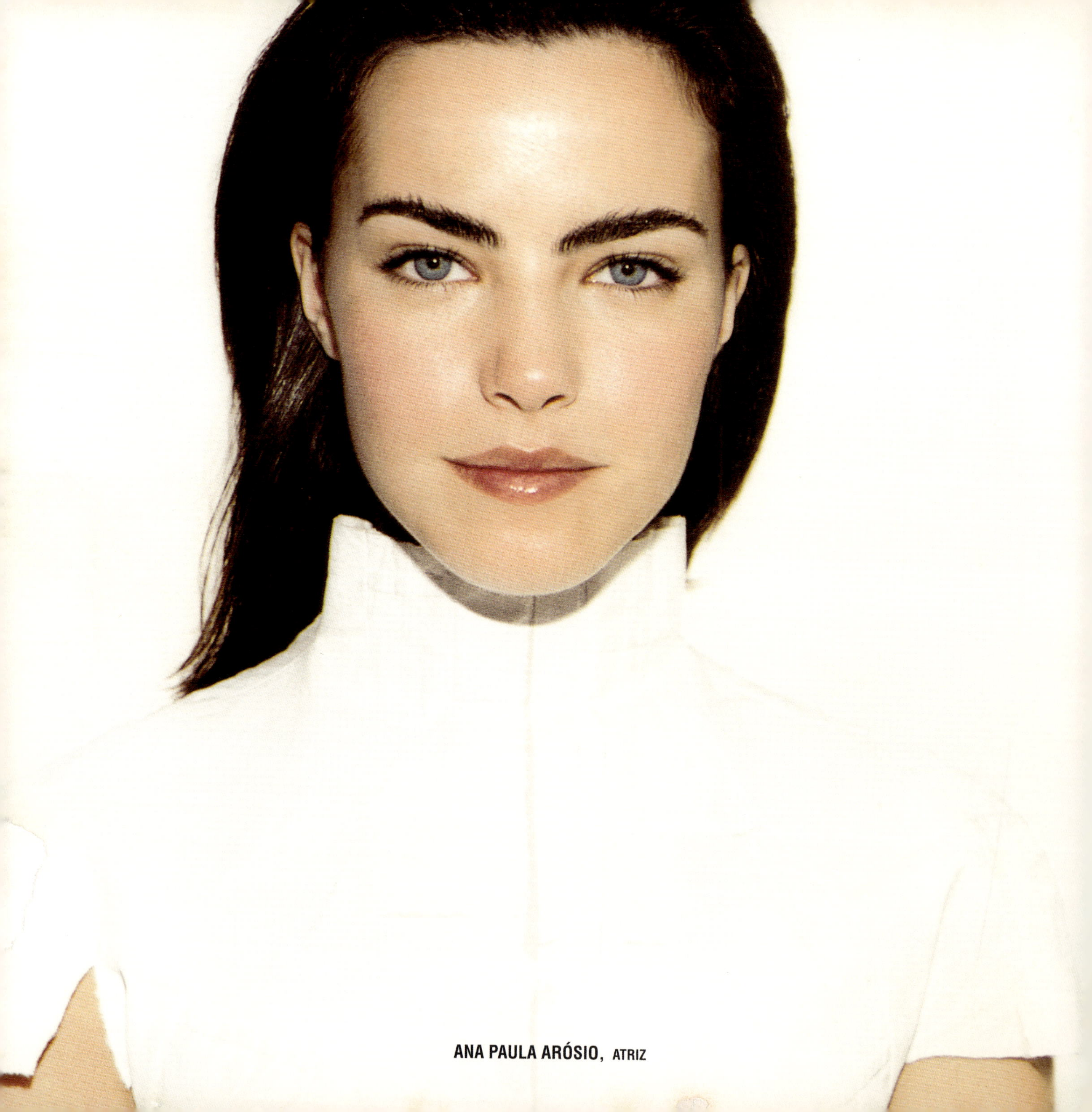

ANA PAULA ARÓSIO, ATRIZ

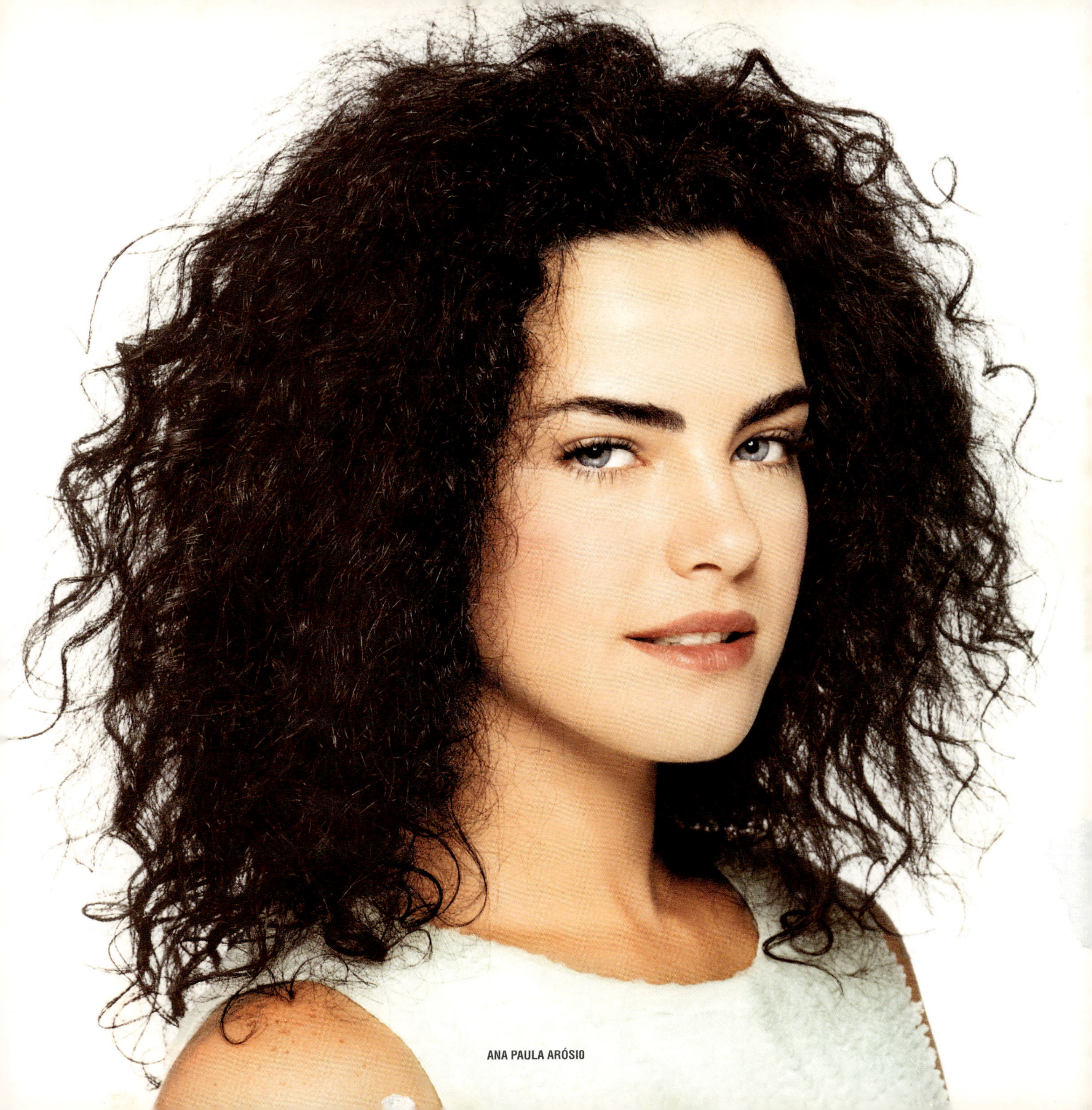

ANA PAULA ARÓSIO

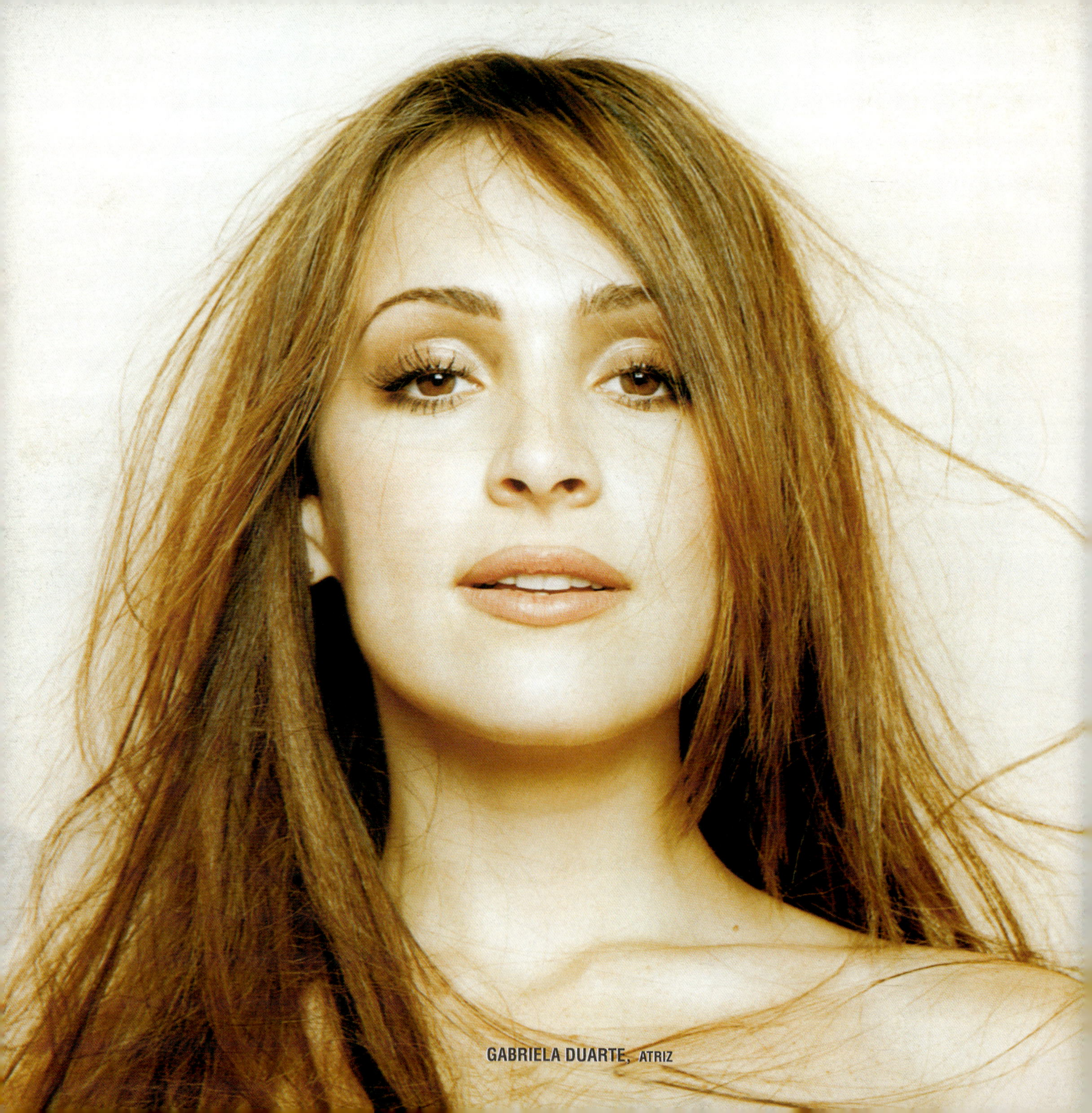

GABRIELA DUARTE, ATRIZ

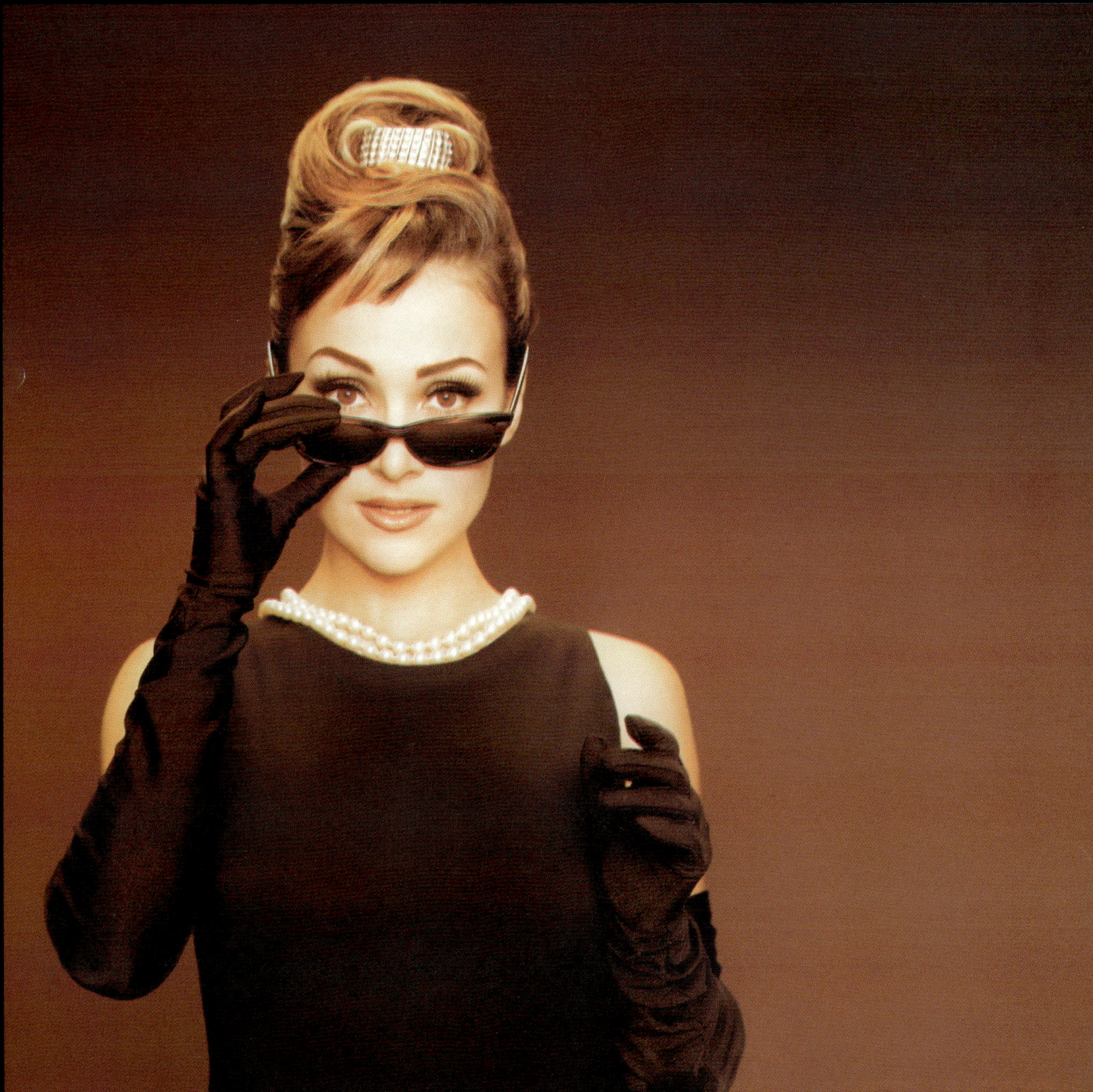

GABRIELA DUARTE COMO AUDREY HEPBURN

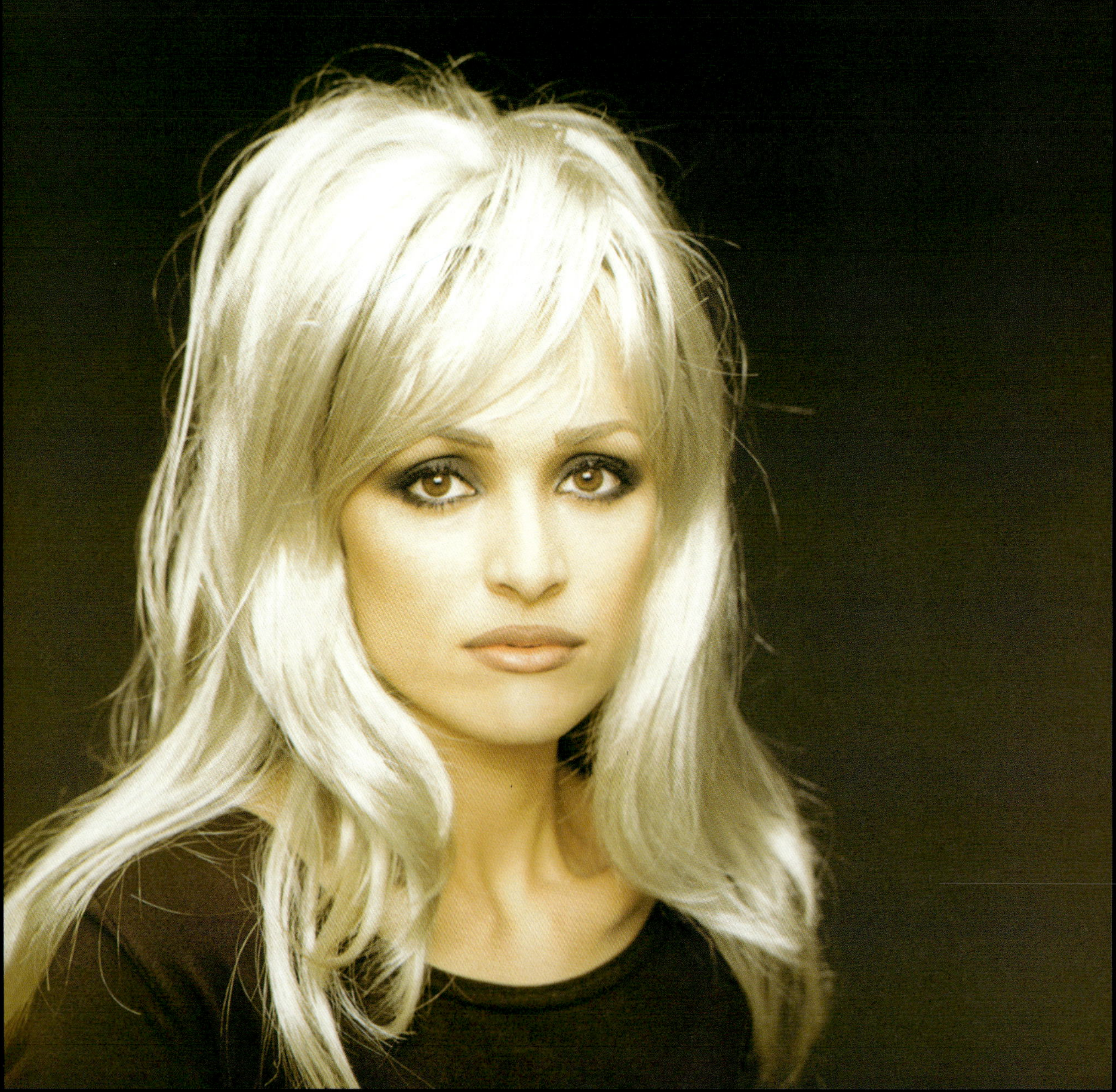

GABRIELA DUARTE COMO PAMELA ANDERSON LEE

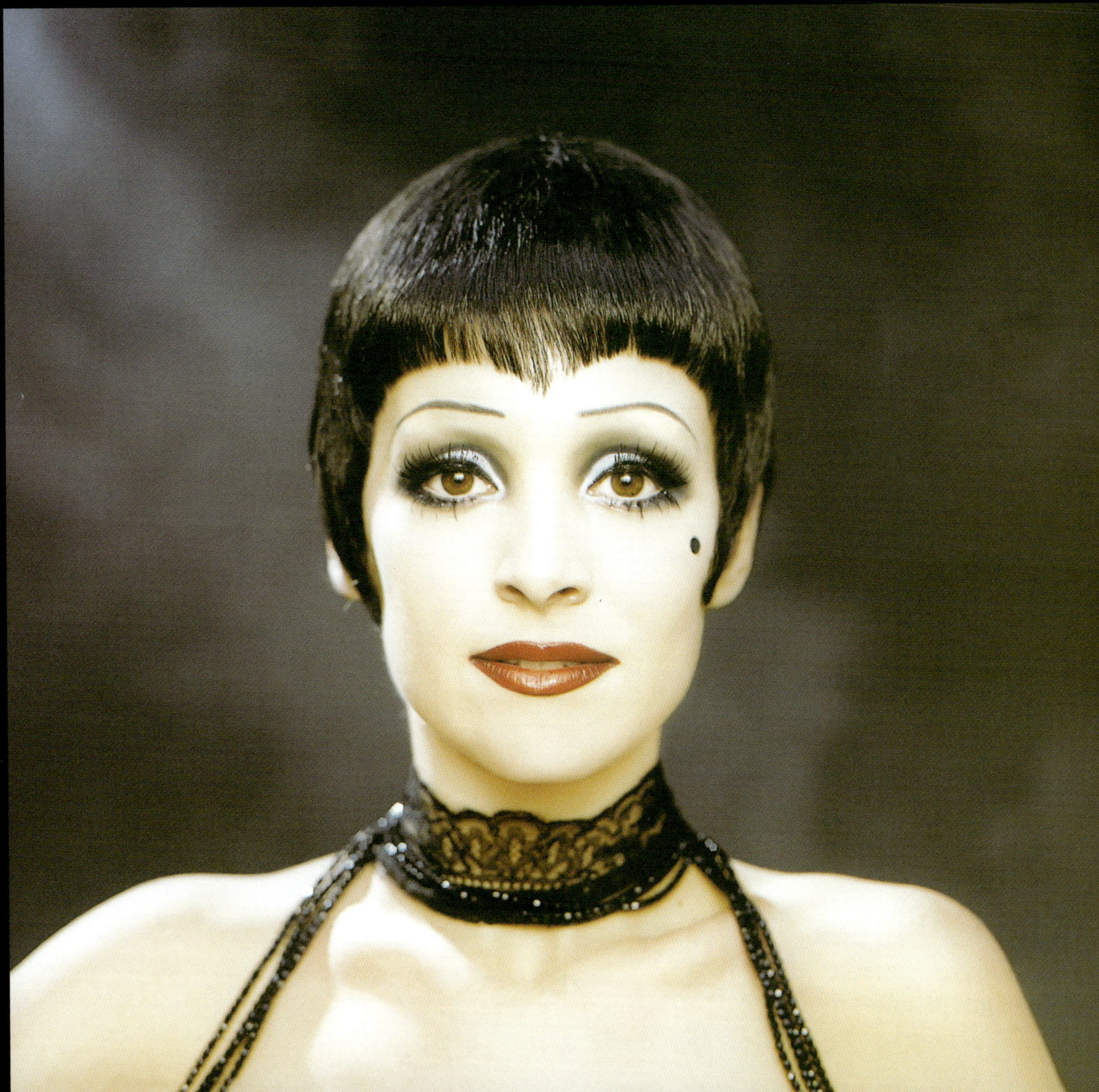

GABRIELA DUARTE COMO LIZA MINNELLI

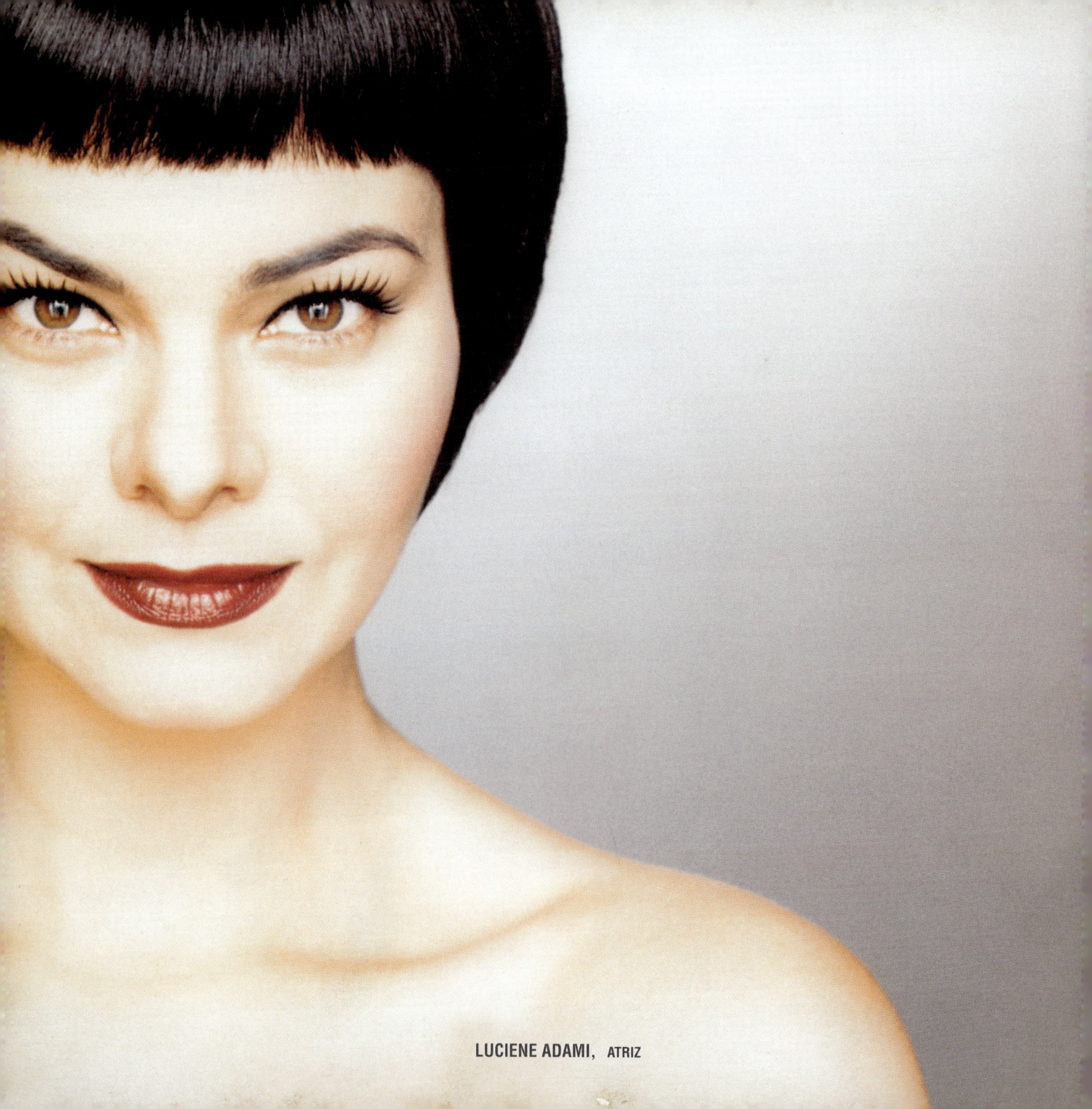

LUCIENE ADAMI, ATRIZ

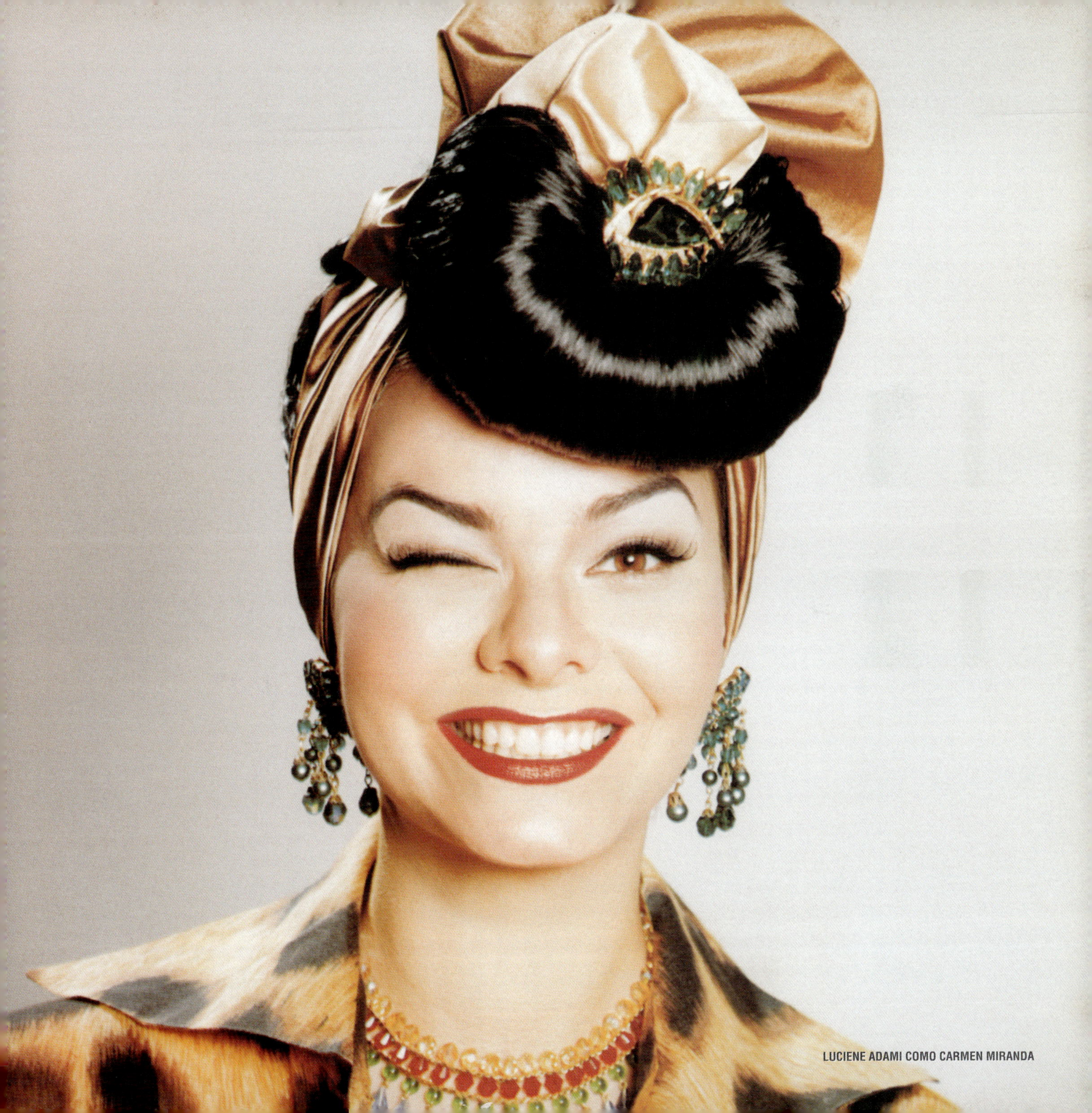

LUCIENE ADAMI COMO CARMEN MIRANDA

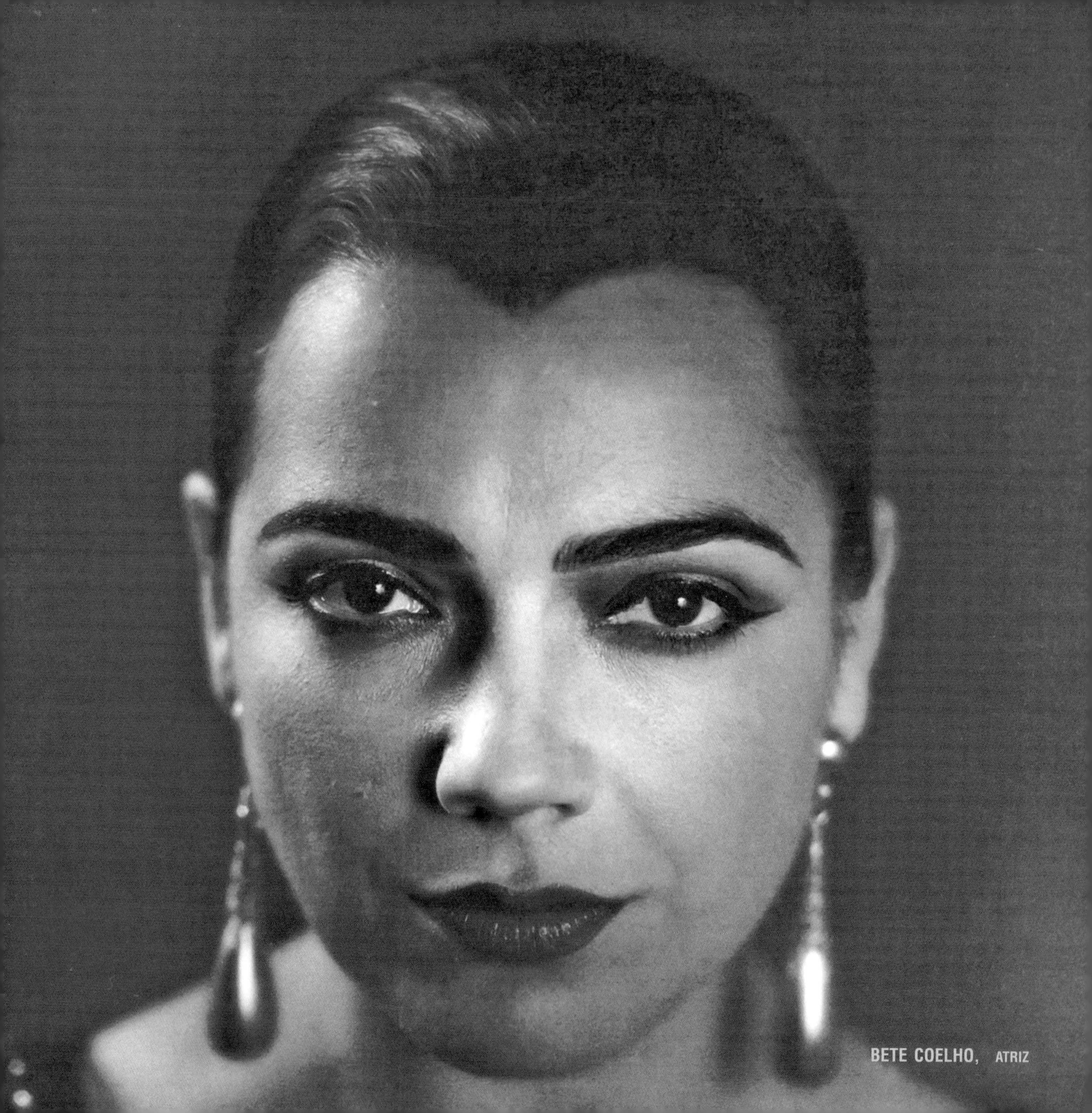

BETE COELHO, ATRIZ

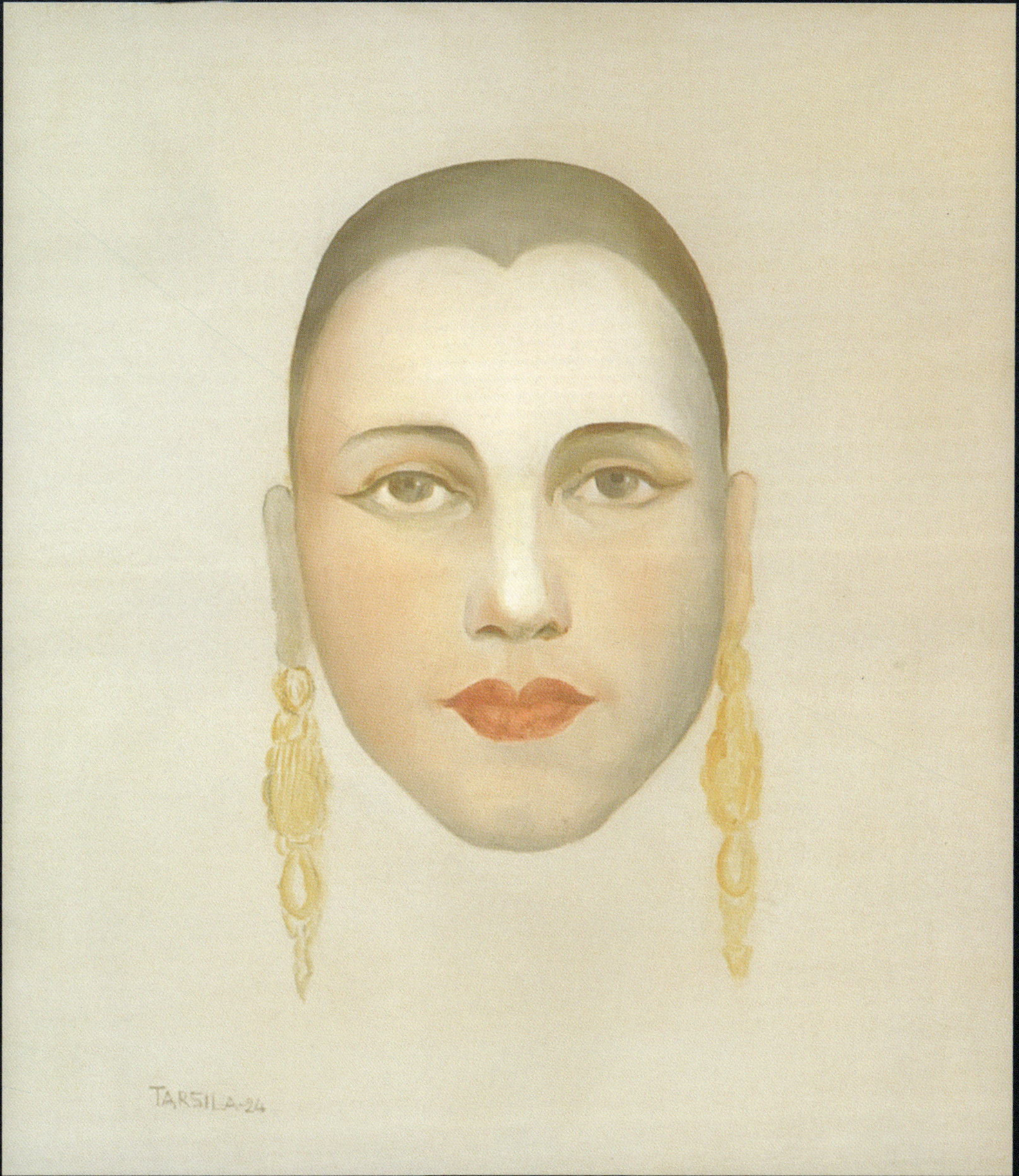
TARSILA-24

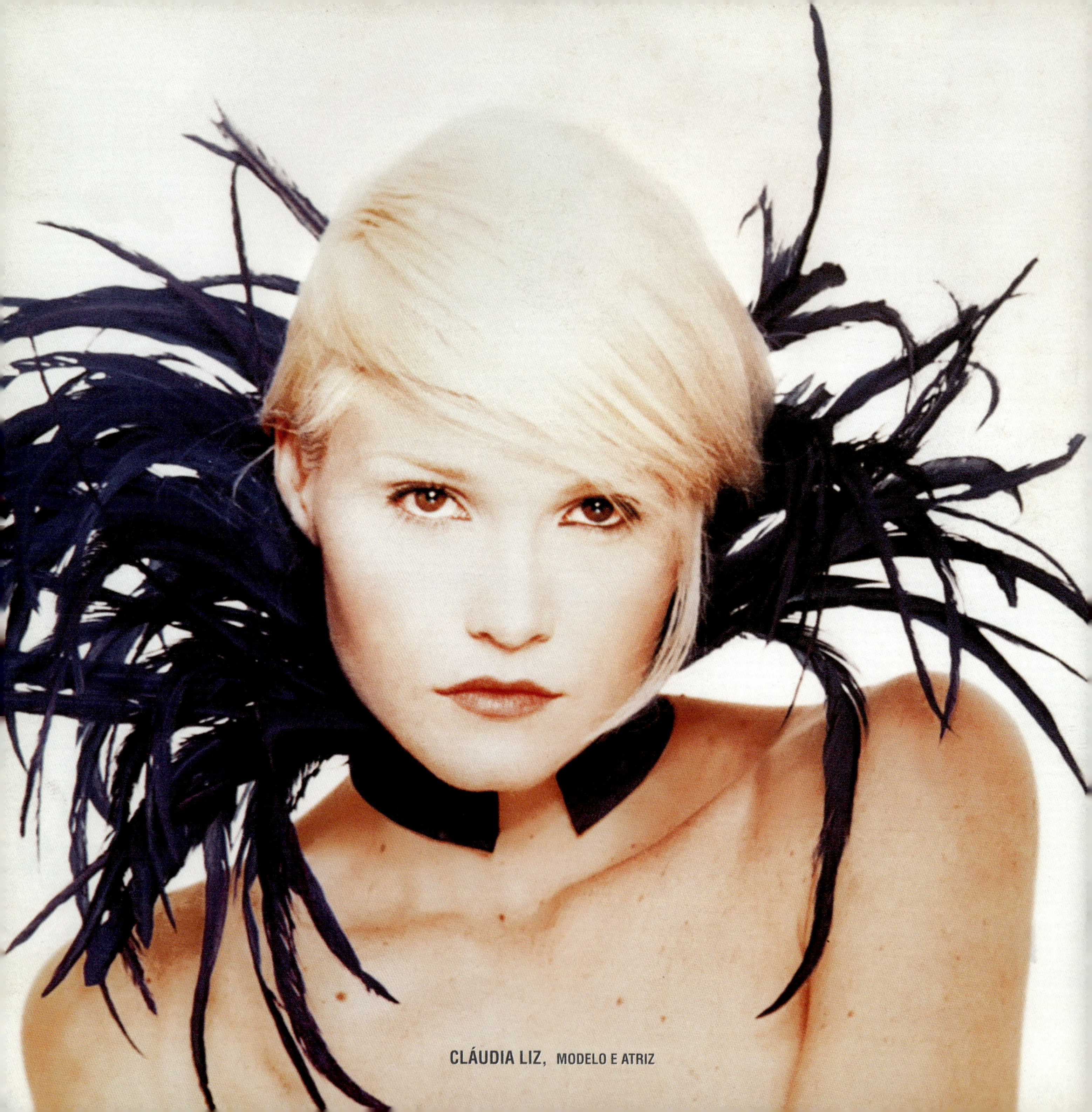

CLÁUDIA LIZ, MODELO E ATRIZ

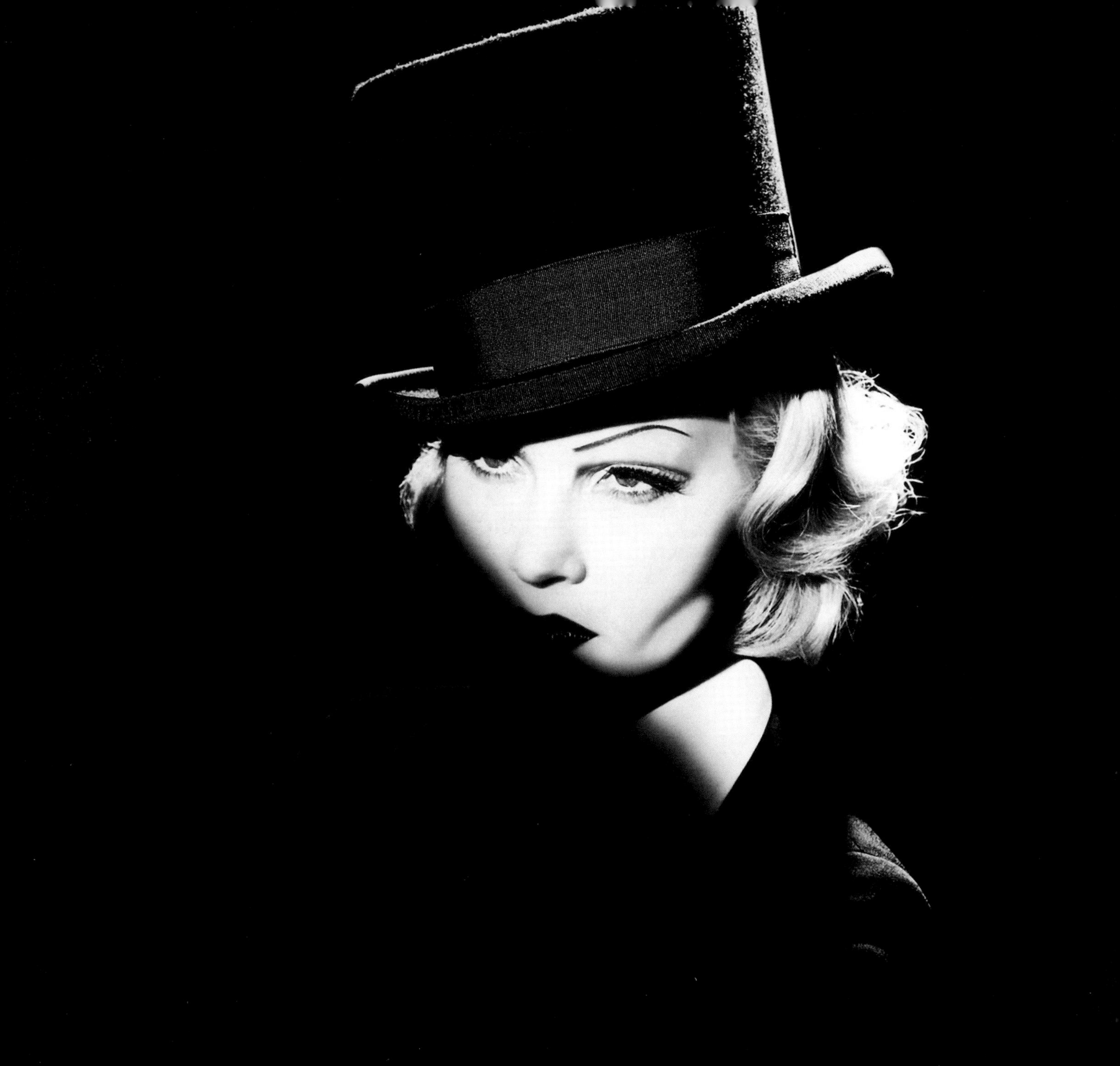

CLÁUDIA LIZ

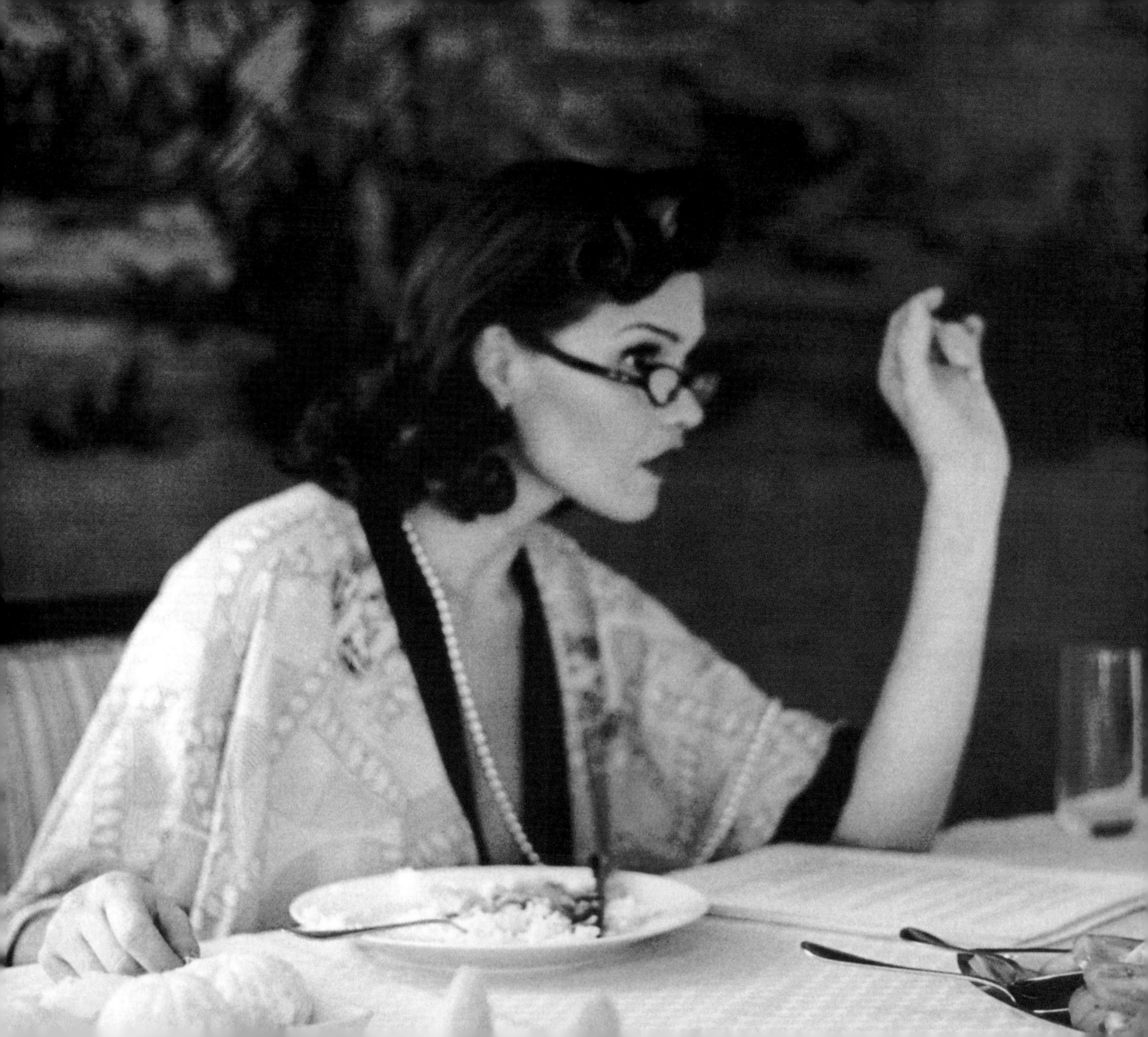

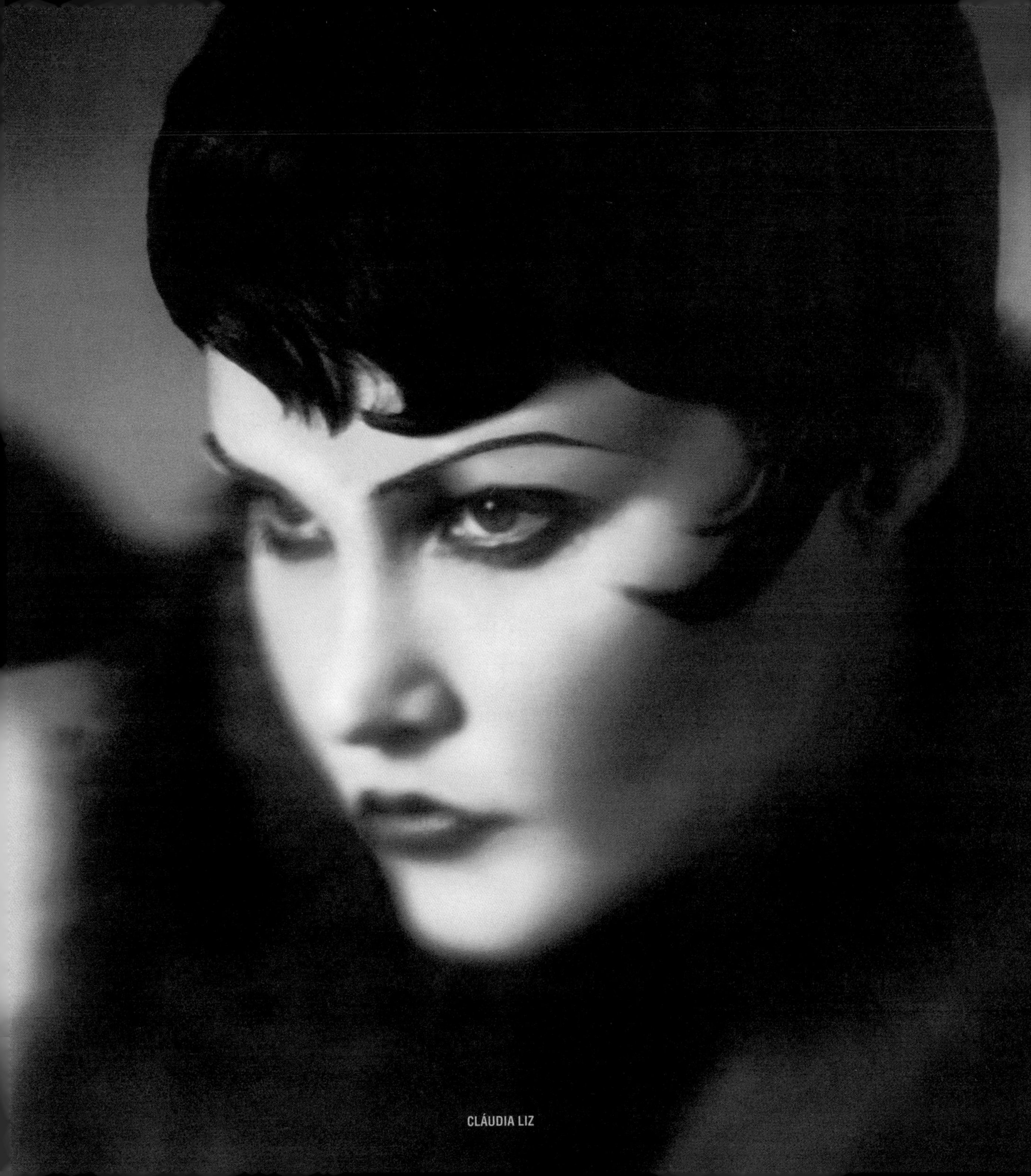

CLÁUDIA LIZ

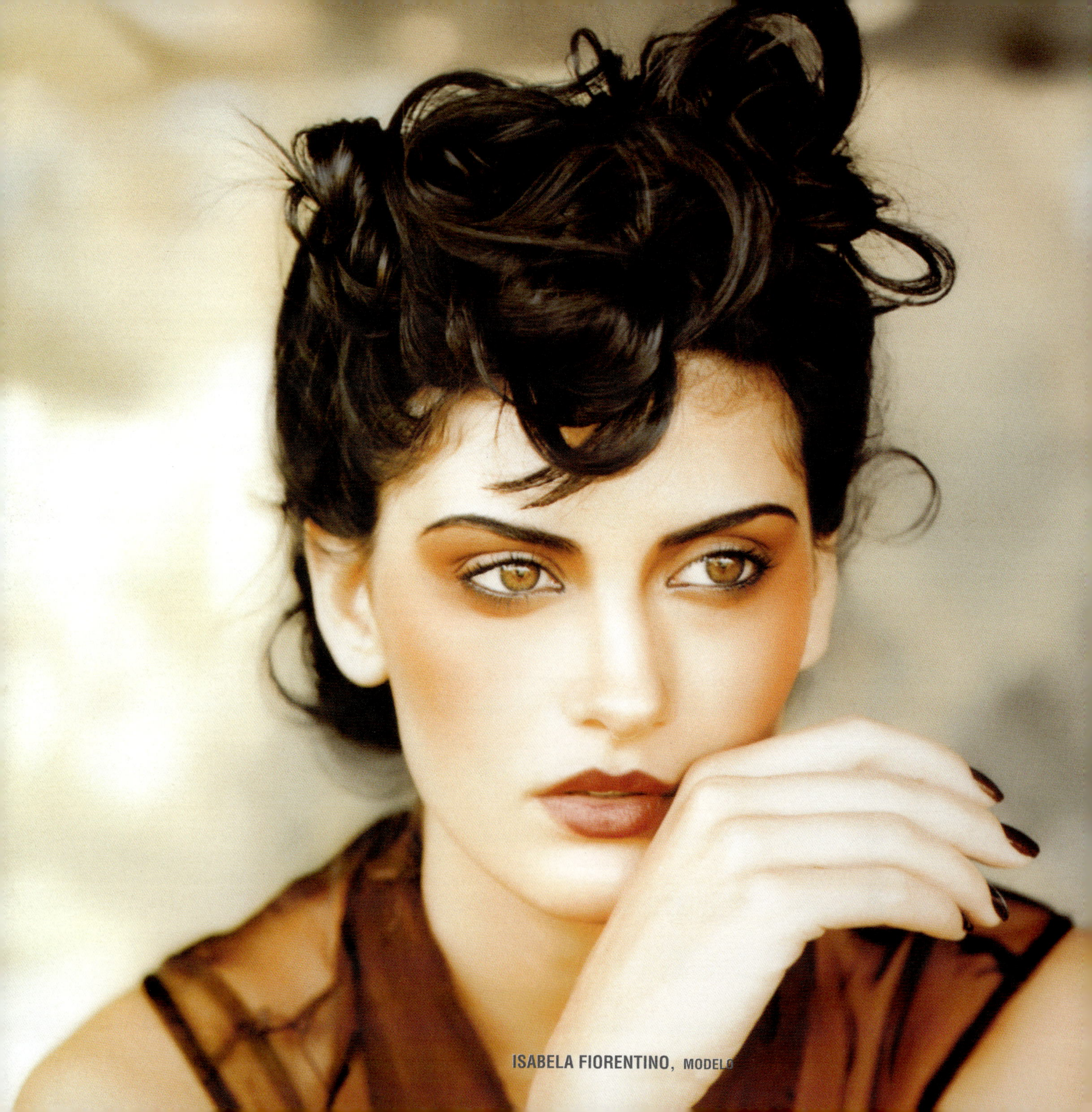

ISABELA FIORENTINO, MODELO

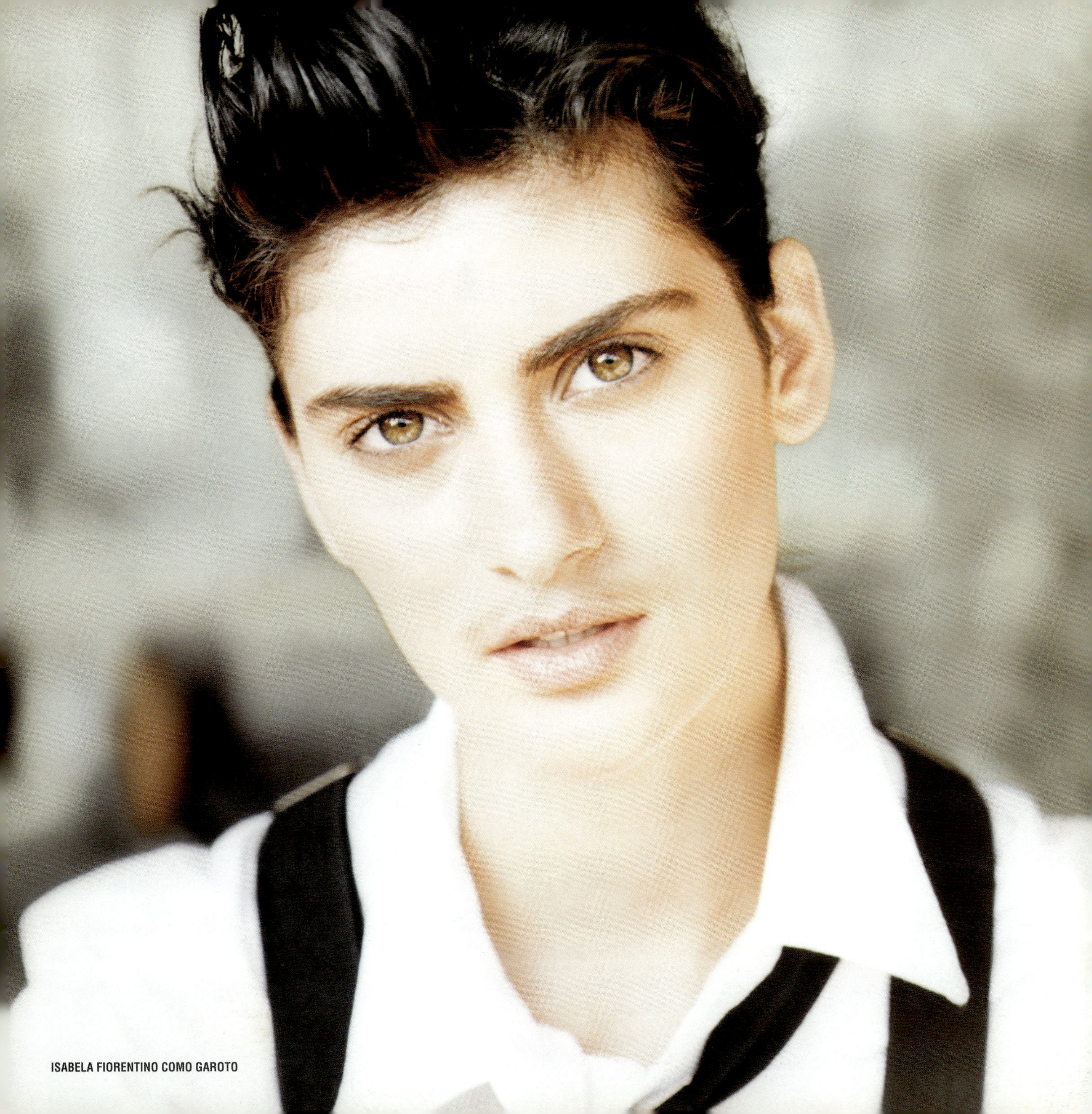

ISABELA FIORENTINO COMO GAROTO

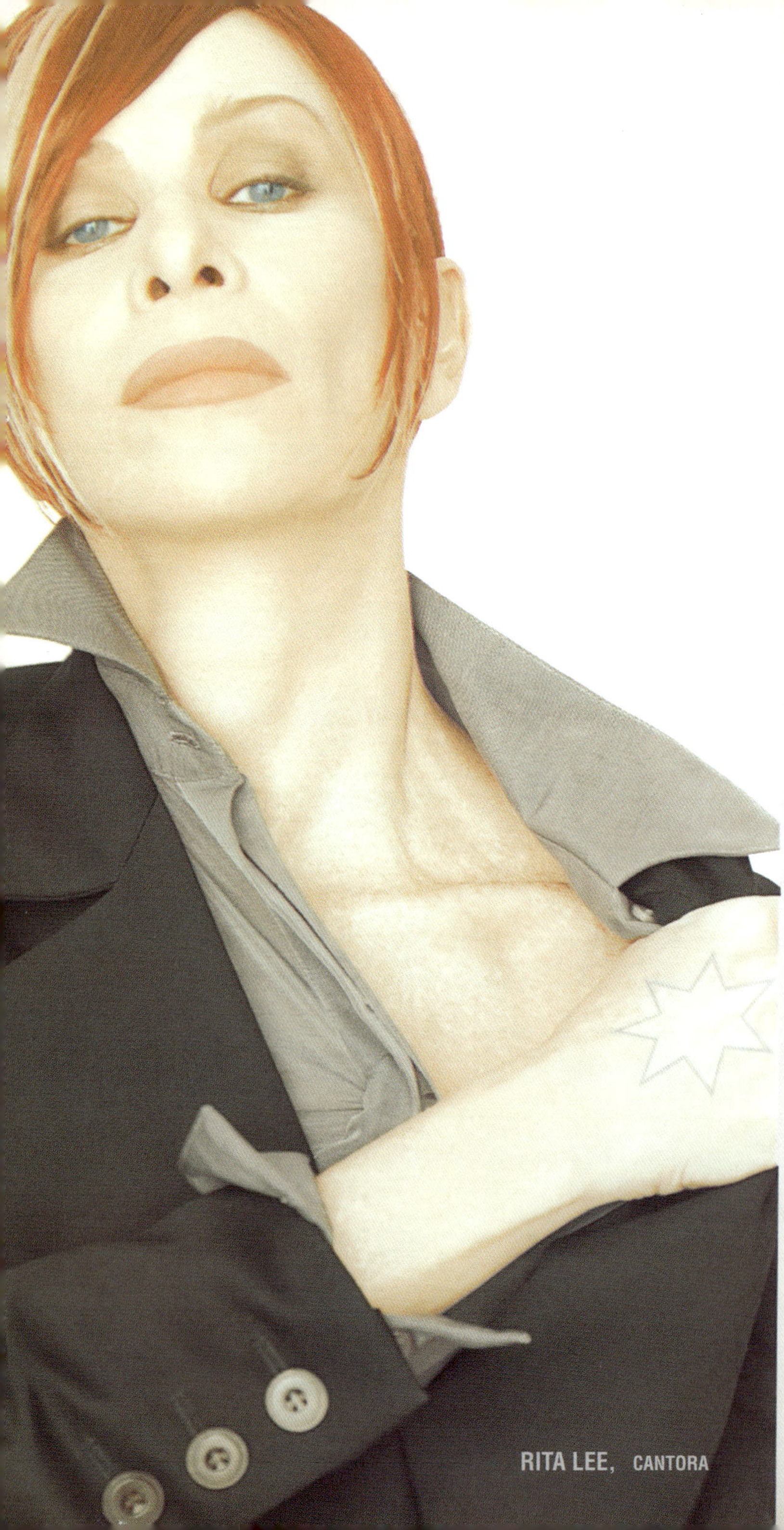
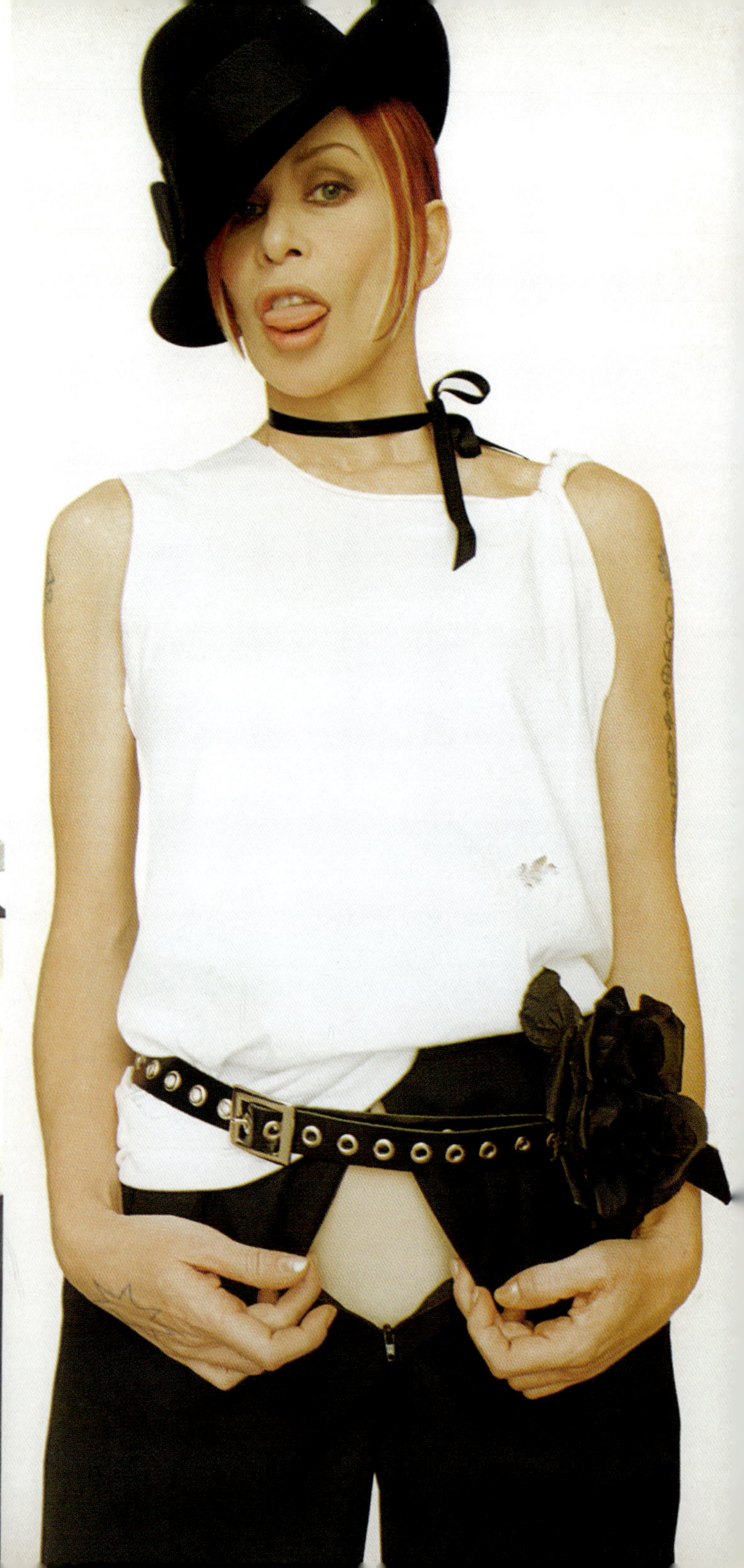

RITA LEE, CANTORA

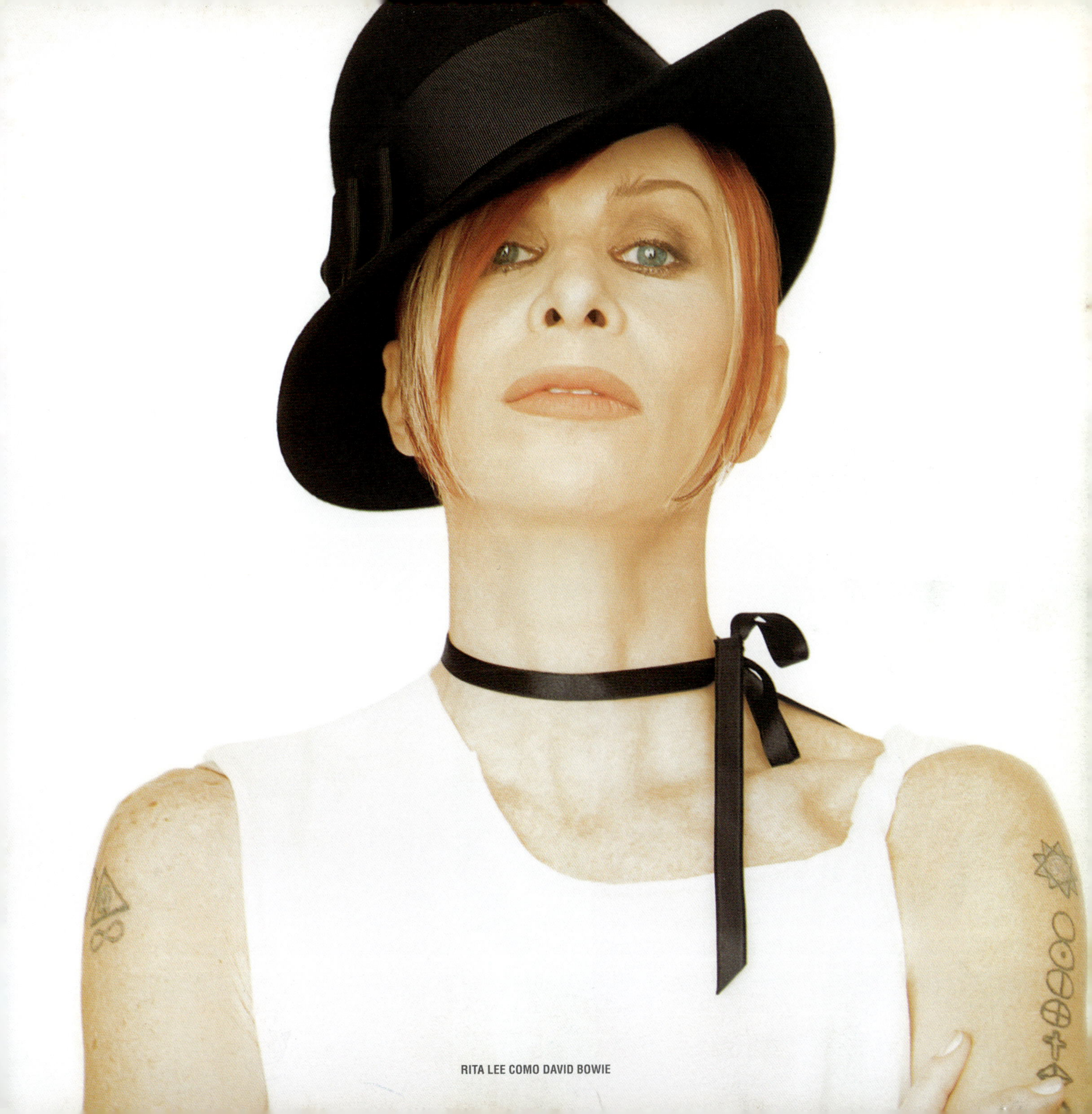

RITA LEE COMO DAVID BOWIE

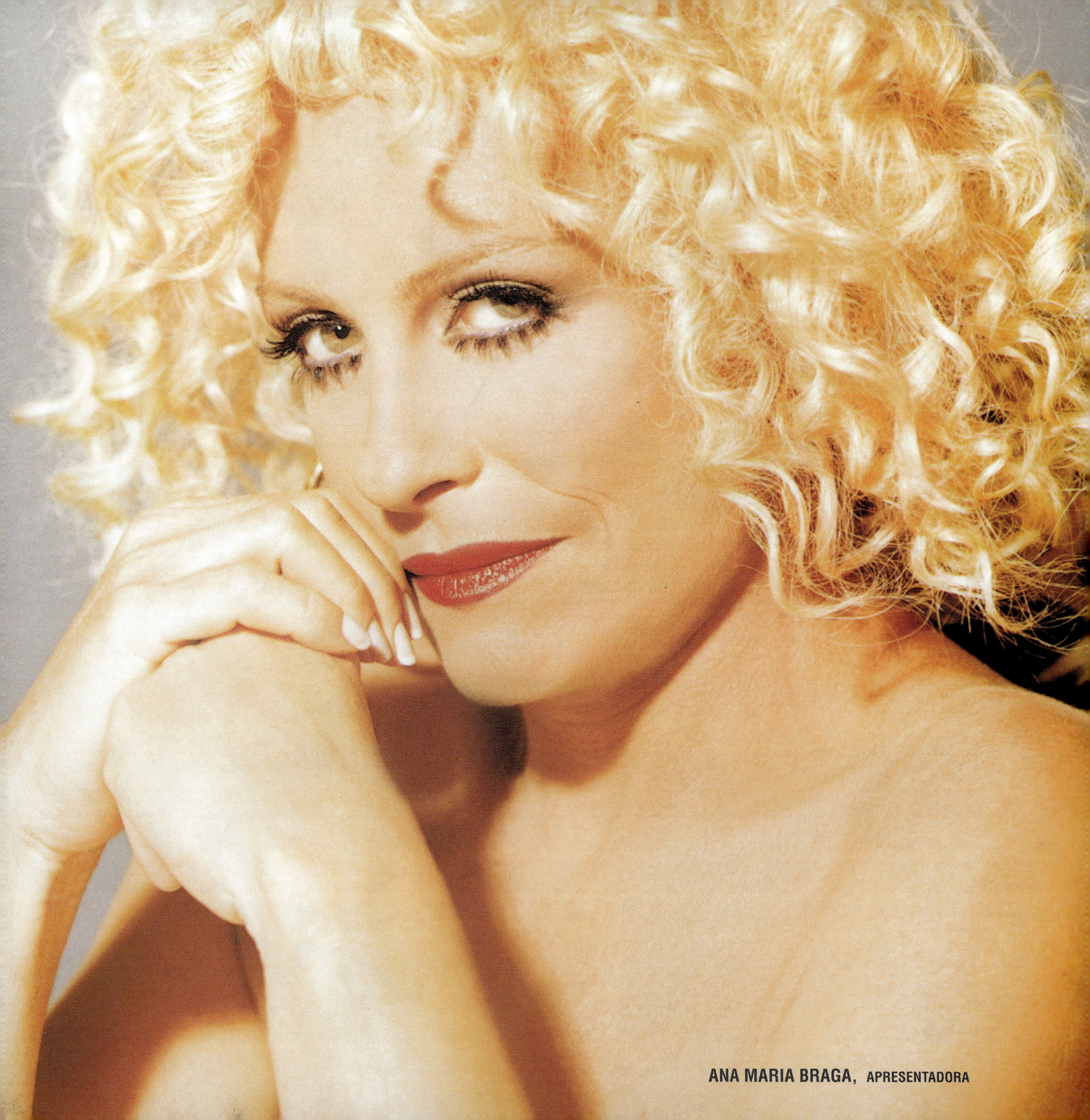

ANA MARIA BRAGA, APRESENTADORA

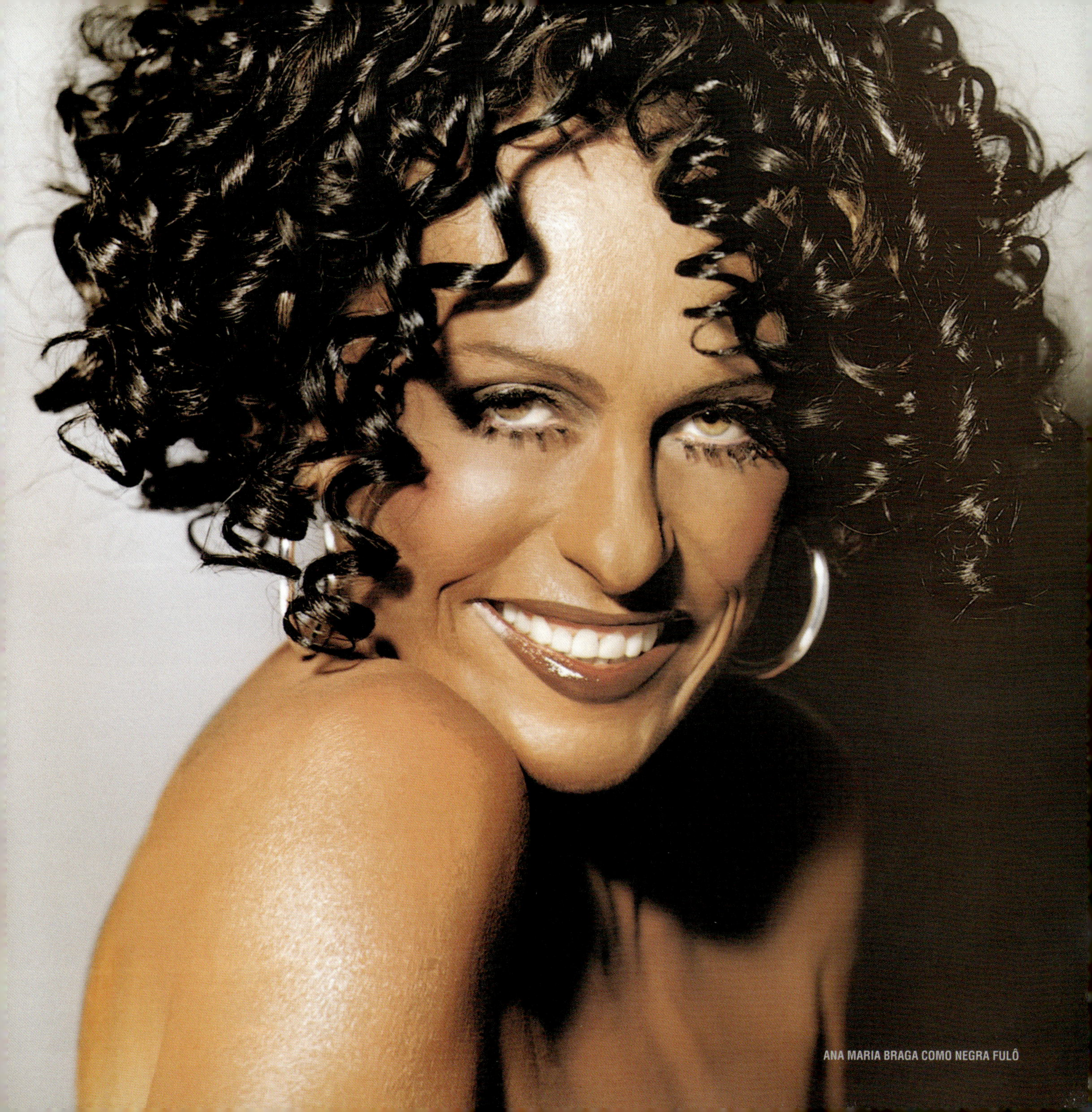

ANA MARIA BRAGA COMO NEGRA FULÔ

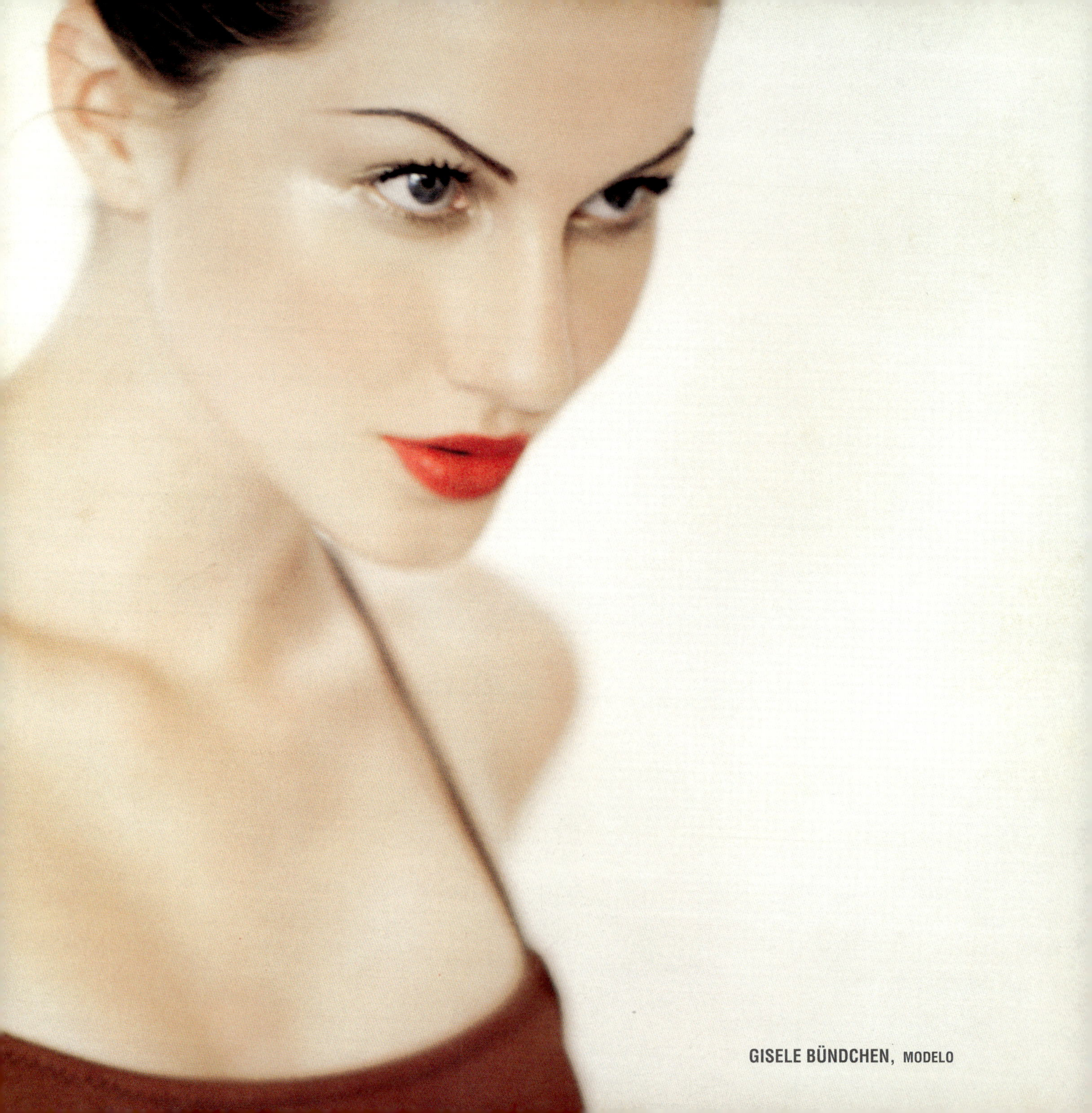

GISELE BÜNDCHEN, MODELO

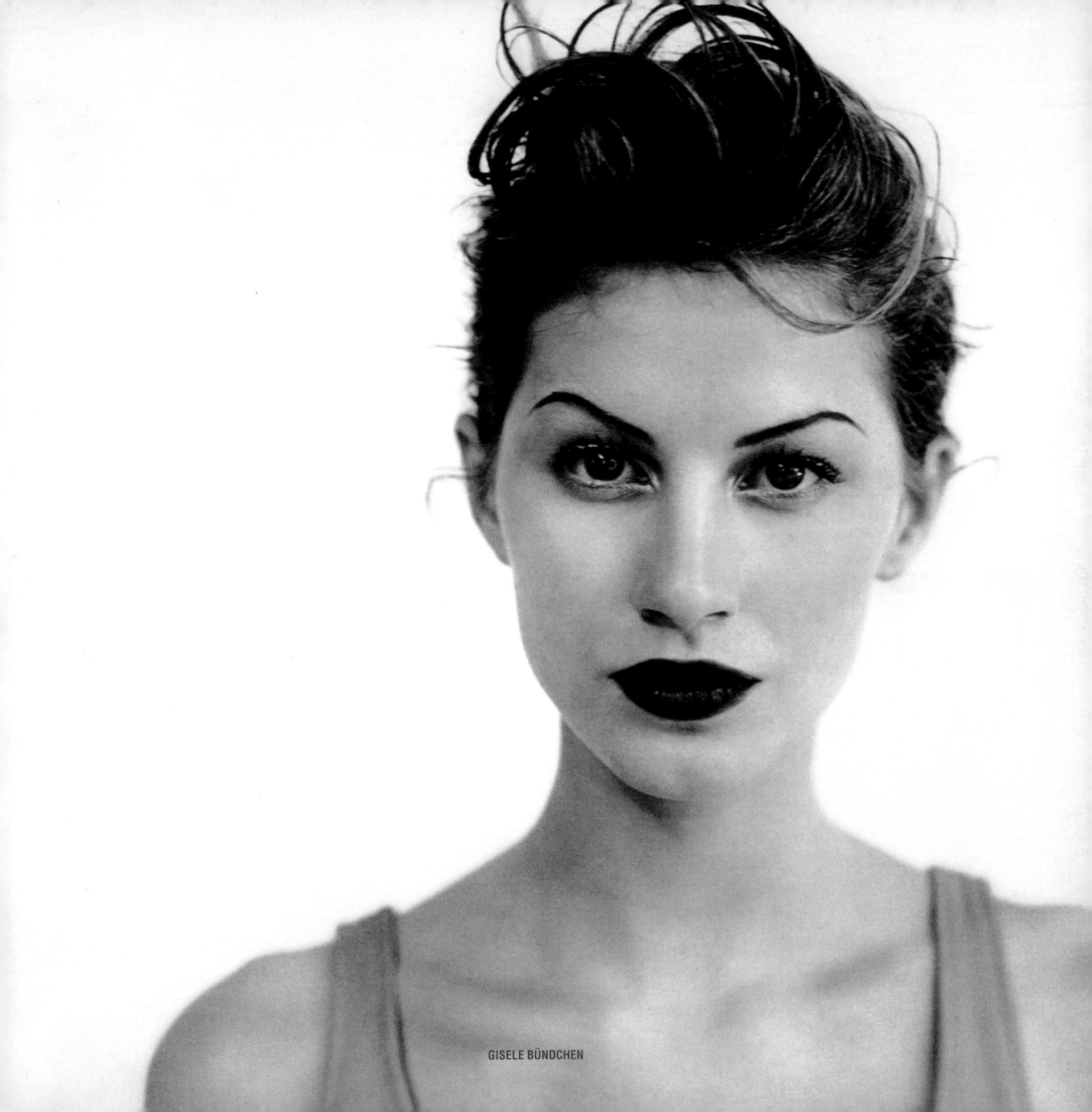

GISELE BÜNDCHEN

CERTAS TRANSGRESSÕES

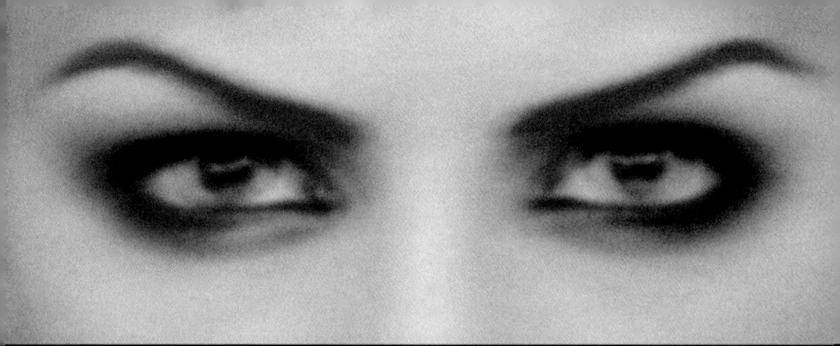

SEMPRE ACHEI ARRISCADO CRIAR ALGUMA COISA QUE NUNCA TENHA PASSADO, VERDADEIRAMENTE, PELA MINHA PRÓPRIA CABEÇA. SOU INCAPAZ DE CITAR UM AUTOR QUE NÃO CONHEÇO, UM FILME QUE NÃO VI. POR ISSO, MESMO QUANDO RESOLVO TRANSGREDIR OS PADRÕES DA MAQUIAGEM E PROVOCAR UM CERTO CHOQUE NAS PESSOAS, AINDA ASSIM PROCURO SER SEMPRE FIEL À MINHA CAUSA. NÃO ACHO QUE O MUNDO ESTEJA DIVIDIDO ENTRE CARETAS E NÃO CARETAS. NEM QUE TODA OUSADIA É SINAL DE REBELDIA. PARA MIM, A FIDELIDADE COM O PRÓPRIO MODO DE PENSAR E DE VIVER É O QUE MAIS APROXIMA ALGUÉM DA VERDADEIRA AUTORIA

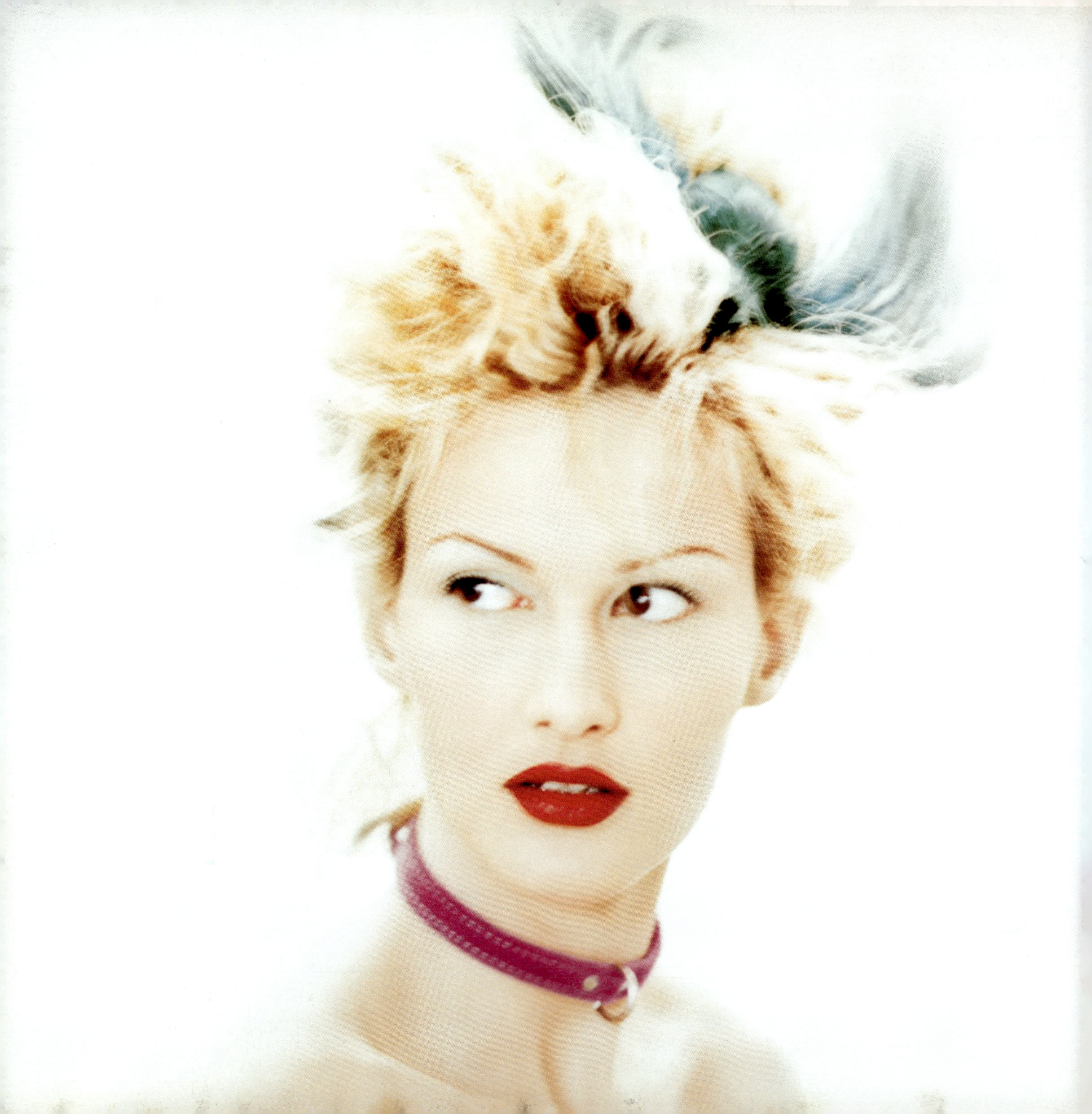

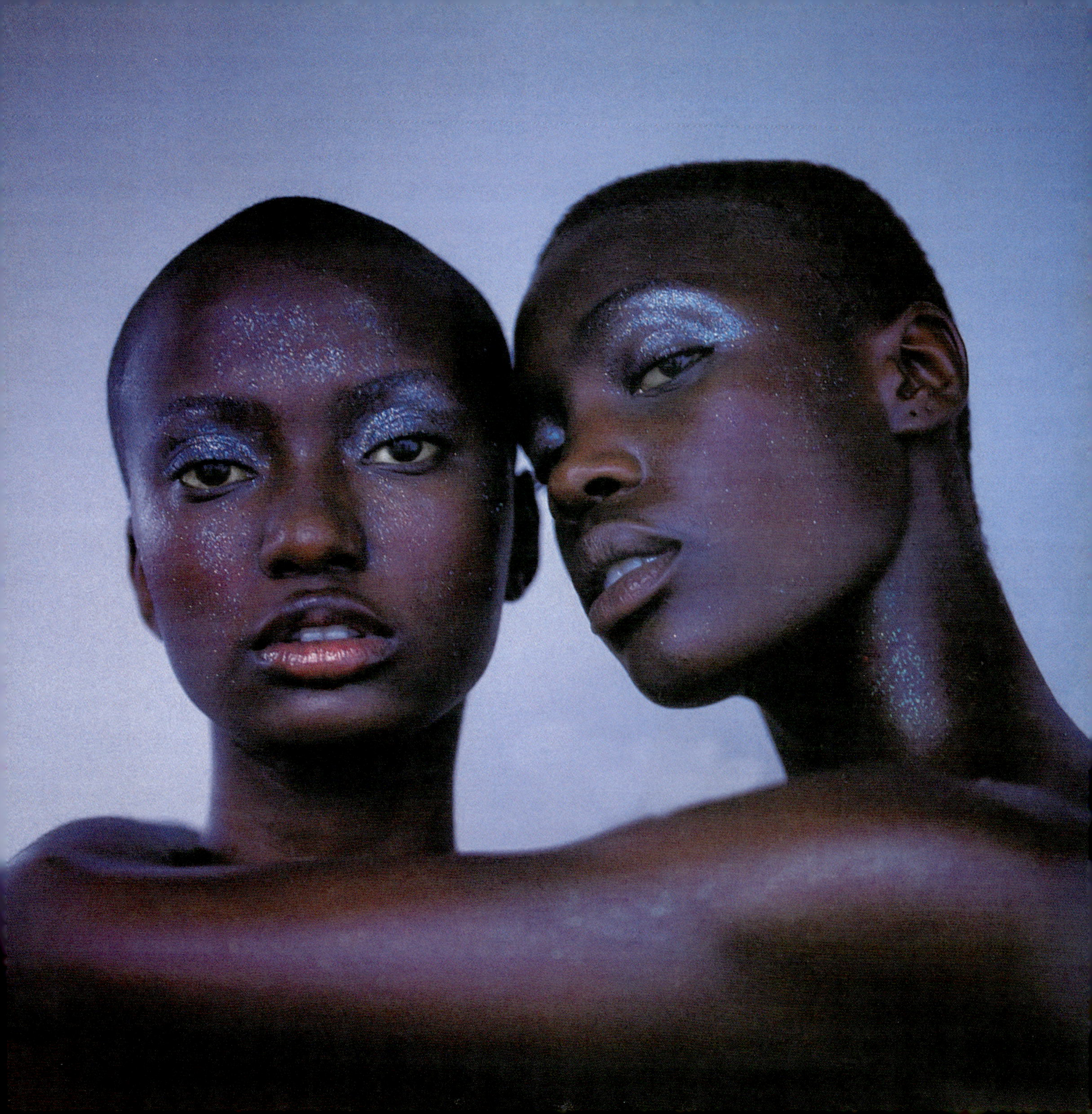

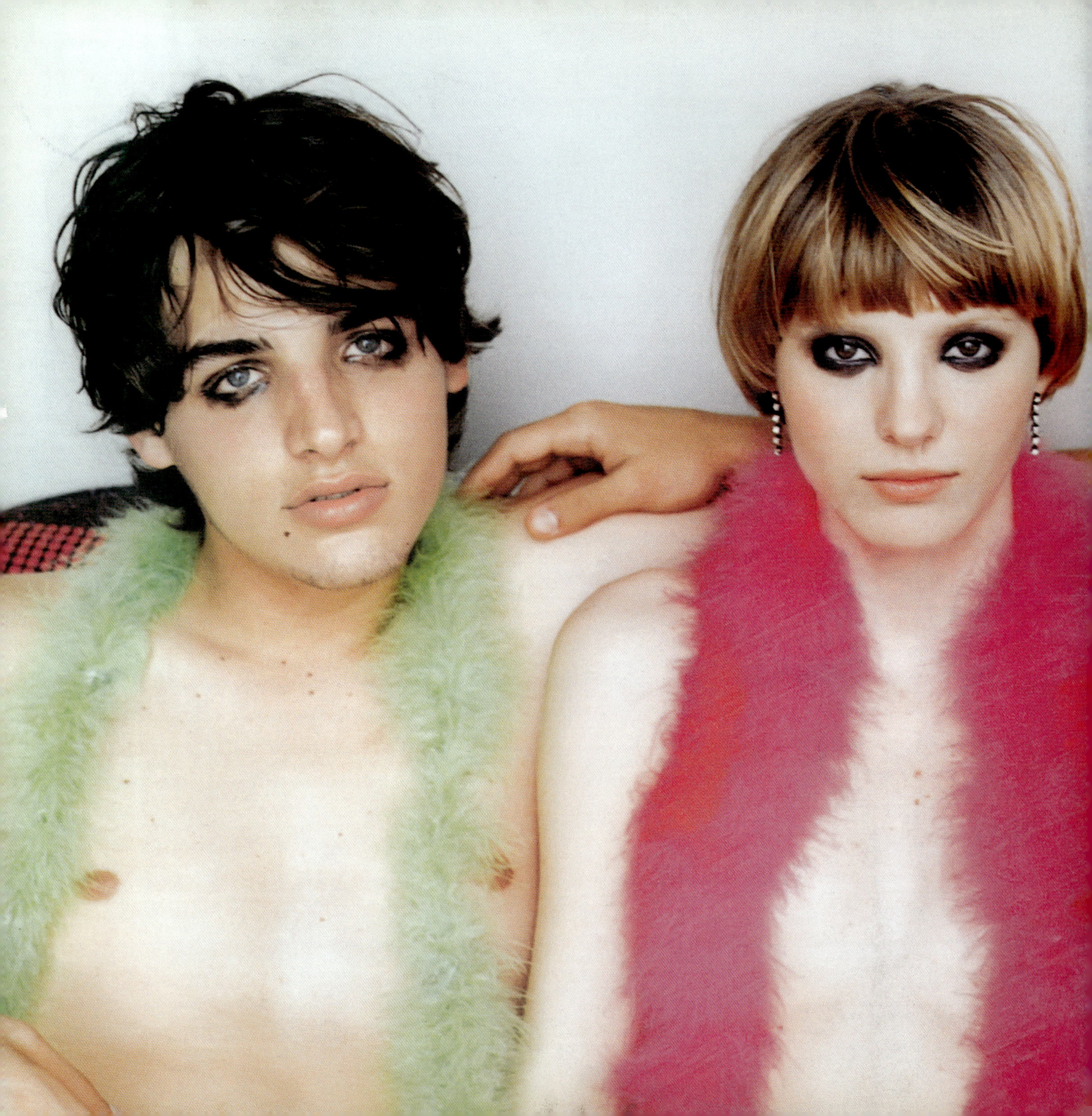

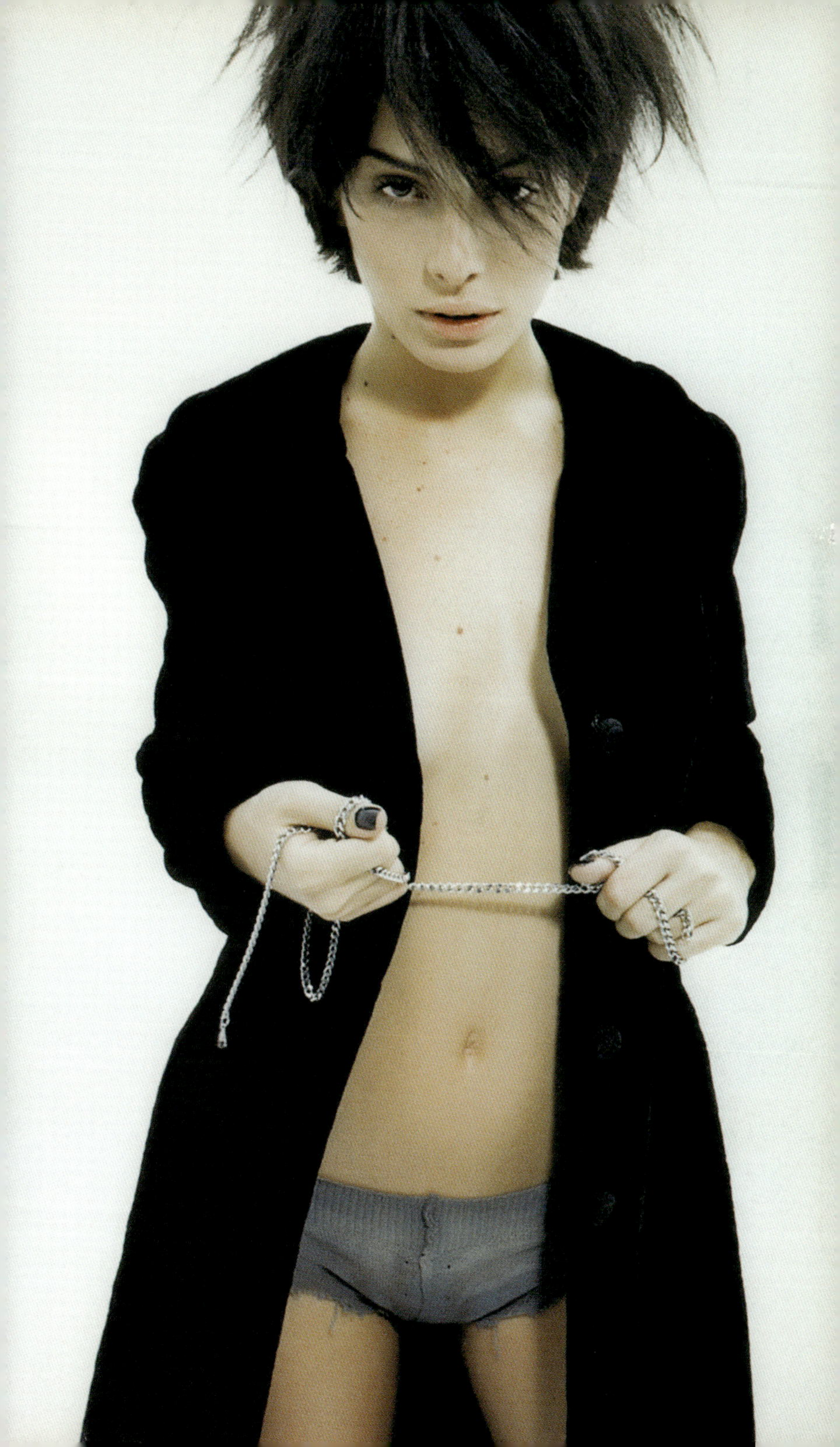

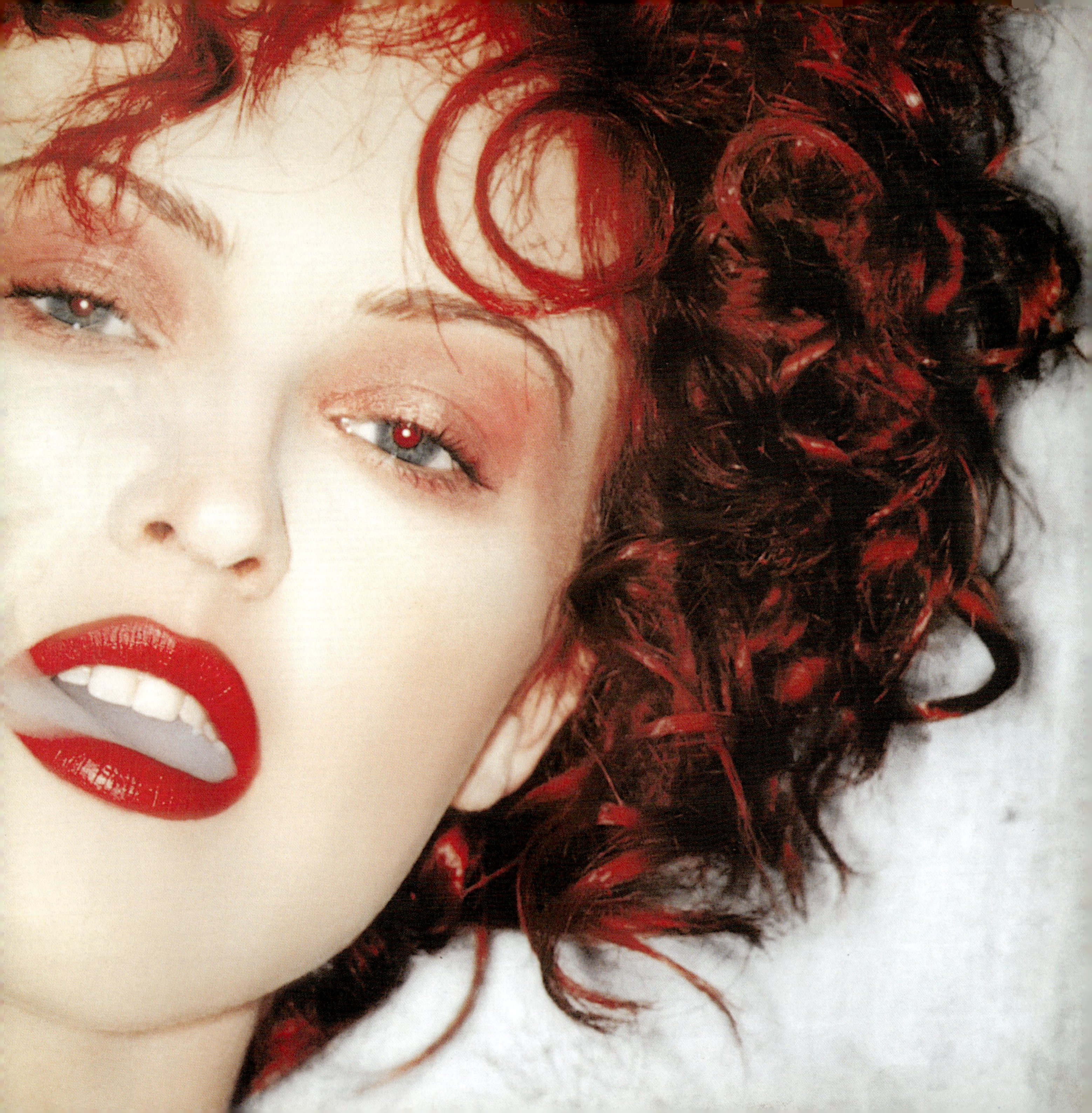

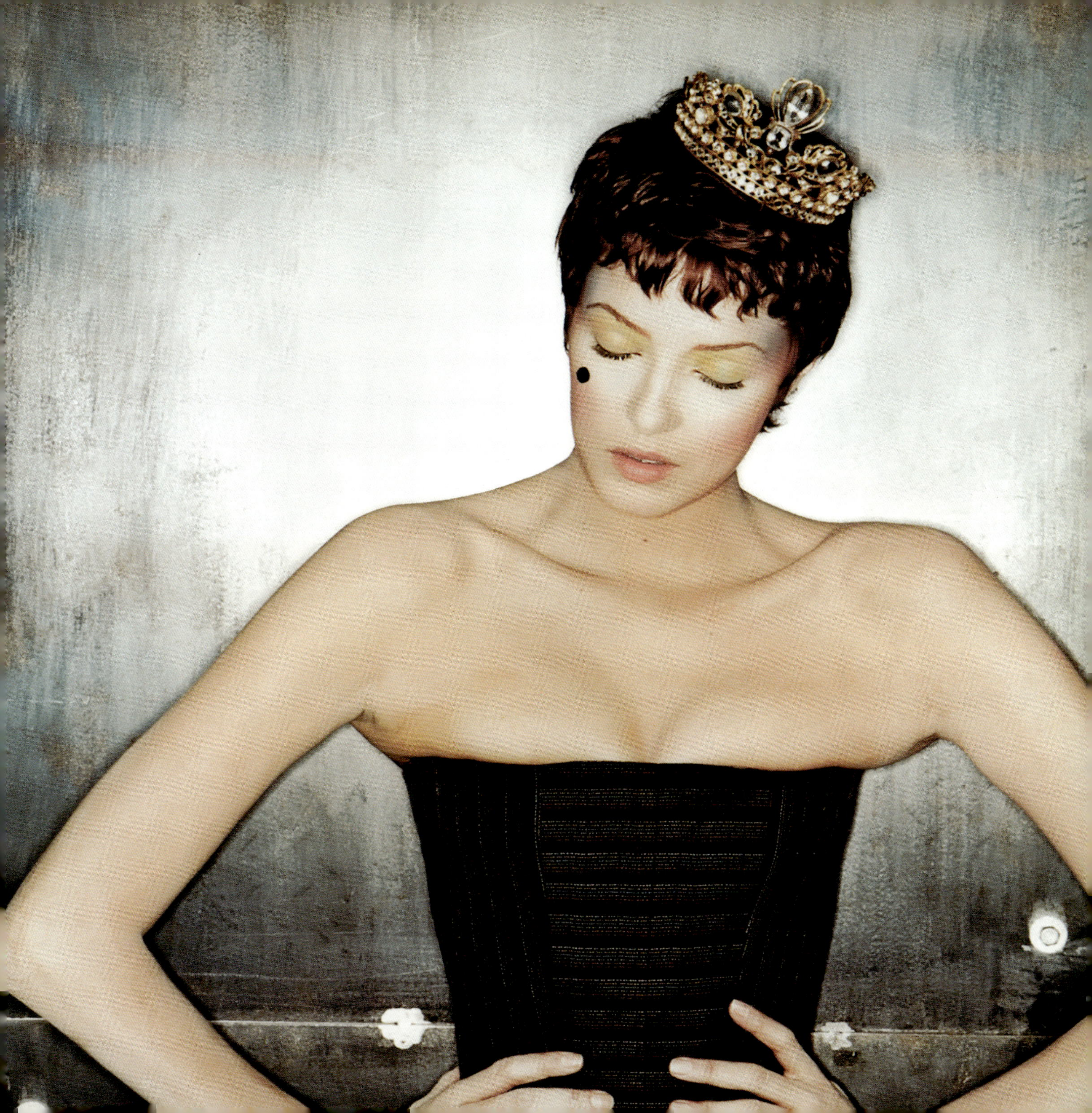

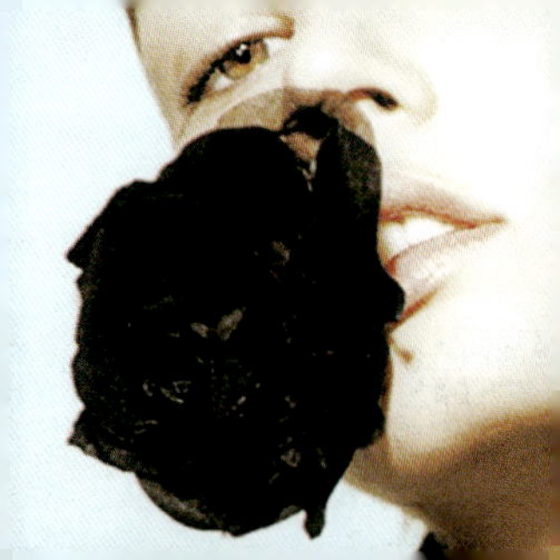

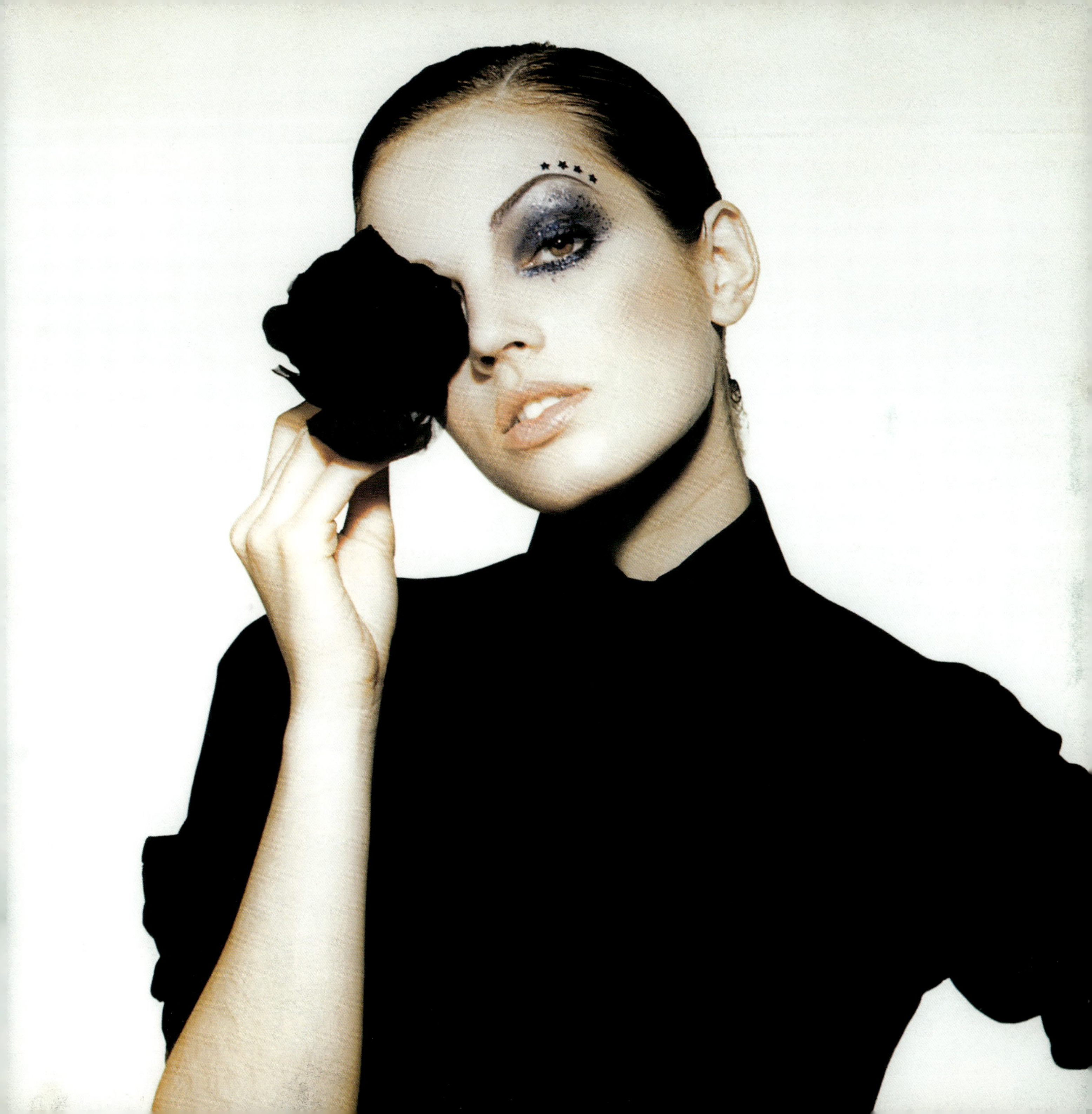

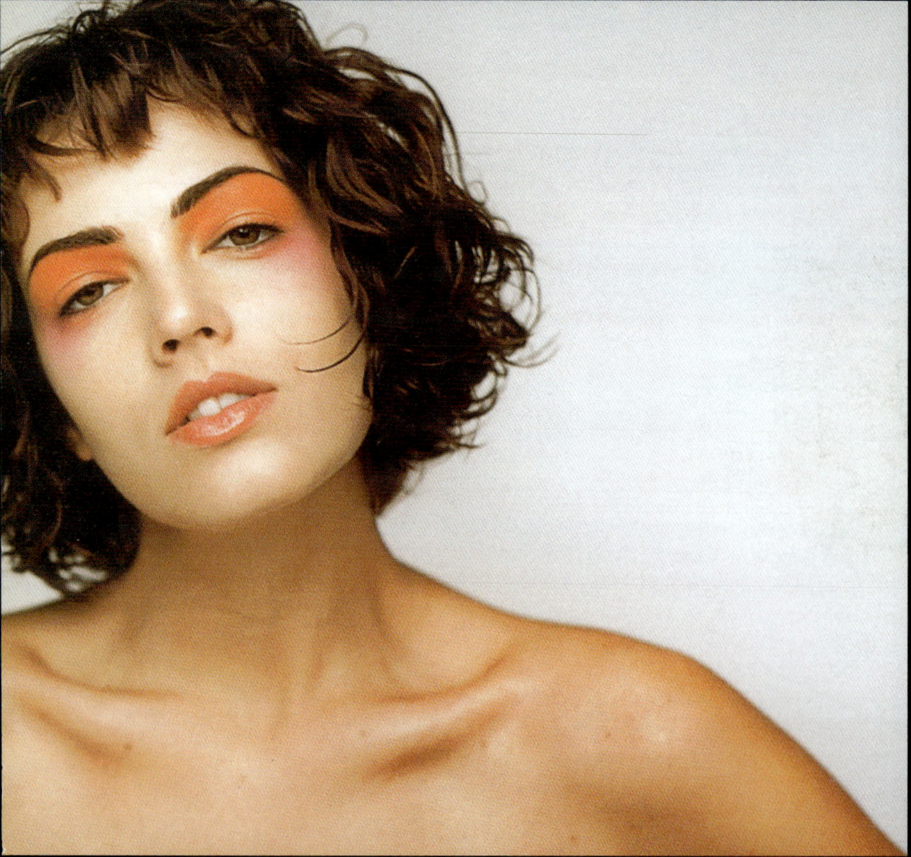

BORRAR O OLHO, MISTURAR CORES QUE APARENTEMENTE NÃO COMBINAM, CRIAR UM BRILHO ESTELAR NUMA PELE NEGRA. O QUE CHOCA, AFINAL, EM TEMPOS DE DIVERSIDADE, EM QUE TODAS AS REGRAS PRONTAS PODEM, DE UM MINUTO PARA O OUTRO, DESPENCAR?

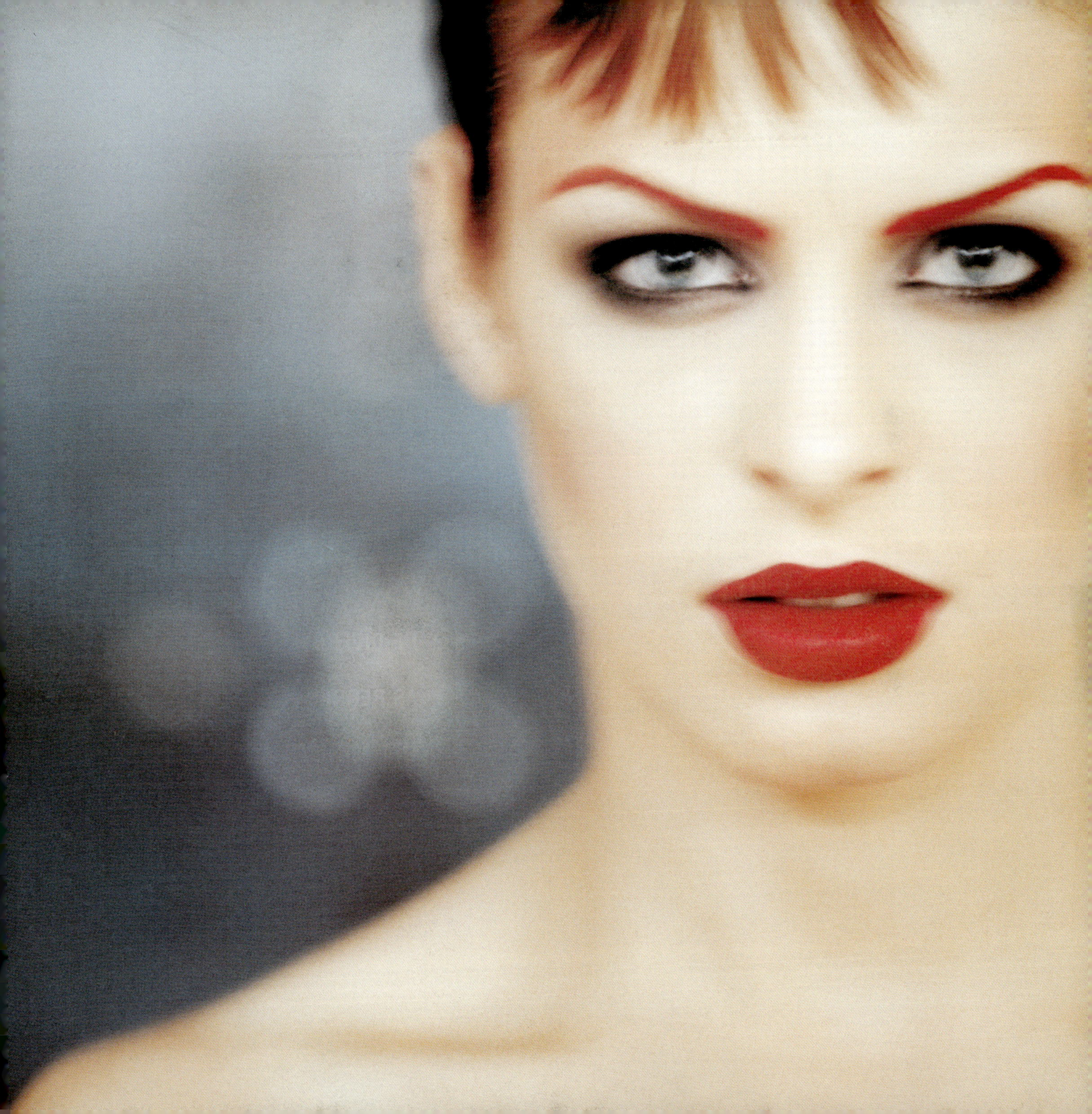

MAQUIAGEM DO SÉCULO XX

DEPOIS QUE A CIÊNCIA IDENTIFICOU O CÓDIGO GENÉTICO, BILL GATES POPULARIZOU OS COMPUTADORES PESSOAIS E A IDENTIDADE VIROU UM NÚMERO NO CARTÃO DE PLÁSTICO, FICA MUITO DIFÍCIL OLHAR O PASSADO SEM ESTAR COMPROMETIDO. TAMANHA A VELOCIDADE NA PRODUÇÃO DE IMAGENS E DESEJOS, QUE TUDO O QUE VOCÊ ACREDITA VALER HOJE PODE ESTAR OBSOLETO DAQUI A ALGUMAS HORAS... ■ SÓ HÁ UMA MANEIRA DE OLHAR O PASSADO: VOLTANDO A "PARABÓLICA" PARA O MUNDO, OUVINDO SONS, VASCULHANDO CHEIROS E EMOÇÕES NA MEMÓRIA PESSOAL E COLETIVA. CAPTANDO OS MAIS DIVERSOS SINAIS. COMO SABER POR QUE AS MULHERES USAVAM BATONS TÃO DELINEADOS NA DÉCADA DE 1940, SEM LEVAR EM CONTA QUE OS EUA ENTRARAM NA GUERRA (E PARA VENCER), QUE A MAX FACTOR ANDAVA DE MÃOS DADAS COM O CINEMA, QUE WALT DISNEY E A COCA--COLA DESEMBARCARAM POR AQUI ENQUANTO CARMEN MIRANDA FOI ESTRELAR EM HOLLYWOOD? ■ NÃO HÁ COMO FALAR DO PASSADO DA MAQUIAGEM NA CADEIRA DO ESPECIALISTA. É PRECISO RESGATAR AS PROMESSAS DE UMA ÉPOCA, AS FANTASIAS, ASSIM COMO AS DESILUSÕES E OS FATOS – SENDO UM ESPECTADOR ABERTO ÀS INFORMAÇÕES QUE VÊM DE TODOS OS LADOS. FOI COM ESSE ESPÍRITO QUE PRODUZI OS ESTILOS DE MAQUIAGEM DESTE CAPÍTULO. TENTANDO AO MENOS IMAGINAR QUE JEITO DE VIVER ESCULPIU CADA ROSTO.

1900 AS MULHERES ERAM PRATICAMENTE PROIBIDAS DE USAR MAQUIAGEM, POIS NÃO ERA DE BOM-TOM PARA DONZELAS E SENHORAS CASADAS. A MAQUIAGEM VOLTAVA A TER CONOTAÇÃO MUNDANA, LIBERTINA, ENQUANTO A PELE ALVA SUGERIA CASTIDADE E RECATO DE QUEM NÃO PRECISA SE EXPOR AO SOL PARA GANHAR A VIDA. 1910 UMA FAGULHA DE INDIVIDUALIDADE FEMININA NUM MUNDO QUE CONHECE A VIOLÊNCIA DA GRANDE GUERRA. VESTIMENTAS MAIS ÁGEIS PARA NÃO ARRASTAR AS SAIAS NOS GRANDES CENTROS URBANOS. PENSANDO BEM, POR QUE NÃO UM TOQUE DE ANILINA PARA DAR RUBOR E UM PÓ DE ARROZ COMO FAZEM AS GRANDES DAMAS DO TEATRO? 1920 COMPORTAMENTO TÍPICO DO PÓS-GUERRA, AS MULHERES TÊM A ILUSÃO DE QUE SÃO LIVRES. OS OLHOS JÁ PRECISAM SER MAQUIADOS PARA DENUNCIAR A VISÃO MODERNA DO MUNDO E UMA NOVA PERSONALIDADE. A MARCA DE BATOM NO GUARDANAPO É SINAL DE LIBERAÇÃO. EMBRIAGUEZ NO AR, CIGARROS, CARROS, CINEMATÓGRAFO... 1930 CRESCE A IMPORTÂNCIA SOCIAL DAS MULHERES, QUE INICIAM CARREIRAS PROFISSIONAIS E JÁ SE MAQUIAM COM A DESENVOLTURA DE QUEM VESTE *TAILLEUR* PARA SE MOVIMENTAR NO DIA A DIA. SOBRANCELHAS RISCADAS, ROUGE, CÍLIOS PRETOS INDICAM O QUANTO SÃO PREPARADAS PARA BOTAR A CARA NO MUNDO MASCULINO. 1940 A MAQUIAGEM DIFUNDIDA POR HOLLYWOOD RESGATA A RIGIDEZ DOS PADRÕES DA BELEZA CLÁSSICA. VALORIZAM-SE O BOM GOSTO, O REFINAMENTO, AS LINHAS PERFEITAS. CÍLIOS POSTIÇOS ARTESANAIS NAS ESTRELAS DE CINEMA, BATOM IMACULADAMENTE DELINEADO, COBERTURA DA PELE COM PANCAKE. A INDÚSTRIA COSMÉTICA AVANÇA NA PESQUISA. A MULHER TEM A ILUSÃO DE QUE HÁ UMA ÚNICA BELEZA: UNIVERSAL E ETERNA. 1950 A INDUSTRIALIZAÇÃO FALA MAIS ALTO. A ROUPA É *PRÊT-À-PORTER*. SAEM DOS ATELIÊS DE COSTURA DIRETO AOS PROVADORES DOS MAGAZINES E LOJAS. VENCEM O CONSUMO E A PRATICIDADE. A FELICIDADE DO LAR ESTÁ NA MODA: CASAR, TER FILHOS, CERCAR-SE DE ELETRODOMÉSTICOS E DE FACILIDADES. AINDA SOBRA TEMPO PARA SE MAQUIAR COM RÍMEL, CÍLIOS POSTIÇOS, PÓ COMPACTO. BATONS DE TODAS AS CORES: DO ROSA DORIS DAY AO RED MARILYN MONROE. OLHAR ESPERTO, ATRAENTE, CAPAZ DE DESVIAR ATÉ OS JOVENS TRANSVIADOS E LHES MOSTRAR O BOM CAMINHO DA VIDA MODERNA... 1960 A JUVENTUDE, DEFINITIVAMENTE, ASSUME A VANGUARDA DAS MUDANÇAS SOCIAIS E POLÍTICAS. OS OLHOS MAQUIADOS DAS MULHERES QUASE NÃO CABEM NA CARA – COMO CONVÉM ÀS VISIONÁRIAS. NA "ERA ESPACIAL", AS TEXTURAS DA MAQUIAGEM SÃO SINTÉTICAS, AS CORES LUMINOSAS CONTRASTAM COM OLHOS PESADOS, DELINEADOS E COM

RÍMEL EM EXCESSO. A BOCA EM TONS PASTEL SINALIZA: O AMOR É LIVRE, POSSO SER BEIJADA A QUALQUER MOMENTO. O BRASIL NÃO SEGUE NA CORRENTE DA LIBERDADE. A DITADURA ENTERRA MUITOS SONHOS NOS PORÕES. 1970 DINÂMICA, A UNIVERSITÁRIA DOS ANOS 1960 QUER SE REALIZAR NA VIDA PROFISSIONAL. O ROSTO DA "NOVA MULHER" PARECE NATURAL, MAS NÃO É. SUA BELEZA É CALCULADA PARA PASSAR O DIA NO ESCRITÓRIO, CUIDAR DOS FILHOS E TER UMA VIDA SEXUAL ATIVA. A MAQUIAGEM TEM DE SER ÁGIL: PERDEM-SE OS CONTORNOS, VENCE A TRANSPARÊNCIA. A MÁSCARA PARA OS OLHOS DISPENSA A MISTURA COM ÁGUA. O RÍMEL VEM PRONTO, À PROVA D´ÁGUA. NA PELE, NADA MUITO PESADO COMO AS BASES EM BASTÃO DO PASSADO. QUASE TUDO É CREMOSO. O BLUSH ENCOVA AS MAÇÃS PARA DENUNCIAR FORMAS LONGILÍNEAS. AFINAL, A MAGREZA ESTÁ EM ALTA E QUER DIZER ENERGIA E SAÚDE (A QUALQUER PREÇO). 1980 COMEÇA A FICAR DIFÍCIL DIZER QUAL O ESTILO QUE VENCEU NA DÉCADA EM QUE O PASSADO É CONSTANTEMENTE REVISITADO: *NEW ROMANTIC*, *NEW WAVE*, NEOCLÁSSICO. OS ANTAGONISMOS SE ACENTUAM: AMBIENTALISTAS COM SOBRANCELHAS SELVAGENS, DARKS COM BOCA PRETA E ALFINETES NA BOCHECHA, MODELOS DESFILAM O ESTILO BARROCO, COM DIREITO A PEDRARIAS, E A "GOSTOSA" PASSEIA DE FIO DENTAL NA PRAIA. A MAQUIAGEM É RADICAL E GANHA ASPECTO TEATRAL QUANDO SE TRATA DE UMA JOVEM DE CABELO CURTÍSSIMO E COLORIDO. MAS PARA A MAIORIA DAS MORTAIS, UMA HISTERIA DE PROPOSTAS: TEXTURAS DE TODO TIPO, CORES INUSITADAS PARA COMBINAR COM BLUSAS DE BABADOS, SAPATILHAS E LEGGING. A POLUIÇÃO VISUAL DA DÉCADA É TOTAL. SERÁ PRECISO REVISITAR AS IMAGENS EM PRETO E BRANCO, COM UM CERTO GLAMOUR DOS ANOS 1940, PARA REPOUSAR UM POUCO OS OLHOS. TEMPOS DE PROZAC... 1990 TUDO É *ON-LINE*: O SALDO BANCÁRIO E A MORTE DO ARTISTA NA INTERNET. A PROMESSA É VENCER O TEMPO. LONGEVIDADE. POR ISSO A MAQUIAGEM ULTRAPASSA O CONCEITO DE BELEZA: QUER PREVENIR DOENÇAS, PROTEGER A PELE DOS EFEITOS DA CAMADA DE OZÔNIO, ENFRENTAR O STRESS E A POLUIÇÃO. ALÉM DISSO, O EFEITO PESA MAIS QUE A PERFEIÇÃO DOS TRAÇOS. PORQUE NA MASSIFICAÇÃO, É A VEZ DO DIFERENTE. UMA APARÊNCIA ESQUISITA, PORÉM AUTORAL, CONTRARIA EXPECTATIVAS: A ATLETA USA DELINEADOR MELADO NOS OLHOS, A *CLUBBER* COM UMA PELE CRUA, SEM DISFARCE. MAS SE ENGANA QUEM PENSA QUE VALE TUDO... OS ANOS 1990 FAZEM UM MIX DO PASSADO, SÓ QUE COM UM OLHAR MAIS EXPERIMENTADO. TODO MUNDO VAI QUERER SABER DE ONDE VOCÊ TIROU ESSA INFORMAÇÃO. QUE BANCO DE DADOS MESMO VOCÊ USA?

2000 ZONA DE FRONTEIRA: REAL OU VIRTUAL? A MAQUIAGEM PLÁSTICA, O RETOQUE ELETRÔNICO. TROQUE SUA PELE, SEU CABELO, A COR DOS SEUS OLHOS E SUA ATITUDE POR UMA IMAGEM NOVA. DOLLY. INSIRA O CARTÃO MAGNÉTICO. DIGITE SUA SENHA.

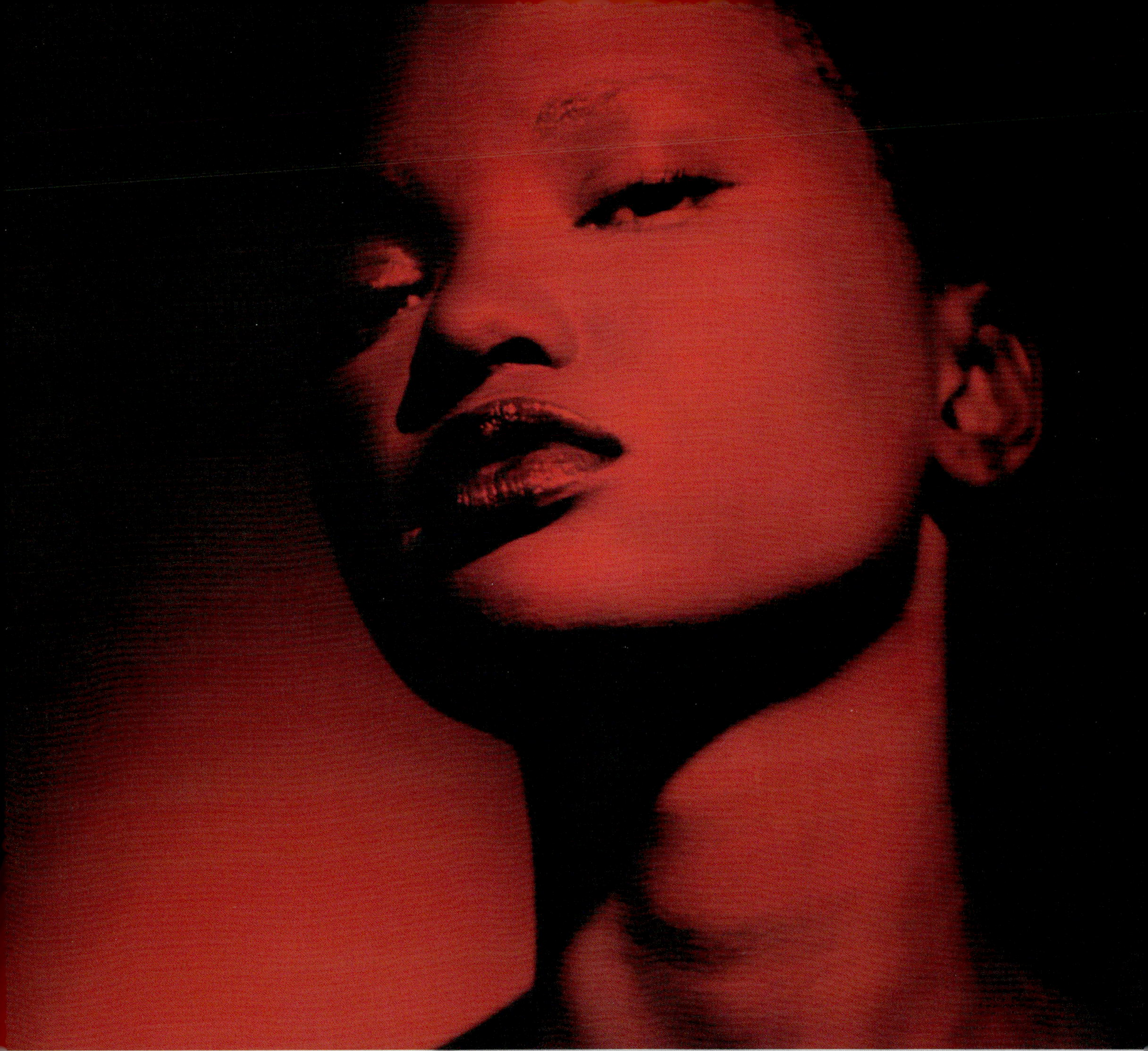

1990 GUERRA DO GOLFO STRETCH PIERCING LIGHT R$ 1,99 EMERGENTE CD MULTIMÍDIA GLS AXÉ-MUSIC TEVÊ A CABO BÁSICO CELULAR INTERNET STREETWEAR PERSONAL TRAINER KIWI LIPOASPIRAÇÃO

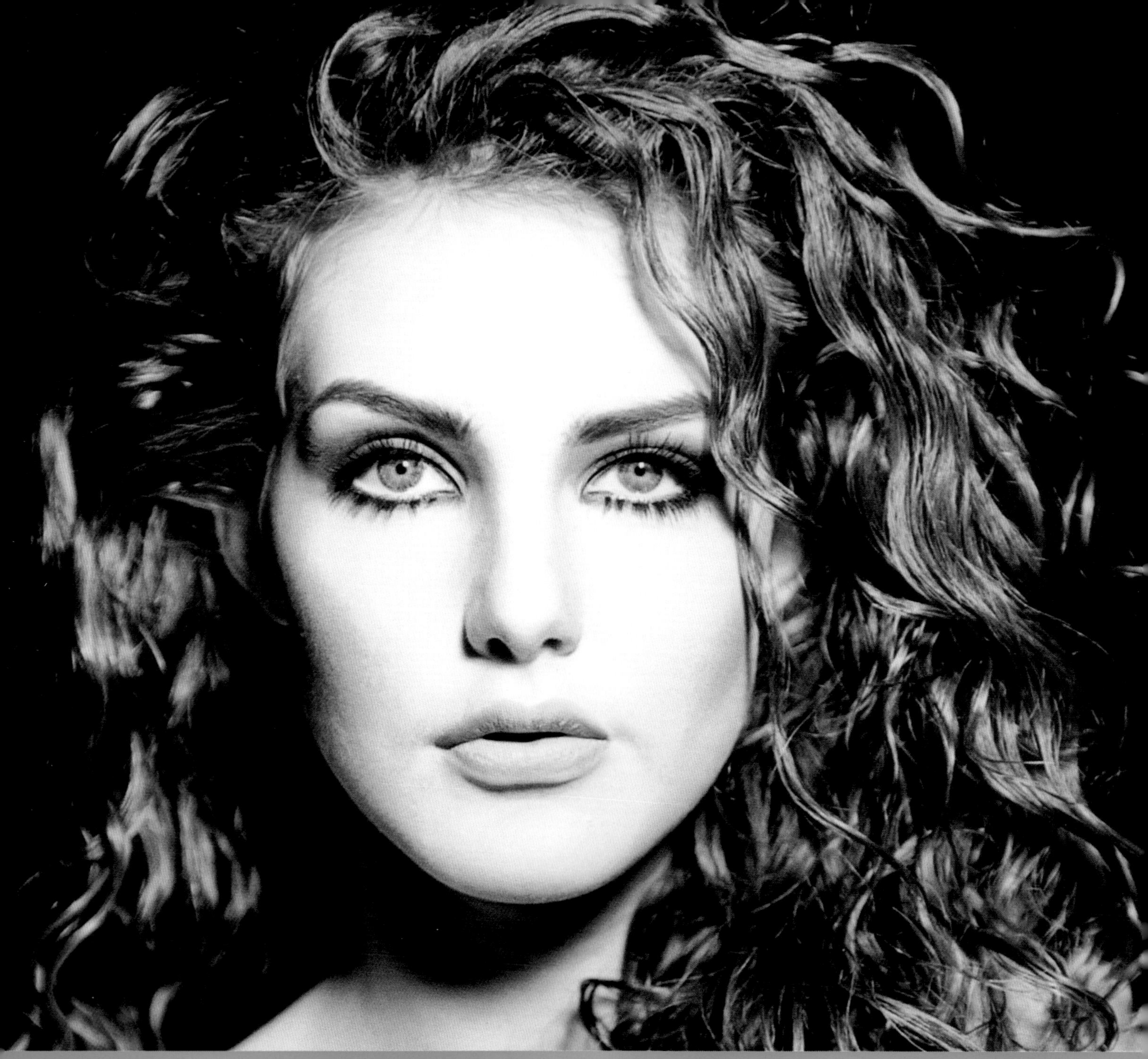

1980 LEGGING HIV CAMISINHA MADONNA NEW WAVE DANCETERIA YUPPISMO SPA MERCADO DE CAPITAIS MAPA ASTRAL CHERNOBYL FILHOS DE PAIS SEPARADOS APART-HOTEL DIU ANISTIA GERAÇÃO COCA-COLA

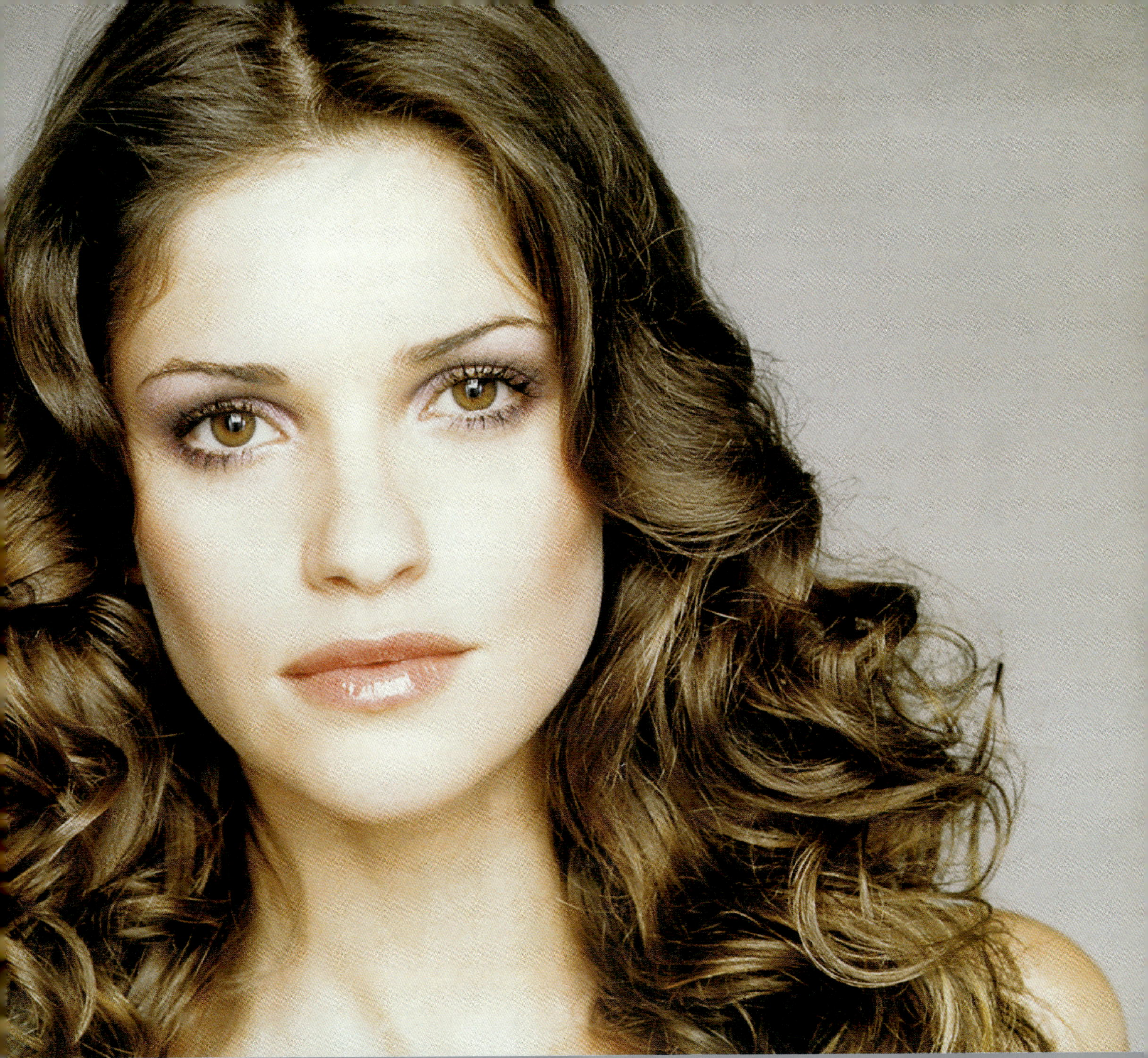

1970 STATUS MULHER EXECUTIVA MÍDI-MÍNI-MÁXI LILÁS MOTEL COOPER DIETA SUÍTA NOVELA DAS OITO DISCO STP BIÔNICOS EMANCIPAÇÃO TANGA BÚZIOS ODARA ORGASMO BOÎTE LUREX NEW TON-TON GLOSS LIP-OCEAN

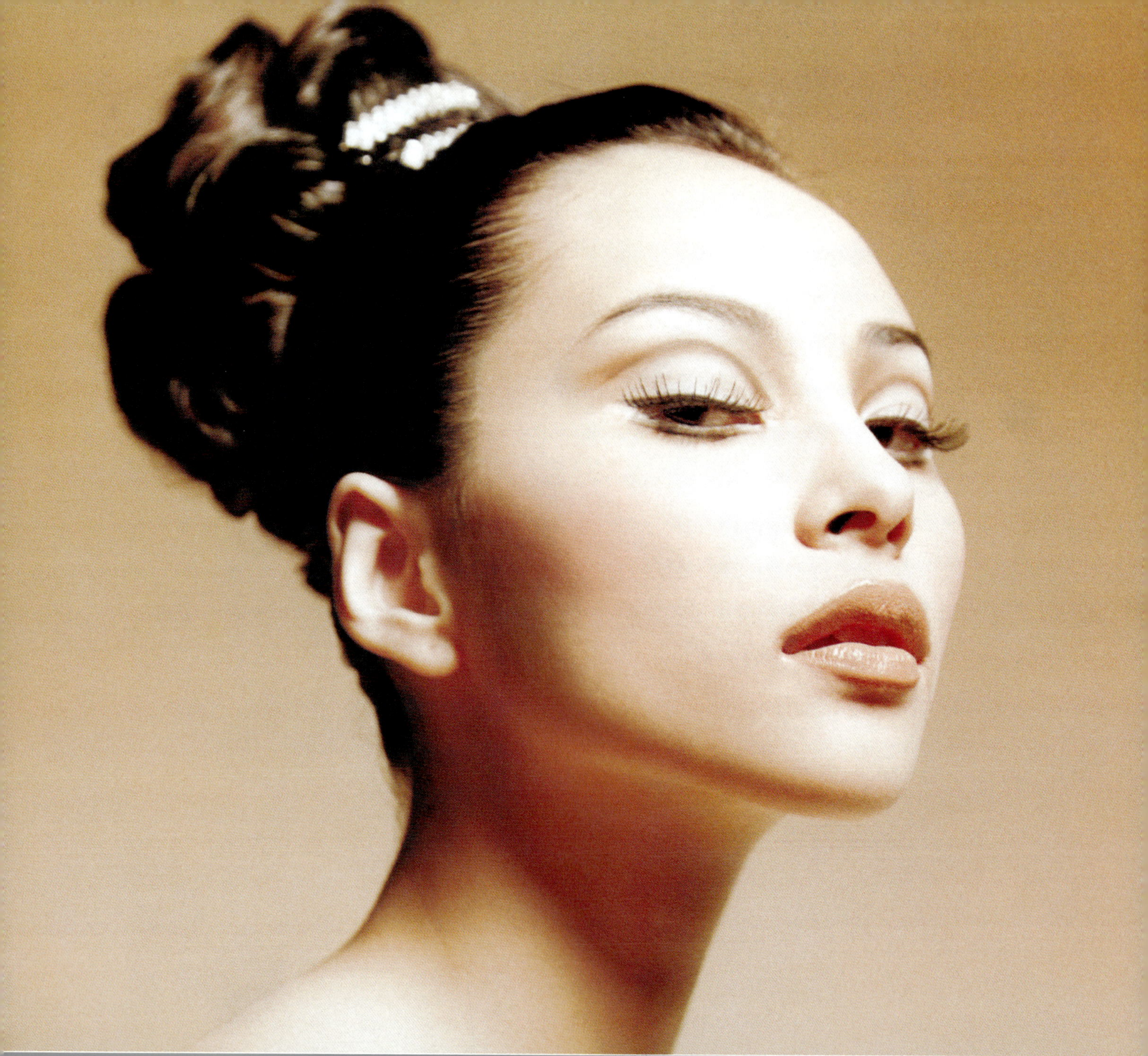

1960 RISCOS CONTRASTES BRANCO E PRETO OPTICAL COQUE CASCATA *COURRÈGES* CALÇA TOPEKA BRASÍLIA LSD FIBERGLASS BANLON LINHA COTY OLHAR Nº 6 YÊ-YÊ-YÊ VIDEOTAPE AI-5 BIQUÍNI APOLO 13 PÍLULA?

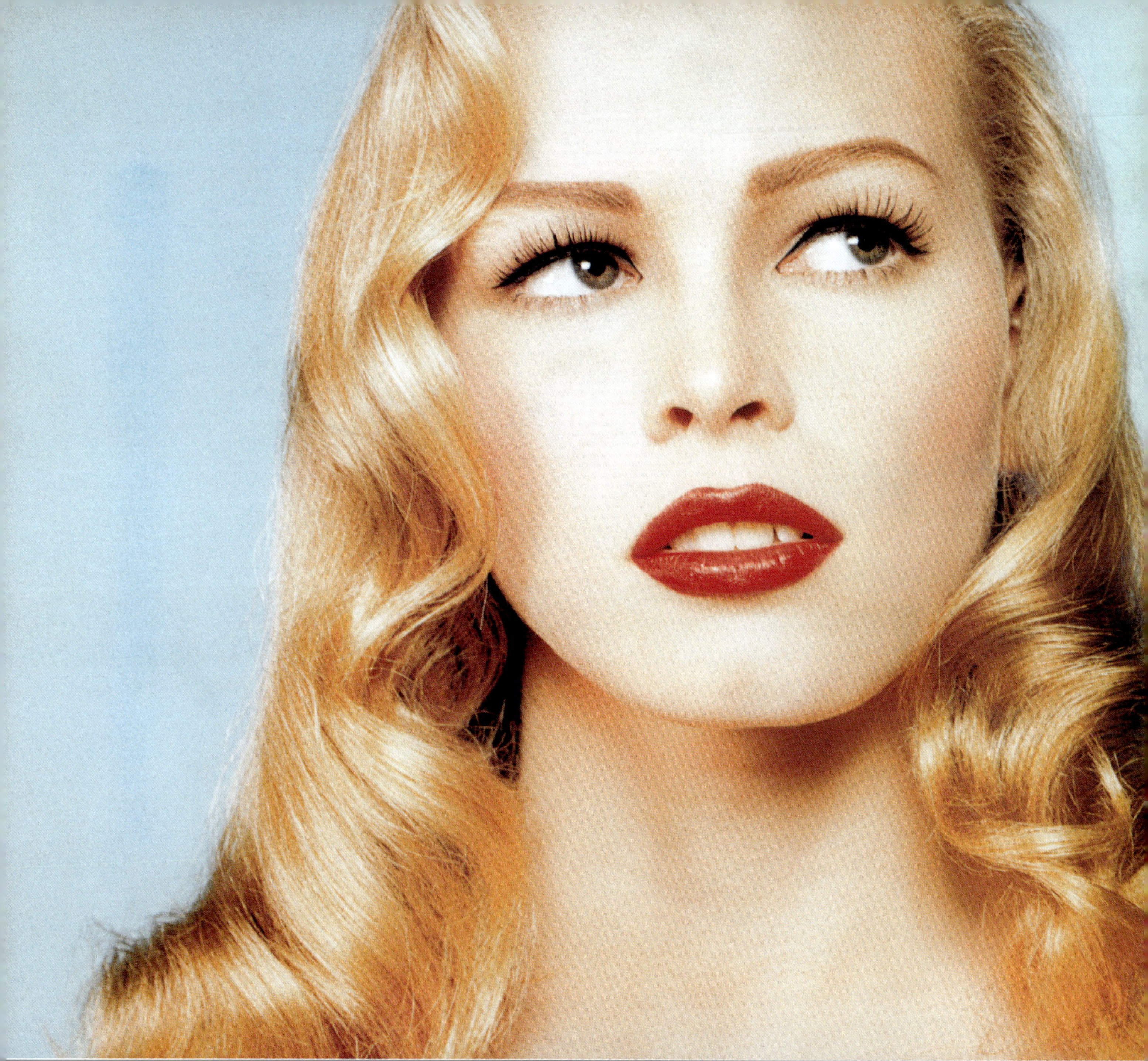

1950 QUANTO MAIS *FAKE*, MELHOR. POLIÉSTER ORLON FOTONOVELA UNHAS E CÍLIOS POSTIÇOS MEIA-TAÇA DE BOJO PÓ COMPACTO HELANCA PÉ PALITO FÓRMICA BAMBOLÊ ELETRODOMÉSTICOS O BROTO É LEGAL. E A GAROTA É FENOMENAL!

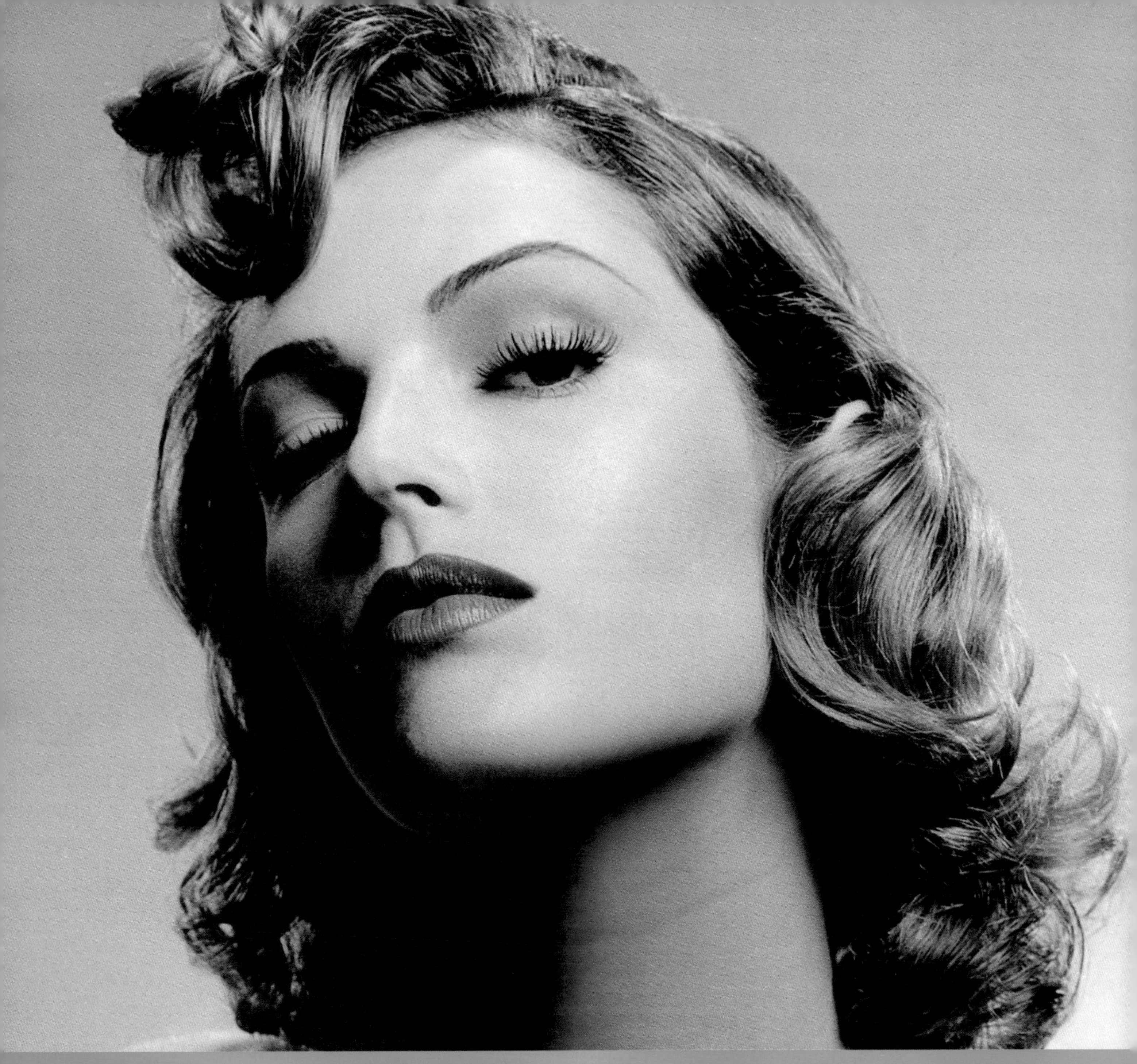

1940 NOVE ENTRE DEZ ESTRELAS DE HOLLYWOOD USAM... A LOIRA INCENDIÁRIA DA PARAMOUNT ADORA ESMALTE VIVO! RITA HAYWORTH ENSINA COMO MANTER A CÚTIS MACIA. CHEGOU O PANCAKE, A COCA-COLA E O ROUGE OPALESCENT DE HELENA RUBINSTEIN, A FEITICEIRA DA BELEZA.

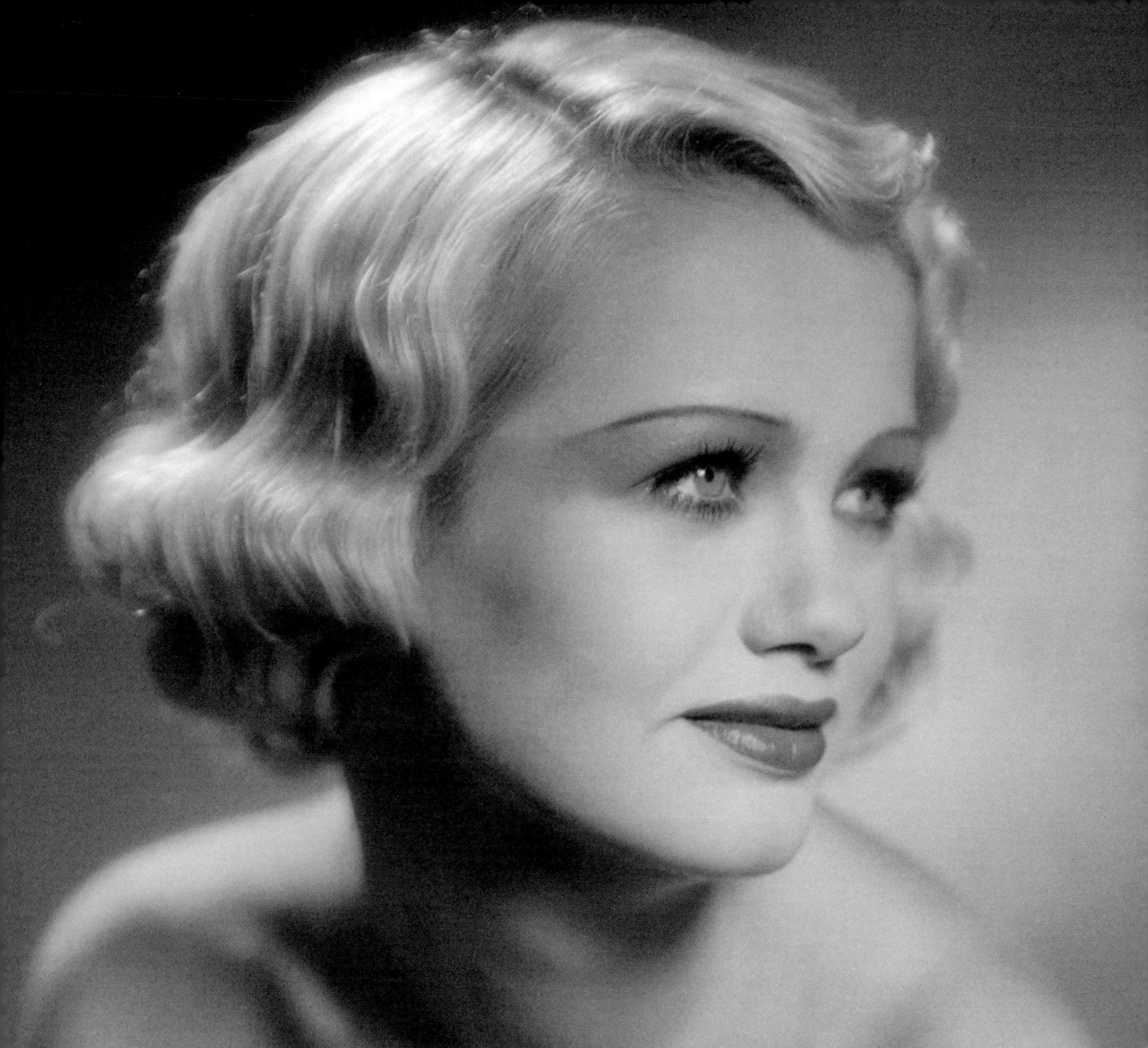

1930 *MAILLOTS* PISCINA ÓCULOS ESCUROS CHAPLIN CASACO DE PELE *TAILLEURS TWEED* CINZA EDIFÍCIO MARTINELLI RADIONOVELA ONDULAÇÃO PERMANENTE NOS CABELOS CAFÉ NICE BATOM ZANDE

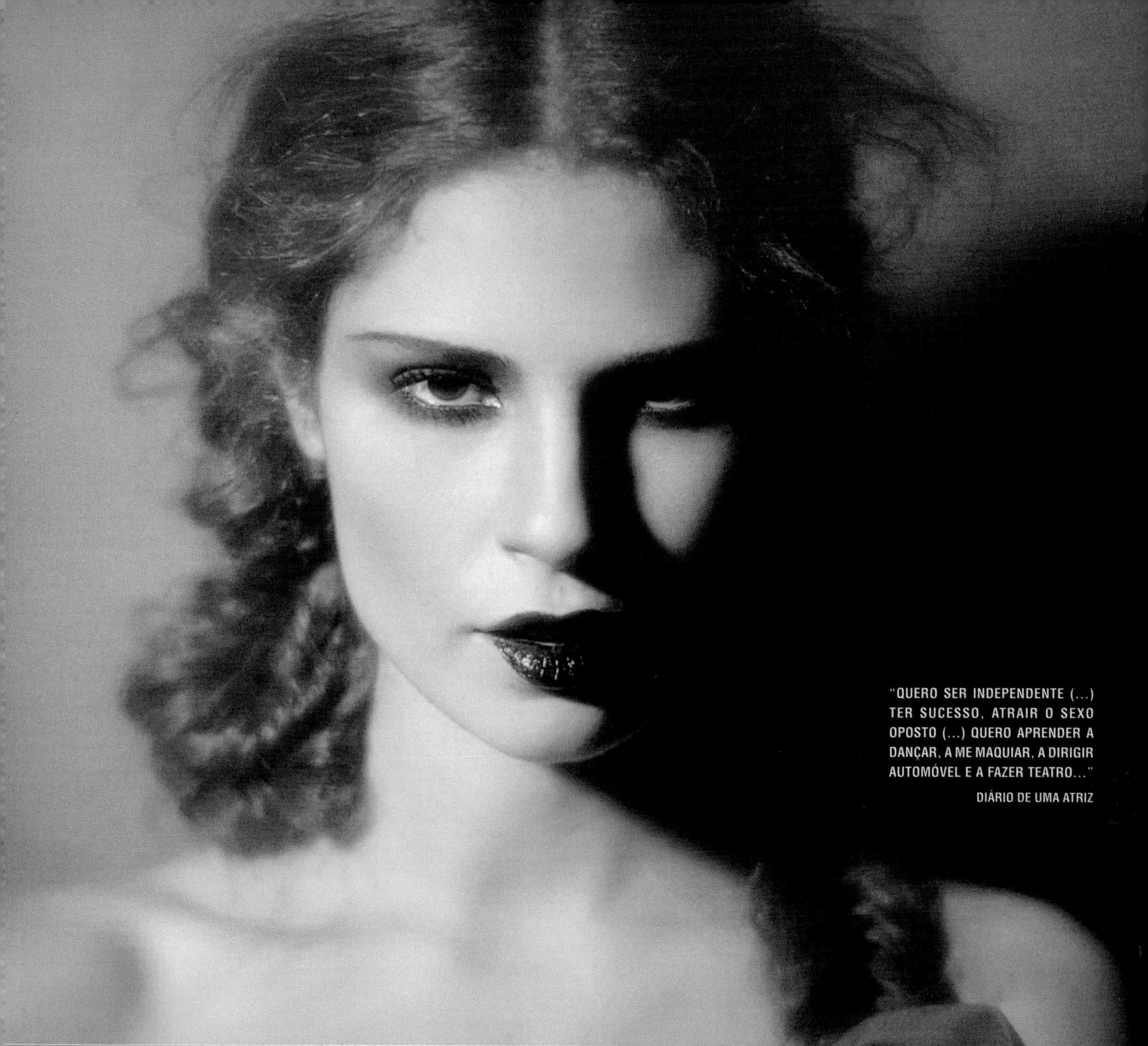

"QUERO SER INDEPENDENTE (...) TER SUCESSO, ATRAIR O SEXO OPOSTO (...) QUERO APRENDER A DANÇAR, A ME MAQUIAR, A DIRIGIR AUTOMÓVEL E A FAZER TEATRO..."

DIÁRIO DE UMA ATRIZ

1920 CINEMA MUDO ALEMÃO CHARLESTON CHANEL CONFEITARIA COLOMBO COLAR DE PÉROLAS SEMANA DE ARTE MODERNA *MOUSSELINE* DE SEDA PRETA ANOS LOUCOS RÁDIO E VITROLA

1910

CORPETE LIBERTY GUARUJÁ CREPE DA CHINA MAXIXE PRIMEIRA GUERRA BOLCHEVISMO PARIS GRIPE ESPANHOLA *REVISTA FON-FON* PÓ DE ARROZ TORNOZELOS À MOSTRA

1900

ESPARTILHOS COM VERDADEIRAS BARBATANAS DE BALEIA *REVISTA CARETA* ANQUINHAS CINE PATHÉ 14-BIS PALIDEZ DE CERA CHIQUINHA GONZAGA EXPRESSÃO TEATRAL ISADORA DUNCAN

MAKING

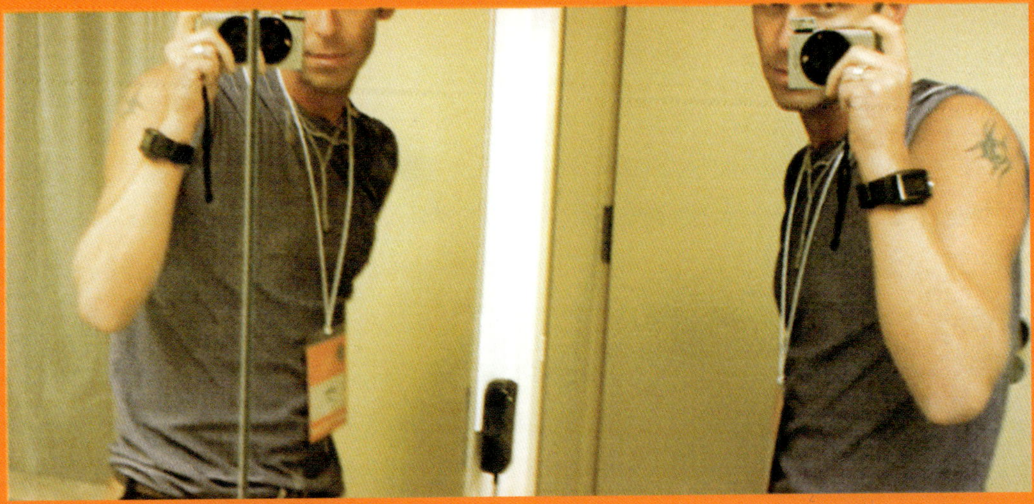

OF

SE EXISTE UMA OCASIÃO NA VIDA DE UM MAQUIADOR EM QUE TUDO ESTÁ POR UM TRIZ É A MARATONA DE DESFILES DE MODA. ESPECIALMENTE NO MOMENTO DA CONTAGEM REGRESSIVA PARA A ENTRADA DAS MODELOS NAS PASSARELAS. VALE SANTINHO NO BOLSO, FITINHA DO BONFIM, MANTRAS INDIANOS, HORÓSCOPO DO DIA... VALE DAR AS MÃOS NUMA CORRENTE. É MUITO PARECIDO COM A ESTREIA DE TEATRO.

NUMA PASSAGEM QUASE INSTANTÂNEA – DE UM ROTEIRO QUE NÃO DURA MAIS DO QUE TRINTA MINUTOS – CADA MODELO ESTARÁ, DOS PÉS À CABEÇA, SINALIZANDO A TENDÊNCIA QUE DEVE VINGAR NAS VITRINES, NAS RUAS, NOS PRINCIPAIS CÍRCULOS DE MODA. MUITOS FLASHES. E UMA PLATEIA CRÍTICA, ÁVIDA POR NOVIDADES. ■ RITMO, TRILHA SONORA, CABELO, ROSTO MAQUIADO, ACESSÓRIOS, CENÁRIO, LUZ – TUDO ESTÁ A SERVIÇO DA ROUPA QUE A MARCA QUER VENDER. E JUNTO COM CADA PEÇA, UM NOVO MODO DE SE VESTIR, DE SE COMPORTAR, DE SAIR ÀS RUAS. DE MUITOS JEITOS: CONTEMPORÂNEO, RENASCENTISTA, FUTURISTA, BRINCALHÃO, RETRÔ. COMO SE ANDA NAS RUAS DE NOVA YORK, TÓQUIO OU PARIS... ■ ENQUANTO AS MODELOS ESTÃO INDO E VINDO NA PASSARELA, POR DETRÁS DAS CORTINAS, UM PEQUENO EXÉRCITO DE CAMAREIRAS, ILUMINADORES, DIRETORES, MAQUIADORES, CABELEIREIROS, ASSISTENTES, ARMA O PERSONAGEM PARA A PRÓXIMA CENA. OUTRA IMAGEM. OUTRO TIRO CERTEIRO NA PLATEIA. ■ ESSA CONSCIÊNCIA DE "FABRICAÇÃO DA IMAGEM" É A PRIMEIRA COISA QUE O MAQUIADOR TEM DE SABER ANTES DE ACEITAR PREPARAR AS MODELOS NUM DESFILE DE MODA. MAIS DO QUE DEIXAR A CARA DAS MENINAS LINDAS E RELUZENTES, A SUA TAREFA É JUNTAR-SE AOS OUTROS E VENDER UMA IDEIA. ■ PARA QUEM, UM DIA, PENSA EM INICIAR CARREIRA COMO MAQUIADOR DE MODA, É BOM SABER QUE OS PINCÉIS SÓ ENTRAM MESMO NO FINAL. NESSA EMPREITADA, 40% DO SUCESSO DEPENDEM DO DOMÍNIO DA TÉCNICA DE MAQUIAGEM. OS 60% RESTANTES, DA BAGAGEM QUE VOCÊ ACUMULOU SOBRE MODA, ARTE, ARQUITETURA, FOTOGRAFIA, COMPORTAMENTO, MODOS DE VIVER. INFORMAÇÕES QUE CHEGAM POR TODOS OS LADOS E QUE AJUDAM A ENTENDER A LINGUAGEM DOS CRIADORES DE MODA. ■ "ABRETESÉSAMO" PARA O TRABALHO É CONHECER AS REFERÊNCIAS QUE INSPIRARAM O *DESIGNER* DA COLEÇÃO. SÓ ASSIM É POSSÍVEL SE ARRISCAR NO DIALETO DA MODA. ■ MAQUIAGEM E CABELO, NESTE MUNDO,

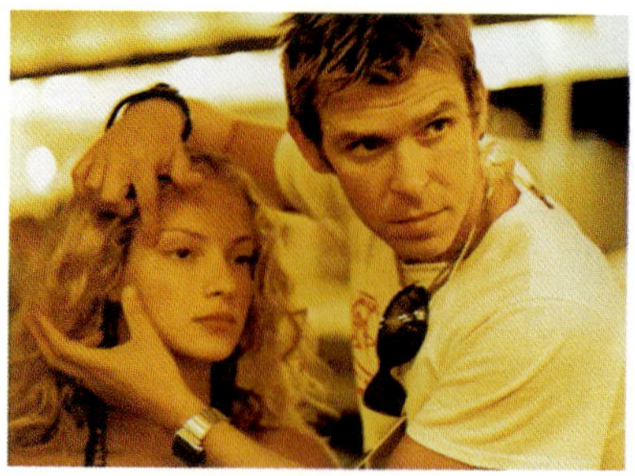

ANDAM MAIS LIGADOS DO QUE NUNCA. O OBJETIVO DE CADA LOOK É EXPRESSAR EXATAMENTE O QUE ESTÁ PASSANDO PELA CABEÇA DO CRIADOR. ■ PARA AJUDAR NESSA ADEQUAÇÃO, OS DESFILES ESTÃO SOB A REGÊNCIA DO *STYLIST*, O PROFISSIONAL QUE VAI GARANTIR QUE CADA DETALHE – DO CENÁRIO ATÉ O RITMO DO DESFILE – ESTEJA EM SINTONIA COM A TENDÊNCIA PARA AQUELA ESTAÇÃO. ■ TANTO O MAQUIADOR COMO O CABELEIREIRO DEVEM CONHECER AS ROUPAS QUE AS MODELOS VÃO VESTIR. NÃO ADIANTA FAZER UM PENTEADO MUITO ELABORADO OU BOTAR CÍLIOS QUILOMÉTRICOS NUMA MENINA SE ELA VAI TIRAR O MACACÃO DE GOLA ALTA E APERTADA. RESUMINDO: AS LIMITAÇÕES NOS DECOTES E NAS ABERTURAS DAS PEÇAS PODEM SUGERIR LOOKS MAIS SIMPLES PARA O CABELO E A MAQUIAGEM. ■ COMO NO TEATRO, A DISTÂNCIA DO PÚBLICO E A ILUMINAÇÃO SÃO AS DUAS VARIÁVEIS DE MAIOR PESO PARA DEFINIR O LOOK DE CADA MODELO. QUEM DOMINAR ESSE DESAFIO ESTARÁ PRONTO PARA OUTRAS SITUAÇÕES DE EXIBIÇÃO NO PALCO, ONDE SEMPRE VALEM OS PRINCÍPIOS DA MAQUIAGEM TEATRAL – QUER EM SHOW DE MÚSICA OU EM ESPETÁCULO DE DANÇA. ■ PARA COMPENSAR A DISTÂNCIA DO PÚBLICO, A MAQUIAGEM, QUASE SEMPRE, GANHA MAIOR DEFINIÇÃO. PARECE "CARREGADA" PARA QUEM VÊ DE PERTO E SEM A ILUMINAÇÃO IDEAL, QUANDO NA REALIDADE TODO O EXCESSO DESAPARECERÁ A DISTÂNCIA E COM A LUZ. ■ TESTES DE MAQUIAGEM E DE LUZ SÃO FEITOS ANTECIPADAMENTE. DESCONTADOS OS ERROS, É HORA DE DAR UMA DEFINIÇÃO MAIS NÍTIDA DO LOOK QUE VOCÊ TEM EM MENTE PARA A EQUIPE QUE VAI TRABALHAR. QUASE NUNCA O CRIADOR DA MAQUIAGEM TERÁ OPORTUNIDADE DE FINALIZAR O ROSTO DE CADA UMA DAS MODELOS. ■ COMO SABER SE O LOOK FUNCIONOU? ■ VENCE NA PISTA QUEM DIZ A QUE VEIO. DE UM MODO TÃO EFICIENTE, QUE NÃO DEIXA DÚVIDAS SE A ESTAÇÃO SERÁ DE JOVENS SKATISTAS OU DE NOVAS ROMÂNTICAS COBERTAS DE RENDA. ■ O PIOR QUE PODE ACONTECER NO DESFILE É A MENSAGEM CHEGAR AO PÚBLICO CHEIA DE RUÍDOS. AÍ, NÃO TEM MAIS CONSERTO. NÃO ADIANTA A MODELO DAR MEIA-VOLTA E TENTAR OUTRA VEZ. O TEMPO ACABOU. A ESTAÇÃO VAI COMEÇAR. OS COMPRADORES VÃO DIZER SIM OU NÃO. NÃO HÁ COMO REBOBINAR A FITA.

AO PREPARAR UMA MODELO PARA O DESFILE DE MODA, VOCÊ NÃO ESTÁ LIDANDO COM O EGO DE UMA MULHER. MAS DE NO MÍNIMO SETENTA MIL MULHERES PARA QUEM, EM TESE, AQUELE LOOK FOI PENSADO...

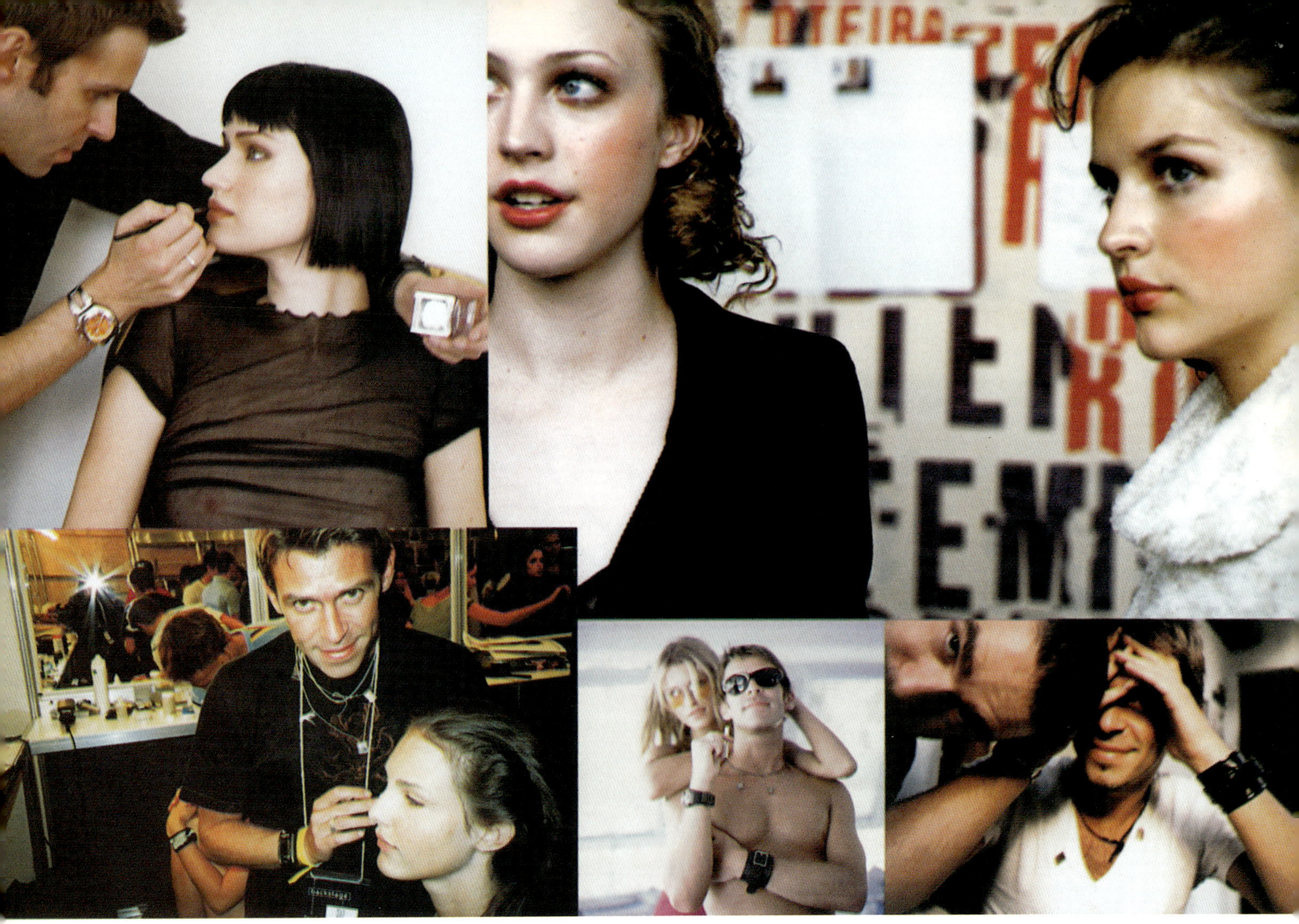

MUITOS RETOQUES E FINALIZAÇÕES SÓ SERÃO FEITOS NA FILA QUE SE FORMA PARA A ENTRADA DAS MODELOS NA PASSARELA.

NÃO SE DESESPERE. É ASSIM NO MUNDO INTEIRO...

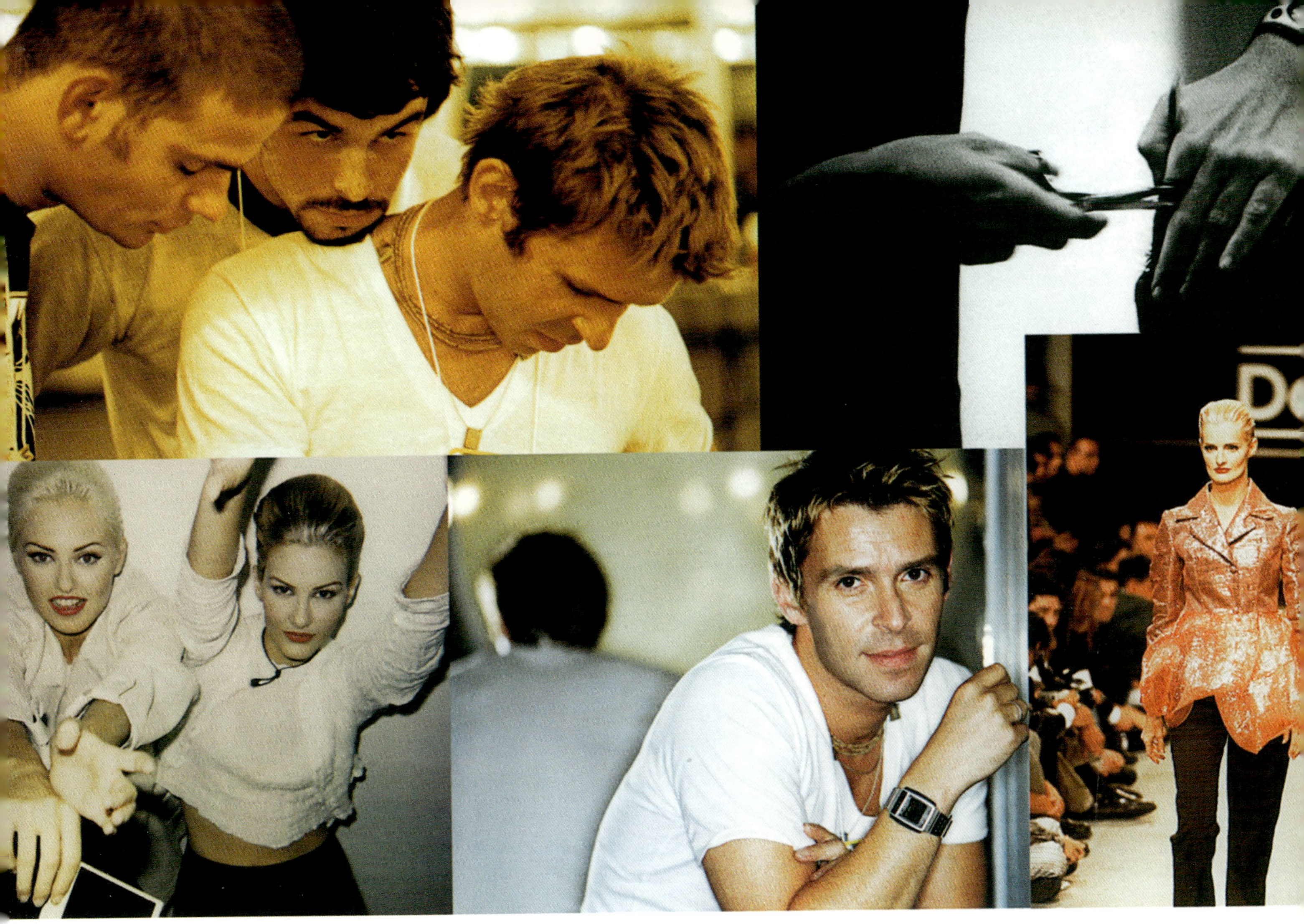

NÃO PERCA TEMPO SE ESMERANDO EM DETALHES QUE NÃO VÃO APARECER NA PASSARELA. NÃO JOGUE ENERGIA FORA. FAÇA O QUE VAI SER VISTO E FOTOGRAFADO COM SUCESSO.

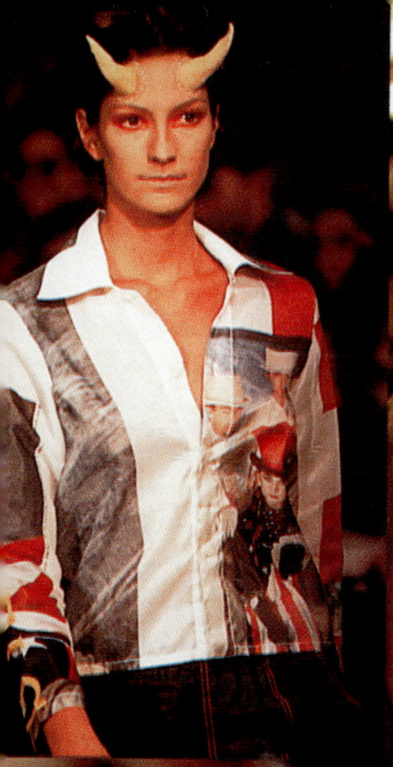
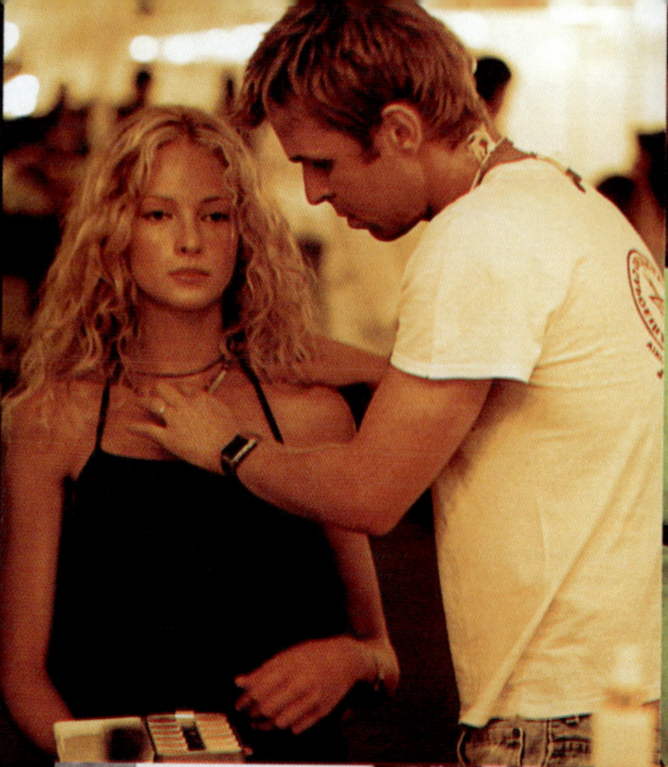
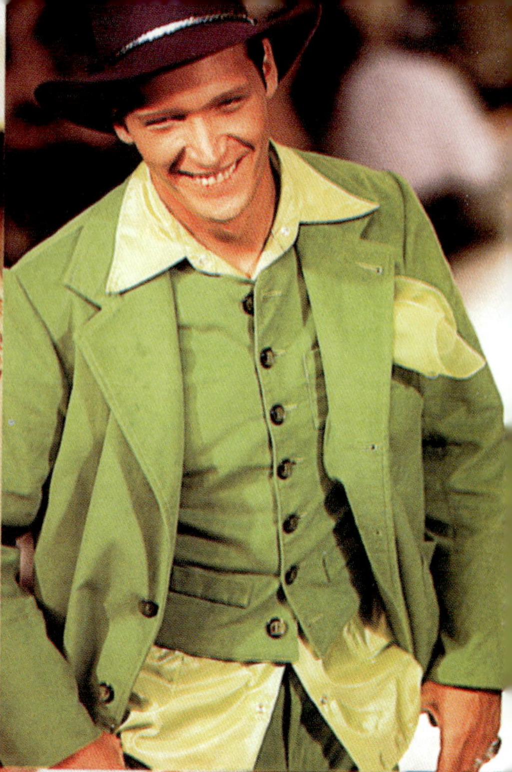
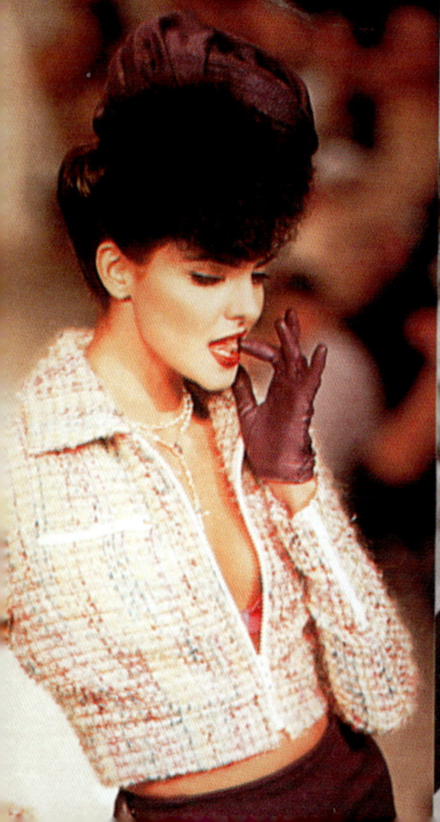
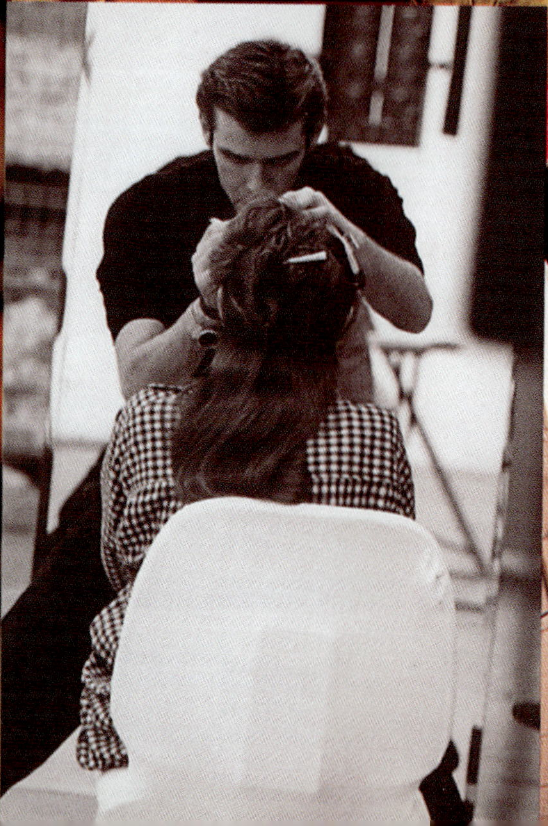
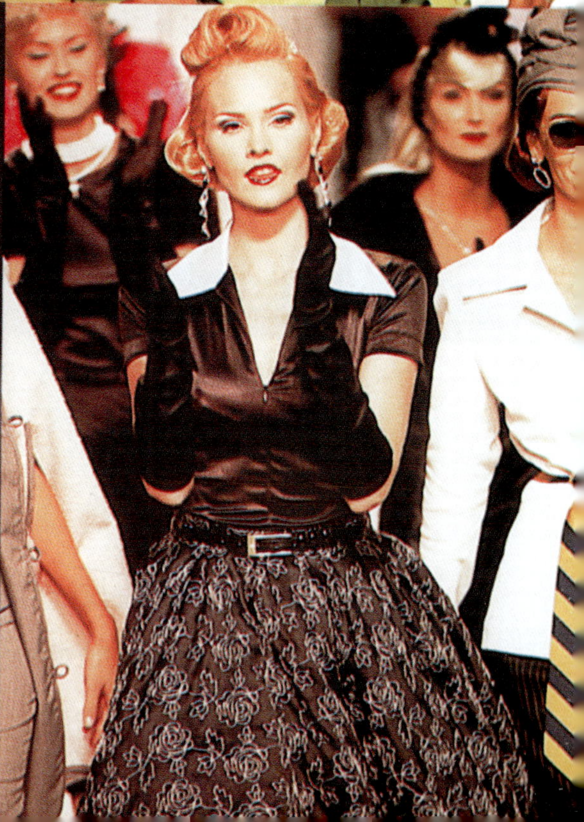

A MAQUIAGEM É PENSADA PARA ESTAR NO PALCO, A UMA CERTA DISTÂNCIA DOS FLASHES, E EM MOVIMENTO. O QUE PARECE UM EXCESSO VAI DESAPARECER.

DUDA MOLINOS

brasileiro, solteiro, nascido em Porto Alegre, RS, em 21-12-1964...

"O PIOR DIA DA MINHA VIDA FOI QUANDO DEIXEI CAIR UM POTE DE DELINEADOR NO ROSTO DA MODELO, MINUTOS ANTES DE ENTRAR NA PASSARELA. SÓ TIVE TEMPO DE MUDAR O PENTEADO DELA, DISFARÇANDO COM O CABELO O LADO MANCHADO DO ROSTO... UMA TRAGÉDIA."

QUEBRANDO UM POUCO O ESPELHO DO QUE SE ESPERA DE UM MAQUIADOR, DUDA MOLINOS FALA POUCO, FREQUENTA POUCO, FOGE DO TELEFONE, E NÃO TEM FOLGA ÀS SEGUNDAS. E QUEM O VÊ SAIR DO APARTAMENTO COM UM "CONTÊINER METÁLICO" DE MAIS DE 30 QUILOS ABARROTADO DE PINCÉIS, AQUARELAS, PURPURINAS, PERUCAS, NÃO DUVIDA: TUDO O QUE ELE CARREGA ALI É TALENTO. É OURO EM PÓ. QUE ELE VAI TRANSFORMANDO EM BELEZA NO ROSTO DAS MULHERES QUE ENCONTRA PELA FRENTE... ■ "O TERMO EM INGLÊS *MAKE-UP ARTIST* SE APLICA MUITO MELHOR AO TRABALHO DELE" – PROPÕE O FOTÓGRAFO BOB WOLFENSON: "DUDA É UM ARTISTA, AGE COMO ARTISTA, É APAIXONADO PELO TRABALHO. NÃO EXECUTA UM SERVIÇO OU UMA IDEIA ALHEIA. E, APESAR DE TANTAS INJUNÇÕES QUE ENTRAM NUMA PRODUÇÃO DE MODA E DE PUBLICIDADE, SEMPRE COLOCA UMA PARTE DELE NO QUE FAZ." ■ PORTOALEGRENSE, QUINTO FILHO E TEMPORÃO, 44 ANOS, 25 NA ESTRADA *FASHION*, O QUE FAZ O DUDA DIFERENTE É UM SENSO ESTÉTICO MUITO APURADO QUE SE REVELOU DESDE CEDO E QUE O LEVOU, AOS 13 ANOS, A FREQUENTAR AS AULAS DE DESENHO E PINTURA NO ATELIÊ DE ARTE DA PREFEITURA DE PORTO ALEGRE. DE CERTA FORMA, O DESTINO DE ARTISTA SE CUMPRIU. SE NÃO FOI O DAS ARTES PLÁSTICAS, COMO EXPLICAR NUNCA MAIS TER SE SEPARADO DOS PINCÉIS, ESFUMINHOS E AQUARELAS? ■ QUEM JÁ BOTOU A CARA À PROVA DO SEU TALENTO ACHA MESMO IMPRESSIONANTE COM QUE SUAVIDADE VAI ADICIONANDO CORES, SOMBRAS E TRAÇOS MUITO SUTIS NO ROSTO ATÉ FAZER SURGIR UMA BELEZA SINGULAR. PARECE MESMO QUE O ROSTO FOI ESCULPIDO PELA PRIMEIRA VEZ: "ELE RESPEITA O QUE VOCÊ TEM. VAI SEGUINDO POR ONDE OS SEUS TRAÇOS NATURAIS DIZEM QUE É PARA IR... ATÉ FAZER UMA MAQUIAGEM QUE CAI PERFEITAMENTE (O QUE É MUITO DIFÍCIL). NO FINAL, VOCÊ OLHA E DIZ: SOU EU. MAS SOU EU LINDA! O ROSTO BEM TRAÇADO! TUDO SUPER BEM DEFINIDO!" – EXPLICA CLÁUDIA LIZ, QUE ESTREOU COMO MODELO JUNTO COM

DUDA MOLINOS. ■ "AFINAL, QUAL É O TRUQUE?" TODO MUNDO QUER SABER. DUDA RESPONDE, QUASE SEMPRE, COM EQUAÇÕES DE PRIMEIRO GRAU: "MENOS É MAIS". "QUANTO MAIS SUTIL, MAIS REQUINTE." "SUAVIDADE VALE PRA TUDO..." ■ NO DIA A DIA DO TRABALHO, ENTRETANTO, NEM TUDO É SUAVIDADE. AO CONTRÁRIO – "MUITO BAMBOLÊ" (ELE COSTUMA DIZER) PARA LIDAR COM TANTAS VAIDADES: DAS MODELOS, DOS PRODUTORES DE MODA, FOTÓGRAFOS, AGENTES, PATROCINADORES, E DE TODAS AS MULHERES QUE VÃO APROVAR OU REPROVAR UM LOOK. ■ PASSADOS 25 ANOS, JÁ SE CONSIDERA "UM MARROQUINO", CAPAZ DE NEGOCIAR EM TODAS AS FRENTES. PORQUE MAIS IMPORTANTE DO QUE ENCONTRAR O ESPAÇO DE CRIAÇÃO – E DEIXAR SUA MARCA PESSOAL – DUDA GOSTA MESMO É DE ACERTAR: "É UM CONFORTO TRABALHAR COM O DUDA PORQUE AS COISAS NUNCA DÃO ERRADO" – DIZ J. R. DURAN, FOTÓGRAFO DE MODA E PUBLICIDADE. ■ EMBORA NÃO GOSTE DE PASSAR MUITO TEMPO FORA DE CASA, UM DOS SEUS PASSAPORTES DE ENTRADA NA FÁBRICA DA BELEZA FEMININA FOI JUSTAMENTE A VOCAÇÃO PARA SER ITINERANTE. TERÇA-FEIRA COORDENA A MAQUIAGEM DE 25 MENINAS NO MORUMBI FASHION. QUARTA-FEIRA FAZ A MOÇA DA CAPA DA REVISTA, NO ESTÚDIO DO FOTÓGRAFO, NA VILA MADALENA. QUINTA-FEIRA, É A VEZ DO EDITORIAL DE MODA NA JAMAICA. DOMINGO, ACOMPANHA A MEGACANTORA NUM TRIO ELÉTRICO, EM SALVADOR. ■ E AMANHÃ, QUANDO VOCÊ MENOS DESCONFIAR, UM DAQUELES ROSTOS DESLUMBRANTES NAS BANCAS DE REVISTA, OU ESTAMPADOS NO OUTDOOR DA CAMPANHA DA GRIFE FAMOSA, OU NO CATÁLOGO QUE VAI CHEGAR PELO CORREIO COM A ÚLTIMA COLEÇÃO *PRÊT-À-PORTER* (OU SERÁ O ROSTO PINGANDO DE SUOR DA CANTORA?) – UM DAQUELES ROSTOS ADMIRÁVEIS, CERTAMENTE, VAI TRAZER ESCONDIDO, COMO UMA MARCA D´ÁGUA, O DEDO BORRADO DE BATOM DO MAQUIADOR E CABELEIREIRO DUDA MOLINOS.

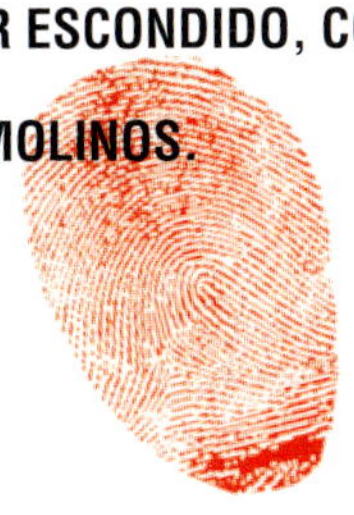

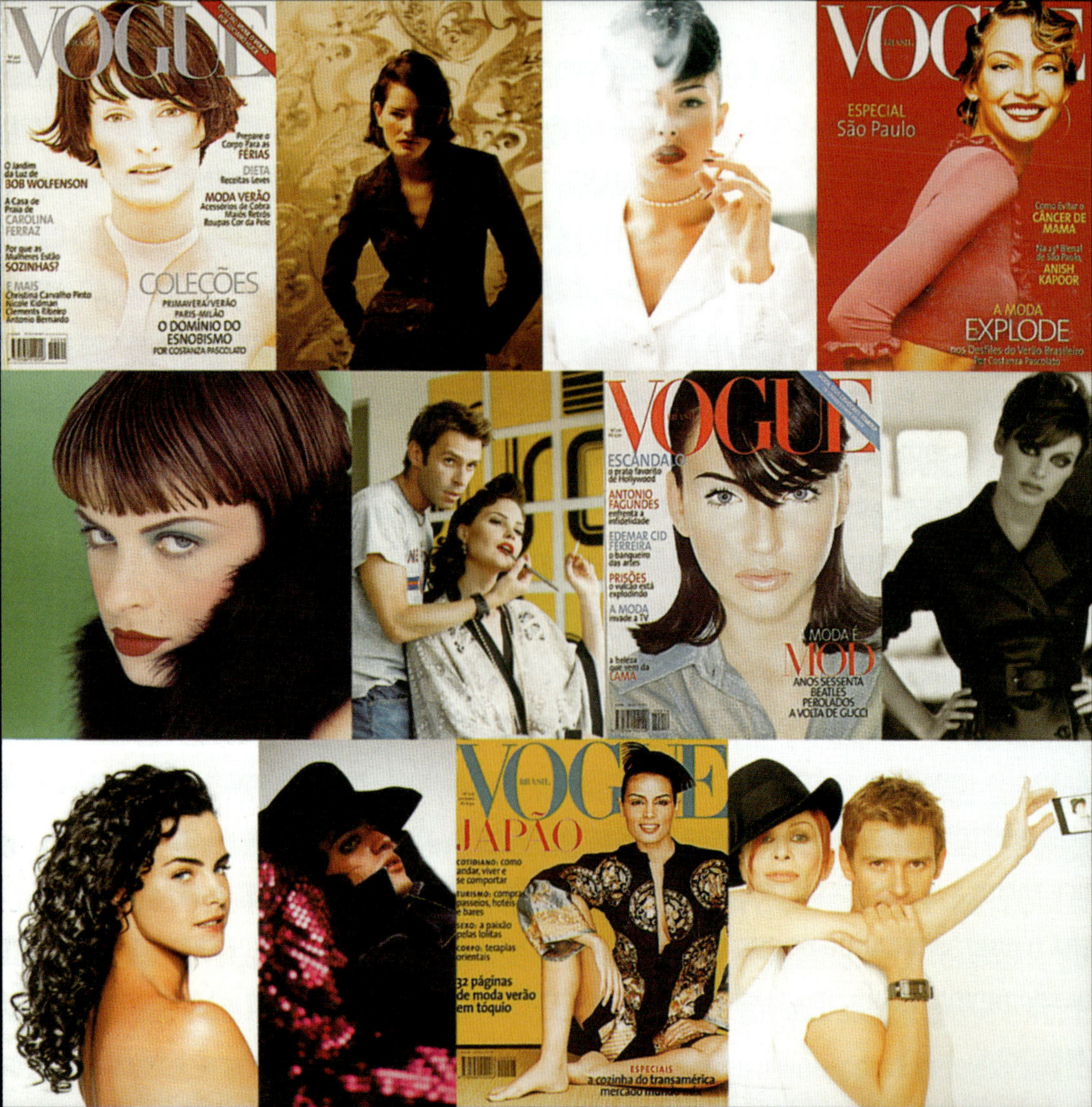
VOGUE
Prepare o Corpo Para as FÉRIAS
DIETA Receitas Leves
MODA VERÃO Acessórios de Cobra Maiôs Retrôs Roupas Cor da Pele
O Jardim da Luz de BOB WOLFENSON
A Casa de Praia de CAROLINA FERRAZ
Por que as Mulheres Estão SOZINHAS?
E MAIS Christina Carvalho Pinto Nicole Kidman Clementes Ribeiro Antonio Bernardo
COLEÇÕES
PRIMAVERA/VERÃO PARIS-MILÃO
O DOMÍNIO DO ESNOBISMO
POR COSTANZA PASCOLATO
VOGUE
ESPECIAL São Paulo
Como Evitar o CÂNCER DE MAMA
Na 23ª Bienal de São Paulo, ANISH KAPOOR
A MODA EXPLODE
nos Desfiles do Verão Brasileiro Por Costanza Pascolato
VOGUE
ESCÂNDALO o prato favorito de Hollywood
ANTONIO FAGUNDES enfrenta a infidelidade
EDEMAR CID FERREIRA o banqueiro das artes
PRISÕES o vulcão está explodindo
A MODA invade a TV
a beleza que vem da LAMA
MODA É MOD
ANOS SESSENTA BEATLES PEROLADOS A VOLTA DE GUCCI
VOGUE
JAPÃO
COTIDIANO: como andar, viver e se comportar
TURISMO: compras, passeios, hotéis e bares
SEXO: a paixão pelas lolitas
CORPO: terapias orientais
32 páginas de moda verão em tóquio
ESPECIAIS
a cozinha do transamérica
mercado mundo mix

FICHA COMENTADA

Nome. Eduardo Molinos foi o nome que venceu, depois de muita discussão em família. Se fosse pelo pai seria Edson, em homenagem ao rei Pelé.

Data de nascimento. 21-12-1964, sagitariano, mas nem por isso quer passar o resto da vida viajando.

Local de nascimento. Porto Alegre - de onde guarda o "tu" em cada frase e o hábito de comer arroz de carreteiro.

Filiação. o pai, seu Rui, um gaúcho de bombacha e espora que sempre fez questão de cortar ele próprio o cabelo dos filhos. A mãe, dona Irma, filha de um fazendeiro de Uruguaiana, que saiu da escola Normal para se casar. Para evitar uma doença prognosticada pelo médico, resolveu ter o quinto filho. Santo remédio!

O artista. foi só ganhar uma mobilete do pai, aos 13 anos, para escapar da escola tradicional e estacionar na rua do Ateliê de Arte da Prefeitura de Porto Alegre.

Facilidades. temporão, numa família com mais quatro irmãos - Lu, Ju, Miriam e Newton (falecido), Duda não enfrentou, como os outros, a rigidez do pai, e aos 14 anos já morava sozinho...

Primeiro emprego. de frequentador, passou a cortar cabelos no salão de beleza Scalp. Tantas foram as cabeças e rostos com ares de vanguarda que desfilaram pela cidade, que a vocação se firmou.

Itinerante. munido de tesouras, pincéis de maquiagem e maleta de artes plásticas, em 1984, desembarcou no circuito de moda paulistano.

Dia mágico. primeira criação, em São Paulo, fazendo o cabelo e o *make-up* da modelo estreante Cláudia Liz, para o clique do fotógrafo J. R. Duran, sob a coordenação de moda de Costanza Pascolato. "Foi mesmo um dia mágico, porque dessa junção de pessoas nasceu uma nova maneira de fotografar" - relembra J. R. Duran.

Dia trágico. quando deixou cair um pote de delineador no rosto da modelo, minutos antes de entrar na passarela. Só teve tempo de mudar o penteado dela, disfarçando com o cabelo o lado manchado do rosto.

Realizações. assinou como coordenador de beleza, nos desfiles de Vivianne Westwood, Paco Rabanne, Pierre Cardin, Gaultier Jeans, Sonia Rikiel, Blue Marine, Christian Lacroix e Christian Dior, realizados no Brasil.

É presença certa na agenda de moda brasileira, como criador de beleza para os desfiles dos principais estilistas nacionais; nas campanhas publicitárias das grifes de moda e beleza; e para os editoriais da mídia impressa.

Falta de habilidade para. tirar documentos; fazer supermercado; e consertos em geral.

Aplausos. homenagem especial na primeira edição do Prêmio Avon Color de Maquiagem (1995). Vencedor do Prêmio Avon Color de Maquiagem (1996), nas categorias "desfiles e eventos promocionais" e "mídia impressa editorial". No Phytoervas Fashion Awards (1997/1998) levou a melhor na categoria *make-up*.

Para aguentar o ritmo. academia, muita água mineral, cigarros, e zero para a vida prática e doméstica - sempre entregue nas mãos confiáveis da família: irmãs, cunhados e sobrinhos.

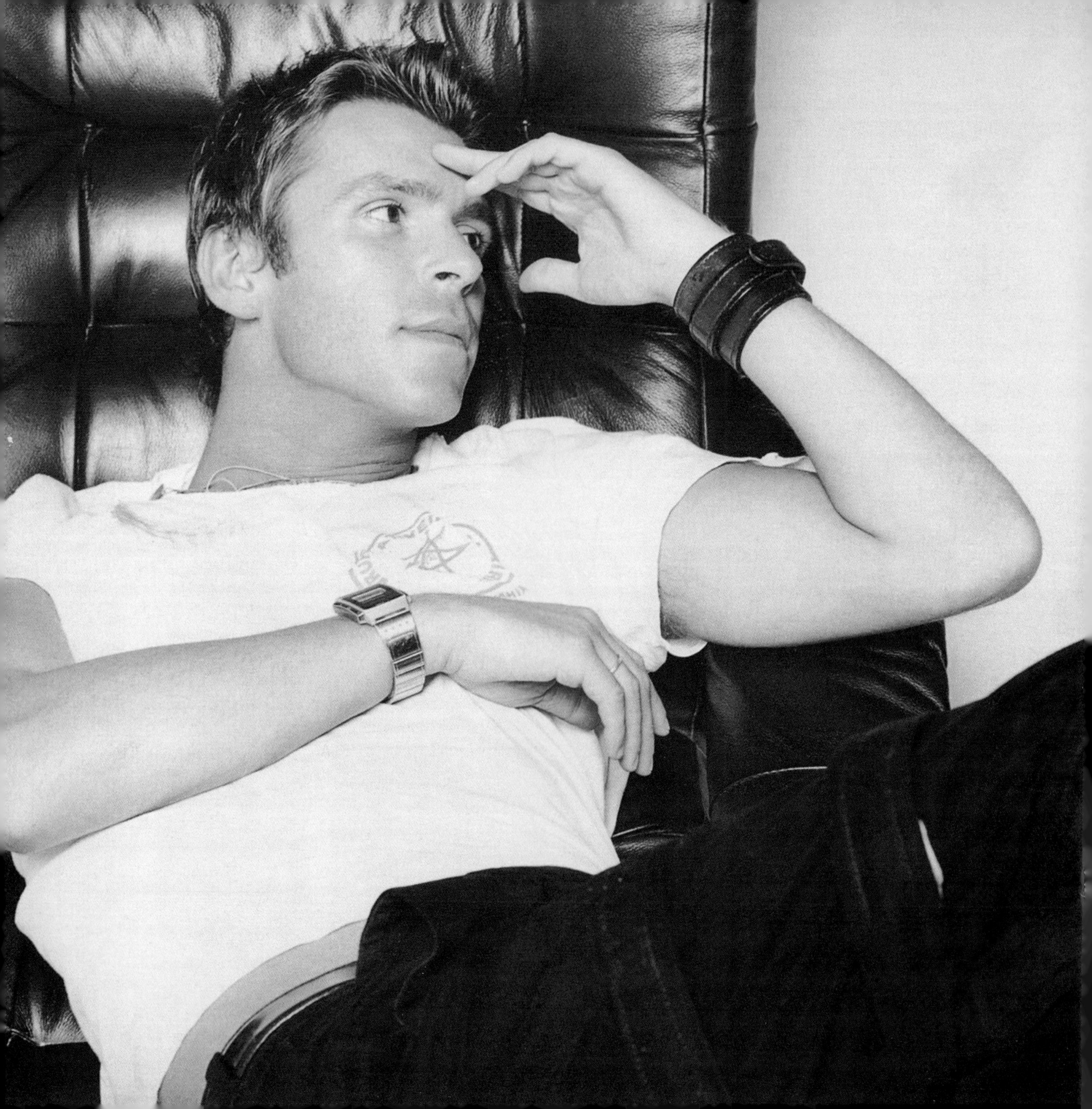

AGRADECIMENTOS

AGRADEÇO, DE FORMA GERAL, A TODOS OS PROFISSIONAIS E AMIGOS QUE TROUXERAM SEU TRABALHO, CARINHO E DEDICAÇÃO, SEM O QUE SERIA IMPOSSÍVEL REALIZAR ALGO. ■ MEU AGRADECIMENTO ESPECIAL AO CENTRO DE TECNOLOGIA EM BELEZA DO SENAC-SP, QUE – ATRAVÉS DE MARIELZA ALMEIDA E VERA LÚCIA MARQUES – ACREDITOU NO MEU TRABALHO E NA MINHA VONTADE DE REALIZAR ESTE LIVRO, E À EDITORA SENAC SÃO PAULO, POR TER ME PROPORCIONADO AUTONOMIA DE IDEIAS E ENCAMINHADO OS RECURSOS PARA A PUBLICAÇÃO. ■ À MARINA M. W. NAKADA, POR SUA PACIÊNCIA E TRABALHO CUIDADOSO. ■ AOS MEUS ASSISTENTES PEDRO MOLINOS, PAULO ROBERTO BRIZOLA E DIOGO MOLINOS, PELO DIA A DIA. ■ AOS MAQUIADORES E CABELEIREIROS DANIEL HERNANDEZ, FERNANDO ANDRADE, SAULO FONSECA, CRISTINA NARVAES, SÍLVIO GIORGIO, MARIA CECÍLIA MACEDO, GIL ALMEIDA E JOÃO LUIZ BOCALETTO, PELA DEDICAÇÃO, COLABORAÇÃO E SENSO DE EQUIPE. ■ A TODOS OS FOTÓGRAFOS, MODELOS, PRODUTORES, ARTISTAS E PERSONALIDADES, AGÊNCIAS DE PUBLICIDADE E DE MODELO, ESTILISTAS E EMPRESAS DE MODA, AGENTES PESSOAIS, VEÍCULOS DE MODA E PUBLICIDADE E, EM ESPECIAL, À LANCÔME, L'ORÉAL, AVON, O BOTICÁRIO, L'ANZA, PAUL MITCHELL E REVLON, PELA COLABORAÇÃO INESTIMÁVEL. ■ A PAULO MARRA, ASSESSOR DE COMUNICAÇÃO, QUE ME ACONSELHOU E ME DEU SUPORTE NA ESTRATÉGIA DE LANÇAMENTO. ■ À EDIÇÃO ELETRÔNICA DE IMAGEM (LITOKROMIA) – ELIAS DE OLIVEIRA –, PELA ATENÇÃO, EFICIÊNCIA E TRABALHO PRIMOROSO. ■ AOS DOUTORES WAGNER GATTAZ, DAVID UIP E VIRGÍNIA CAMILO EDE, QUE CUIDAM PARA QUE EU TENHA UMA VIDA SAUDÁVEL. ■ AOS AMIGOS FLÁVIA LAFFER, BIA AIDAR, FERNANDA NIGRO, FERNANDO ANDRADE, KARINE E LUCIENE ADAMI, CLÁUDIA LIZ E MAURO FREIRE, PELO SUPORTE EMOCIONAL.

CONSULTORIA

Pele. Dr. Valcinir Bedin, dermatologista e diretor da Sociedade Brasileira de Medicina Estética.

Sobre texturas e validade de cosméticos. Daniela Cimatti, gerente de categoria de *make-up,* e Lúcia Rodrigues, gerente de asseguramento de qualidade da Avon Cosméticos; Fernando Torquatto, consultor da Maybelline, e Caroline Gasnier, assessora de imprensa da L'Oréal.

CITAÇÕES

p. 13 Clarice Lispector, *Água viva*, 5ª ed., Rio de Janeiro: Nova Fronteira, p. 36.
p. 80 Joey Berlin, "Hollywood's Hottest Leading Ladies and the other side of Glamour", © E! Online.
p. 148 Michéle Manceaux, Marie Claire francesa, citada na matéria "Cérebro e sexo em mistura explosiva", *Marie Claire*, nº 60, mar. 1996, Globo.
p. 149 Ana Maria Bahiana, na entrevista "Cérebro e sexo em mistura explosiva", *Marie Claire*, nº 60, mar. 1996, Globo.
p. 200 Wanda Marchetti, *Diário de uma atriz*, Rio de Janeiro: Sociedade Brasileira de Autores Teatrais (Sbat), s/d., pp. 34-35.
p. 215 Leusa Araujo, jornalista.

FONTE ICONOGRÁFICA

p. 163 Tarsila do Amaral, *Autorretrato*, 1924, Acervo Artístico-Cultural dos Palácios do Governo do Estado de São Paulo.

CRÉDITOS DAS FOTOS

Maquiagem e cabelo, em todas as fotos deste livro, foram concebidos e confeccionados por Duda Molinos.

As letras ao lado dos números das páginas indicam a posição da foto, da esquerda para a direita e de cima para baixo.

p. 28 Pincéis Lancôme / Fot. Pedro Flores.

p. 32 Fot. Pedro Flores.

p. 33 Fot. Pedro Flores.

p. 47 Sandra Steuer / Ag. Marilyn / Fot. Jacques Dequeker.

p. 73 Renata Martins / Ag. Ford / Revista *Vogue Brasil* nº 222, edição e texto sobre a matéria "No Rules", de Vera Golik, 1996 / Fot. Gui Paganini.

p. 75 Renata Martins / Ag. Ford / Revista *Vogue Brasil* nº 222, edição e texto sobre a matéria "No Rules", de Vera Golik, 1996 / Fot. Gui Paganini.

p. 77 Renata Martins / Ag. Ford / Revista *Vogue Brasil* nº 222, edição e texto sobre a matéria "No Rules", de Vera Golik, 1996 / Fot. Gui Paganini.

p. 78 Sandra Steuer / Ag. Marilyn / Fot. Jacques Dequeker.

p. 82 Betina Molinos / Ag. Next / Fot. Jairo Goldflus.

p. 84 Betina Molinos / Ag. Next / Fot. Jairo Goldflus.

p. 85 Betina Molinos / Ag. Next / Fot. Jairo Goldflus.

p. 89 Fot. Pedro Flores.

p. 104 Milena Spivack (Milu) / Fot. Jairo Goldflus.

p. 105 Milu / Fot. Jairo Goldflus.

p. 106 Gil Almeida / Fot. Jairo Goldflus.

p. 107 Gil Almeida / Fot. Jairo Goldflus.

p. 108 Carol Foes Krieger / Fot. Jairo Goldflus.

p. 109 Carol Foes Krieger / Fot. Jairo Goldflus.

p. 110 Paula Borges / Fot. Jacques Dequeker.

p. 111 Paula Borges / Fot. Jacques Dequeker.

p. 112 Ju Molinos / Fot. Jacques Dequeker.

p. 113 Ju Molinos / Fot. Jacques Dequeker.

p. 119 Carol Fagundes / Ag. Mega / Revista *Vogue Brasil* nº 233, matéria "Tudo ou nada" / Fot. Tiago Molinos.

p. 121 Carol Fagundes / Ag. Mega / Revista *Vogue Brasil* nº 233, matéria "Tudo ou nada" / Fot. Tiago Molinos.

p. 123 Carol Fagundes / Ag. Mega / Revista *Vogue Brasil* nº 233, matéria "Tudo ou nada" / Fot. Tiago Molinos.

p. 125 Carol Fagundes / Ag. Mega / Revista *Vogue Brasil* nº 233, matéria "Tudo ou nada" / Fot. Tiago Molinos.

p. 129 Luciana Curtis / Ag. Ford / *Marie Claire* nº 77, matéria "Exibidas" / Fot. Fernando Laszlo.

p. 131 Luciana Curtis / Ag. Ford / *Marie Claire* nº 77, matéria "Exibidas" / Fot. Fernando Laszlo.

p. 132 Gisele Yshida / Ag. Sucess / Fot. Jacques Dequeker.

p. 133 Gisele Yshida / Ag. Sucess / Fot. Jacques Dequeker.

p. 134 Fernanda Lenh / Ag. Sucess / Fot. Jairo Goldflus.

p. 135 Fernanda Lenh / Ag. Sucess / Fot. Jairo Goldflus.

p. 137a Sabrina Gasperim / Ag. Elite / Campanha "Etnias" do Boticário / Ag. W/Brasil / Fot. Bob Wolfenson.

p. 137b Cristina Sigueta / Ag. Ford / Campanha "Etnias" do Boticário / Ag. W/Brasil / Fot. Bob Wolfenson.

p. 137c Campanha "Etnias" do Boticário / Ag. W/Brasil / Fot. Bob Wolfenson.

p. 137d Vanessa Pelle / Ag. Elite / Campanha "Etnias" do Boticário / Ag. W/Brasil / Fot. Bob Wolfenson.

p. 138 Sabrina Gasperim / Ag. Elite / Campanha "Etnias" do Boticário / Ag. W/Brasil / Fot. Bob Wolfenson.

p. 140 Cristina Sigueta / Ag. Ford / Campanha "Etnias" do Boticário / Ag. W/Brasil / Fot. Bob Wolfenson.

p. 142 Carolina Fagundes / Ag. Mega / Campanha "Etnias" do Boticário / Ag. W/Brasil / Fot. Bob Wolfenson.

p. 144 Vanessa Pelle / Ag. Elite / Campanha "Etnias" do Boticário / Ag. W/Brasil / Fot. Bob Wolfenson.

p. 147 IBID Stock Photos.

p. 148 Campanha "Etnias" do Boticário / Ag. W/Brasil / Fot. Bob Wolfenson.

p. 150 Costanza Pascolato / Catálogo Forum / Fot. Bob Wolfenson.

p. 151 Gabriella Pascolato / Catálogo Forum / Fot. Bob Wolfenson.

p. 154 Ana Paula Arósio / Revista *MMM* / Fot. Marcelo Krasilcic.

p. 155 Ana Paula Arósio / Campanha L'Oréal / Ag. MacCan / Fot. André Rau.

p. 156 Gabriela Duarte / Fot. Jairo Goldflus.

p. 157 Gabriela Duarte / Campanha Prêmio Avon 99 / Ag. DPZ / Fot. Azemiro de Souza.

p. 158 Gabriela Duarte / Ag. DPZ / Campanha Prêmio Avon 99 / Fot. Azemiro de Souza.

p. 159 Gabriela Duarte / Ag. DPZ / Campanha Prêmio Avon 99 / Fot. Azemiro de Souza.

p. 160 Luciene Adami / Fot. Jairo Goldflus.

p. 161 Luciene Adami / Fot. Jairo Goldflus.

p. 162 Bete Coelho / Fot. Jairo Goldflus.

p. 164 Cláudia Liz / Fot. Cláudia Guimarães.

p. 165 Cláudia Liz / DM9DDB Publicidade Ltda., Catálogo "Agulhas de Ouro" / Prod. Flávia Laffer / Fot. Paulo Vainer.

p. 166 Cláudia Liz / Fot. Jairo Goldflus.

p. 167 Cláudia Liz / DM9DDB Publicidade Ltda., Catálogo "Agulhas de Ouro" / Prod. Flávia Laffer / Fot. Paulo Vainer.

p. 168 Isabela Fiorentino / Ensaio fotográfico Jairo Goldflus / Produção Paulo Martinez.

p. 169 Isabela Fiorentino / Ensaio fotográfico Jairo Goldflus / Produção Paulo Martinez.

p. 170a Rita Lee / Revista *MMM* / Fot. Jacques Dequeker.

p. 170b Rita Lee / Fot. Jacques Dequeker.

p. 171 Rita Lee / Revista *MMM* / Fot. Jacques Dequeker.

p. 172 Ana Maria Braga / Fot. J. R. Duran.

p. 173 Ana Maria Braga / Fot. J. R. Duran.

p. 174 Gisele Bündchen / Ag. Elite / Revista *Vogue Brasil* / Fot. Gui Paganini.

p. 175 Gisele Bündchen / Ag. Elite / Revista *Vogue Brasil* / Fot. Gui Paganini.

p. 177 Carol Fagundes / Ag. Mega / Revista *Fashion New* / Fot. Gui Paganini.

p. 178 Alessandra Berriel / Ag. Ford / Revista *Fashion New* / Fot. Gui Paganini.

p. 179 Sabrina Magalhães / Ag. Marilyn e Fabrícia / Ag. Elite / Fot. Jacques Dequeker.

p. 180 Dayane Naggy / Ag. Elite e Marcelo Stefanovicz / Ag. Ford / Revista *Vinte* / Fot. Gui Paganini.

p. 181 Renata Martins / Ag. Ford / Fot. André Passos.

p. 182 Silene Zepter / Ag. Ford / Revista *Fashion New* / Fot. Gui Paganini.

p. 183 Lara Gerin / Ag. Ford / Revista *Fashion New* / Fot. Gui Paganini.

p. 184 Camila Espinosa / Ag. Ford / Revista *Fashion New* / Fot. Gui Paganini.

p. 185 Camila Espinosa / Ag. Ford / Revista *Fashion New* / Fot. Gui Paganini.

p. 186 Camila Espinosa / Ag. Ford / Revista *Fashion New* / Fot. Gui Paganini.

p. 187 Carol Fagundes / Ag. Mega / Revista *Fashion New* / Fot. Gui Paganini.

p. 192 Sandra Steuer / Ag. Marilyn / Fot. Jacques Dequeker.

p. 193 Sabrina Magalhães / Ag. Marilyn / Fot. Jacques Dequeker.

p. 194 Daniela Raisel Ferreira / Ag. Elite / Fot. Jacques Dequeker.

p. 195 Luciana Giani / Ag. Elite / Fot. Jairo Goldflus.

p. 196 Mory / Ag. Sucess / Fot. Jacques Dequeker.

p. 197 Sandra Steuer / Ag. Marilyn / Fot. Jacques Dequeker.

p. 198 Camila Espinosa / Ag. Ford / Fot. Jacques Dequeker.

p. 199 Kátia Pesck / Ag. Sucess / Fot. Jacques Dequeker.

p. 200 Sabrina Gasperim / Ag. Elite / Fot. Jacques Dequeker.

p. 203 Foto do arquivo pessoal do autor.

p. 204 Duda com Natália Correa / Ag. Ford / Morumbi Fashion / Fot. Jacques Dequeker.

p. 206a Duda e Fabiana Saba / Ag. Elite / Desfile Patachou / Revista *Caras* / Fot. Jacques Dequeker.

p. 206b Raquel Zimerman e Fabiana Nunes / Fot. Jacques Dequeker.

p. 206c Duda e Daniela Raisel / Ag. Elite / Fot. Edílson Ferreira.

p. 206d Making of do Catálogo da Cia. Marítima / Fot. Gui Paganini.

p. 206e Duda com Tiago Molinos / Fot. Tiago Molinos.

p. 207a Daniel Hernandez, Pedro Molinos, Duda / Fot. Jacques Dequeker.

p. 207b Duda / Foto do arquivo pessoal do autor.

p. 207c Silene Zepter e Alessandra Berriel / Foto do arquivo pessoal do autor.

p. 207d Duda / Fot. Jacques Dequeker.

p. 207e Virgínia Punko / Desfile Der Harten / Evento Phytoervas / Fot. Márcia Fasoli.

p. 208a Paula Motti / Desfile Alexandre Herchcovitch / Evento Phytoervas / Fot. Márcia Fasoli.